中英城市社区
卫生服务与贫困救助项目
UHPP

中国城市医疗救助理论和实践

Theory and Practice of Medical Financial Assistance in Urban China

主编　孟庆跃　姚岚

中国劳动社会保障出版社

图书在版编目(CIP)数据

中国城市医疗救助理论和实践/孟庆跃，姚岚主编. —北京：中国劳动社会保障出版社，2007

ISBN 978-7-5045-6836-6

Ⅰ. 中…　Ⅱ. ①孟…②姚…　Ⅲ. 城市-医疗保健制度-研究-中国　Ⅳ. R199.2

中国版本图书馆 CIP 数据核字(2007)第 183642 号

中国劳动社会保障出版社出版发行

(北京市惠新东街 1 号　邮政编码：100029)

出版人：张梦欣

*

世界知识印刷厂印刷装订　　新华书店经销

787 毫米×1092 毫米　16 开本　19.5 印张　331 千字

2007 年 12 月第 1 版　　2007 年 12 月第 1 次印刷

定价：45.00 元

读者服务部电话：010-64929211

发行部电话：010-64927085

出版社网址：http://www.class.com.cn

序

医疗救助是我国医疗保障体系的重要组成部分。医疗救助在建设社会主义和谐社会、保障弱势群体身心健康、完善社会保障体系等方面，发挥着重要作用。医疗救助制度的建设和发展，需要不断的理论创新和实践探索，需要社会各界的共同关注。

党中央、国务院十分关心弱势群体的生活和医疗问题，非常重视社会保障制度建设。2005 年，国务院转发民政部等四部委《关于建立城市医疗救助制度试点工作意见》，标志着我国城市医疗救助制度建设进入了新的阶段。近几年，国家对医疗救助的投入不断加大，各级政府也高度重视医疗救助工作，积极安排预算，精心组织医疗救助各项活动。我国医疗救助制度实施时间虽然不长，但是已经取得明显成效，得到了各方面特别是弱势群体的肯定。医疗救助制度在缓解弱势群体医疗困难、促进弱势群体卫生服务利用、降低弱势群体疾病经济负担等方面，已经发挥了积极作用。

虽然我国医疗救助制度建设已经取得很大进展，但与我国社会经济发展水平相比，与弱势群体对医疗救助的需求相比，仍然存在许多需要解决的问题。目前医疗救助筹资水平仍然较低，尚不能完全满足弱势群体医疗服务的需要；医疗救助管理需要加强，以更大程度的发挥医疗救助资金的作用；医疗救助与其他医疗保障制度需要衔接，在城市特别需要与城镇职工基本医疗保险和城镇居民基本医疗保险衔接。上述问题的解决需要来自各个方面的努力。

《中国城市医疗救助理论与实践》一书的出版，正值我国医疗救助制度建设和发展的关键时期，对于完善医疗救助制度将发挥积极的作用。该书从理论层面，阐述了医疗救助制度建设的重要性和必要性，分析了医疗救助制度建设需要遵循的基本原则和规律；从实践层面，以中英城市社区卫生服务与贫困救助项目和全国各地医疗救助实践为基础，比较系统地总结了医疗救助的经验，分析了存在的问题，提出了完善医疗救助制度的建议。该书对国际医疗救助的经验也进行了介绍。

随着我国经济社会的进一步发展，医疗救助制度发展具有十分光明的前景。相信本书对继续深入研究医疗救助制度建设，对医疗救助实践活动，能够有所借鉴。

民政部最低生活保障司

2007 年 12 月

前言

随着我国社会经济的发展和人民生活水平的提高，健康以及医疗卫生服务问题已经成为社会关注的热点。在人民健康状况普遍提高，医疗卫生服务水平不断改善的情况下，城乡间、地区间和不同人群间的健康状况和卫生服务可及性差距越来越大，健康和卫生服务不公平现象日益突出。提高经济社会落后地区和弱势人群卫生服务可及性，成为完善医疗保障体系、加强卫生服务系统建设和构建社会主义和谐社会的重要内容。

在城乡发展存在巨大差距的同时，城市人群内部经济社会和健康差异也十分严重，城市弱势人群背负着沉重的疾病负担和医疗费用压力，城市弱势人群卫生服务利用和可及性明显低于一般人群，如何改善城市弱势人群卫生服务成为重要的政策和实践问题。

医疗救助是我国医疗保障体系的重要组成部分。医疗救助专门针对弱势群体，以提高弱势群体卫生服务利用和降低弱势群体疾病经济负担为目标，从健康和经济两个方面，为弱势群体提供保护。医疗救助与城镇职工基本医疗保险和城镇居民基本医疗保险一起，成为城镇居民医疗保障的核心。

我国医疗救助制度的建立和完善尚在探索中，既需要理论指导，也需要实践创新。本书以中英城市社区卫生服务与贫困救助项目（UHPP 项目）所进行的探索为基础，试图比较全面和系统地介绍医疗救助的理论和实践，为完善我国城市医疗救助制度服务。为了更加全面的分析医疗救助的政策、理论和实践，除 UHPP 项目外，本书还借鉴了国际经验，以及由民政部组织的我国医疗救助实施等方面的调研资料。本书涵盖了我国城市贫困分析，医疗救助政策和筹资，医疗救助服务包设计，医疗救助服务的补偿和支付，医疗救助评价，以及对我国医疗救助制度发展的思考。

本书所使用的资料主要来自UHPP项目和民政部组织的全国医疗救助调研，在此，编者向UHPP资助和管理机构，特别是英国国际发展署(DFID)、卫生部、民政部、劳动保障部和国家发改委等部门，向UHPP项目执行机构包括UHPP中央项目办和市（区）项目办，向参与调查研究的有关单位和个人，表示诚挚的谢意。

本书由孟庆跃教授、姚岚老师负责全书统稿和审稿工作，各章具体编写人员如下：第一章，孟庆跃；第二章，舒展；第三章，孟庆跃；第四章，王桂林；第五章，项莉；第六章：项莉、易春黎；第七章，孙强、李建、尤川梅；第八章，王健、易春黎；第九章，贾莉英、陈瑶；第十章，曲江斌；第十一章，舒展、李建；第十二章，王桂林；第十三章，王健、贾莉英；第十四章，姚岚。

编　者

2007年12月

目　录

第1章 概述

本章要点

➢构建社会主义和谐社会，不但要解决城乡之间经济社会发展的不平衡问题，也要关注不同社会群体发展的不平衡。随着我国城镇化水平的不断提高，城市贫困群体的社会保障问题日益突出。

➢城市贫困群体的构成在不断发生变化，其基本特征是社会保障覆盖率低，对各种资源的可及性差，健康状况较差，疾病经济负担较重，对社会支持的需求比较大。

➢如何保证城市弱势人群对基本公共服务的可及性，已经成为稳定城市居民生活、促进社会和谐发展的重要问题。我国已经初步建立了针对弱势群体的医疗保障体系，包括开始对低收入人群实施医疗救助。

➢中英城市卫生服务和贫困救助项目，以医疗救助机制的建立和社区卫生服务系统的完善为核心，在建立城市贫困人群医疗保障制度建设方面进行了探索。

1. 背景

1.1 城镇化和公共服务需求

改革开放以来，我国经济和社会发展取得了巨大成就，人民生活水平得到显著改善，贫困人口比例明显减少，健康状况有了进一步改善。但是，就像大多数经济转型国家一样，在经济快速增长的同时，地区和不同人群之间的收入差距也在扩大。我国1981年收入的基尼系数为0.29，各阶层间的收入较为均等；到1995年，收入不均日益明显，基尼系数达到0.39；2005年我国居民的收入分配基尼系数已达0.45，超过了国际公认的基尼系数0.4的收入差距警戒线①。

我国经济社会发展的不平衡和欠公平主要体现在城乡之间的比较。由于历史等原因，城乡之间发展的差距是巨大的，实现城乡全体居民发展机会和资源的均等化是建立和谐社会的重要目标。与此同时，我们也要高度重视不同人群间的公平问题，清醒地认识到城镇和农村内部不同人群之间在实现发展方面存在的巨大差异。

我国在过去近30年里，城镇化水平不断提高，城镇人口迅速增加。如果不计算城镇流动人口，2003年我国城镇人口占总人口比重超过了40%，2006年城镇人口比重接近44%②。如果考虑流动人口的数量，目前居住在城镇的居民将占到总人口的55%左右。

城市人口的快速增长对城市公共服务提出了更高的需求。作为公共服务的重要组成部分，社会保障、教育和卫生面临着较重的建设和发展任务。由于城市人口的经济社会结构发生了很大变化，在建立健全公共服务体系时，如何保证城市弱势人群对基本公共服务的可及性，已经成为稳定城市居民生活、促进社会和谐发展的重要问题。

健康既是社会发展的目标，也是社会发展的重要手段。健康对弱势人群尤为重要，它不仅是消除贫困的工具，也是弱势人群能够得到发展的基础条件。在影响健康的诸多因素中，卫生服务是其中重要的方面。建立合理和有效的健康保障制度，使得城市居民特别是弱势人群实现对卫生服务的可及性，是改善城市居民健康状况，防止城市居民“因病致贫、因贫致病”的重要策略和措施。

1.2 城市贫困和医疗服务的挑战

由于经济体制的转型所产生的巨大冲击，城市贫困问题日益凸显。尽管从20世纪50年代起，减缓贫困就成为我国政府的主要工作目标，但重点一直放在农村与老少边穷地区，城市贫困问题在很长时间没有引起足够重视。近几年来我国城市贫困化趋势十分突出，发展规模之大、扩展速度之快、影响程度之深，已成为中国政府和社会关注的焦点问题。城市贫困问题扩大的背景有以下几个方面：第一，城市居民收入差异的扩大导致部

① 中国发展研究基金会《中国人类发展报告2005》

② 2007年中国统计摘要

分低收入者的相对贫困问题日益突出；第二，在经济结构及经济体制转型的过程中，部分企业的经济效益滑坡，企业破产等原因，导致一部分企业职工的失业、半失业或收入不足；第三，由于社会福利制度的变化，导致社会福利制度对低收入者的保护程度降低，从而使低收入者和贫困家庭的生活更加艰难①。

当前，我国的城市贫困人口主要由以下三类人员构成：第一类是原来的“三无对象”，即在“低保”制度建立以前就享受社会救济的无法定抚养人和赡养人、无固定生活来源、无劳动能力的城镇居民。第二类是由于无固定就业和固定收入，收入水平低下，或者由于过高的赡养系数所形成的贫困家庭，以及由于各种意外事故形成的贫困者等。第三类是由于单位经济效益不好而导致企业破产、企业改制等问题而产生的“新城市贫困人口”，主要包括国有、集体企业在职职工，以及离退休职工等为主体的贫困职工群体，以及由于国有、集体企业破产、改制分流而出现的失业及下岗人员②③。这类人员在目前的城市贫困人口中已经占到了 1/2～2/3 左右。此外，城市流动人口的比例逐年增加，流动人口在城市中属于低收入人群，他们无任何保障且不享受住房、教育、医疗等方面的福利，很多人在城市从事暴露于高危险因素的工作而导致高概率的健康损害，再加上他们因收入不稳定及收入向其农村家庭的转移而不得不尽量积蓄，因而也成为城市贫困人群的主要构成群体④。

世界银行在《2000/2001 年世界发展报告：与贫困作斗争》中指出，贫困的含义不仅指低收入和低消费，还指在教育、医疗卫生、营养以及人类发展的其他领域取得的进展较少⑤。另外，在人们所指的贫困含义的基础上，贫困进一步可以扩展为包括没有权力、没有发言权、脆弱性和恐惧感。贫困这些不同方面相互之间有着重要的影响，如提高教育水平可以创造更好的医疗卫生方面的成果，改善医疗卫生状况又可以增强人们获取收

①④ 南开大学社会学系课题组．UHPP 项目区贫弱群体状况及与医疗救助相关的政策分析，2002

② 吴宪．关于城市贫困人口医疗救助的思考．卫生经济研究，2003（4）

③ Hilary S. National Concept of the New Urban Poverty：Social Structure Change in Britain，France and the Unite States [J]. International Journal of Urban and Region Research，1993，17.

⑤ 世界银行．2000/2001 年世界发展报告：与贫困作斗争 [M]．北京：中国财政经济出版社，2001

入的潜力①。医疗问题是贫困人口必然要面对的主要问题之一。据亚洲发展银行报告，城市贫困人口的健康状况一般较差，贫困人口医疗服务的可及性低于中、高收入者，不利于提高整体健康水平②。城市贫困人口健康状况差、就医难已成为中国城市面临的严峻挑战，它不仅关系到社会公平，而且影响到社会稳定。

目前我国城市贫困人口占城市居民总数的5%～6%，约2 200万人，2003年年底最低社会生活保障制度基本实现了“应保尽保”的目标，涵盖了2 247万贫困人口，城市低保人口最基本的生活有了基本保障③。由于城市贫困人口收入低、消费水平低、健康状况普遍较差，所以他们的患病率往往高于非贫困者④。我国第三次国家卫生服务调查发现，低收入人群卫生服务可及性较差，“看病贵”对城市低收入人群的影响更为严重；低收入人群的医疗保障覆盖水平非常低。而且，他们即使参加社会基本医疗保险，其自负医疗费部分和特殊用药费用也难以负担⑤。总之，在贫困人口中，广泛存在因贫致病，贫病交加的状况，形成了“贫困—疾病”的恶性循环，使贫困人口背负沉重的经济负担和心理压力。同时，恶劣的健康状况，导致贫困人口劳动生产率低下，丧失了许多经济发展机会，延缓了脱贫步伐。

1.3　城市居民健康保障体系初步建立

我国已经在城市建立起相对完善的公共卫生和医疗服务体系，包括建立了不同层次的疾病控制、妇幼卫生、医院和社区卫生等服务机构。公共卫生服务机构的发展为保障居民健康发挥了重要作用。近几年，政府着力发展社区卫生服务体系，为保障居民得到方便快捷的服务创造了条件。

从卫生筹资的角度，我国已经初步建立起疾病经济风险防范的框架体系。城市居民医疗服务保障主要体现在三个层面，一是通过政府对公立卫生服务机构补贴，保证医疗服务价格的可支付能力，并鼓励医疗卫生机构

① Mingione E. Urban Poverty in the Advanced Industrial World：Concepts，Analysis and Debates [A]. In：Mingione E. Urban Poverty and the Underclass [M]. Oxford：Blackwell，1996.

② Margaret Whitehead. The concept and principles of equity and health，International J. health services，1992 (3).

③ 杨衍银. 在北京举行的国际社会保障协会第二十八届全球大会上发言. 中华财税信息网，2004-09-21

④ 吴宪. 关于城市贫困人口医疗救助的思考. 卫生经济研究，2003 (4)

⑤ 卫生部信息统计中心. 第三次卫生服务调查分析报告. 北京：中国协和医科大学出版社，2004

为贫困人群提供费用减免；二是通过建立城市医疗保险体系，提高城市居民特别是贫困人口抗疾病经济风险的能力；三是组织医疗救助，为贫困居民提供医疗费用补助。

目前，上述三个层面的医疗保障体系正在完善中。第一个层面的主要问题是，由于政府对公立卫生机构的补贴，只占到卫生机构收入很小的比例，卫生机构主要通过收费维持运营，加上药品和高技术服务对医疗服务成本的推动作用，政府对卫生机构的财政补助没能有效控制医疗服务费用的攀升，对医疗服务价格可支付能力下降。同时，由于财政补贴主要流向高等级医疗机构，而贫困人口对高等级医院的服务利用有限，因此，贫困人口从政府对卫生的补贴中受益较少。

虽然政府鼓励公立卫生机构对贫困人口提供费用减免服务，并在近几年鼓励建立惠民医院，但在目前的筹资和管理体制下，由于缺乏相应的财政支持，公立卫生机构难以为贫困人口提供足够和持续的医疗费用减免。医疗费用减免政策很难从根本上解决贫困人口就医问题。

在第二个层面上，虽然我国城镇职工基本医疗保险制度已初步建立，但覆盖的人群主要是正规经济部门的职工。贫困人口即使加入了城镇职工基本医疗保险，由于起付线和共付保险的存在，也往往难以承担昂贵的医疗费用。目前正在建立的城镇居民基本医疗保险制度有望惠及贫困人口，但是该制度的建立和完善仍然需要较长的时间。

在第三个层面上，我国贫困居民生活救助中含有医疗救助的内容，但是作为一项明确的政策，是从 2005 年国务院转发民政部等四部委颁布的《关于建立城市医疗救助制度试点工作意见》开始。医疗救助是社会医疗保障体系的重要组成部分，是构建制度化城市反贫困行动体系的重要内容。健康保障体系建设是一项系统工程，在目前条件下，还很难单纯依靠某项制度完全解决城市弱势人群的医疗服务问题。因此，上述三个层面应当联动和共同发挥作用，以改善城市贫困人口卫生服务可及性。

2. 我国医疗救助制度

我国正式实施城乡医疗救助办法以来，政府对医疗救助的投入逐年增加，民政部门充分利用现有的救助办法和体系，与卫生等部门合作，逐步建立起城乡医疗救助网络，对解决贫弱群体就医困难发挥着越来越大的作用。相对于民政部门传统的生活救助和救济活动，建立完善的医疗救助体系属于新生事物，有许多体制和机制上的问题需要解决，这些问题主要包括如何合理的确定救助对象，如何建立多渠道的筹资机制，如何设计合理的服务包和补偿水平，以及如何公平和有效地使用资金等。

本书第 5 章以及第 14 章将专门对我国医疗救助政策发展和实施进行分析和评述。

3. 中英城市社区卫生服务与贫困救助项目

在建立城市医疗救助制度方面，中英城市社区卫生服务与贫困救助项目（以下简称 UHPP 项目）已经作出了积极的探索，为完善我国城市医疗保障体系提供了宝贵的经验。UHPP 项目为中英两国的双边政府项目，旨在通过建立经济有效的社区卫生服务系统，为贫弱人群利用卫生服务提供资金帮助，提高城市贫困和弱势人群对基本卫生服务的可及性，推进我国城市卫生服务和医疗保险制度的改革，促进城镇贫困医疗救助制度的建设和完善。

围绕总体目标，UHPP 项目安排专项资金，在四个项目市（成都、沈阳、西宁、银川）开展社区卫生服务政策开发和能力建设，以及对贫困和弱势人群的医疗救助活动，从而探索发展社区卫生服务的机制，建立城市贫困与弱势人群医疗救助制度，解决我国城市居民就医难的问题。UHPP 项目主要包括三个产出：一是建立评估卫生需求和改善贫困人口卫生服务利用机制；二是加强能力建设，提高项目城市实施和管理卫生改革的能力；三是增强政府评价和推广项目实施经验的能力。

3.1 UHPP 项目医疗救助

医疗救助是 UHPP 项目的核心内容之一，其主要目标是通过组织对城市贫困人群的医疗救助，探索城市医疗救助制度的建立和完善。在 UHPP 医疗救助活动中，关键是探索医疗救助的机制。本部分主要介绍 UHPP 医疗救助的机制，本书其他有关章节将详细介绍医疗救助活动和内容。

UHPP 医疗救助机制包括八个大的模块，基本上回答了医疗救助活动中最为关键的几个问题：救助什么人、提供什么服务、救助到什么程度、由谁提供服务、资金如何管理和效果如何评价等。每个模块内容的设计除遵循表 1—1 中所列原则外，还设计了实施医疗救助项目要达到的基本目标，包括：

第一，通过实施城市贫困与弱势人群医疗救助计划，使项目市（区）被选定的贫困和弱势人群能够通过享受医疗费用减免的形式减轻疾病经济负担，提高对卫生服务利用的可及性，健康状况得到改善。体现这一目标的设计内容主要包含在确定救助对象、救助内容和救助程度上。

第二，本项目通过城市贫困人口救助机制的创新性实践，探索建立多部门协调、全社会各方面参与、具有可持续性发展的城市贫困医疗救助制度。在救助对象的确定和建立资金管理、监督和评价机制等方面，特别强调了部门合作和协调的作用。

第三，通过项目区开展城市贫困与弱势人群医疗救助的实践，为在国内其他非项目地区推广城市贫困与弱势人群医疗救助提供可借鉴的经验。方案的设计内容突出操作性，这为项目市（区）经验的推广奠定了基础。

这些基本目标的设定非常重要，它们不但是对具体模块设计的指导，同时也是评价救助项目实施效果的标准。

表 1—1 所列出的是 UHPP 医疗救助机制的基本内容。由于四个项目市在社会经济条件、贫困人口状况、卫生服务体系等方面不同，具体的方案设计也有所差别。

表 1—1　　医疗救助机制的主要内容

救助机制模块	原　则	主要内容
1. 确定救助资金	专款专用 挖掘潜在资金	测算每个年度用于医疗救助的资金数量和资助方的筹资比例
2. 确定救助对象	公开、公正、公平 一定的覆盖面	低保人群作为基本救助对象 将流动人口妇女儿童纳入救助范围
3. 救助内容和救助程度	以需要需求为基础 最低保障 量入为出 救助的有效性	孕产妇保健：全免 儿童计划免疫：全免 儿童系统保健：全免 门急诊服务：共付制和封顶线 住院服务：共付制和封顶线 健康保健合同：全免 三种慢性病管理：全免
4. 供方选择与管理	建立准入机制 引进竞争机制	审批合格的社区卫生服务机构和医院作为救助服务提供者 建立双向转诊制度
5. 供方支付方式	保证效率 保证服务质量	妇幼预防保健：后付制报销 门急诊、住院：后付制报销，规定用药目录、处方天数、处方金额 健康保健合同：预付 慢性病管理：预付

续表

救助机制模块	原　则	主要内容
6. 组织管理与监督	建立监管组织 民主监督与管理	成立贫困医疗救助资金管理委员会 建立 UHPP 救助办公室 开通投诉电话
7. 绩效评价	明确评价指标 确定评价程序	评价指标包括投入、过程和结果指标 评价方法包括定期与不定期调查和评估，入户调查和专题座谈等 定点医疗机构建立医疗救助信息系统
8. 时间安排	各项活动协调有序	制定出救助项目前期准备、宣传发动、部门协调、监督评价、项目阶段性总结等活动时间表

3.2　社区卫生发展

促进项目市社区卫生服务体系的发展，是 UHPP 项目另一项核心内容。实际上，社区卫生发展与医疗救助机制的建立紧密相连。社区卫生发展为医疗救助提供经济有效的服务平台，医疗救助可以促进社区卫生服务的利用。如果没有卫生服务体系的完善，医疗救助资金将很难转变为有效的服务，贫困人口卫生服务可及性也不可能得到真正改善。在社区卫生发展方面，UHPP 项目开展的主要活动包括以下四个方面：

一是社区卫生政策开发。UHPP 项目注重社区卫生政策开发，并从国家和项目地区两个层面积极推动社区卫生政策的发展和完善。UHPP 项目在社区卫生政策开发方面开展的主要活动包括通过支持研究项目，就社区卫生发展中的重大问题进行研究，为政策发展提供科学依据；支持卫生政策决策者进行国内外考察，吸收发展社区卫生服务的先进经验，转变社区卫生服务发展的观念和理念，提高对社区卫生服务发展的认识水平；组织各种类型的政策研讨会，讨论社区卫生发展的政策问题，为社区卫生政策开发提供平台；组织社区卫生政策有关材料的编印，积极传播社区卫生政策发展的信息和内容。

二是社区卫生服务和管理能力提高。UHPP 项目依托国内外培训机构，组织和开展社区卫生服务技术人员和管理人员培训，以提高社区卫生服务的能力。UHPP 项目在项目地区支持下建立了社区卫生服务培训基地，注重社区卫生服务技术、管理基本知识和技能培训，将培训和社区卫生服务功能转变紧密联系，使得培训目标和服务目标有机结合。

三是社区卫生服务功能完善。如何完善社区卫生服务的功能，促进社区卫生服务机构实现“六位一体”，是 UHPP 项目开展活动的重要内容。社区卫生政策发展和社区卫生人员培训是实现社区卫生服务功能转变的重要内容。除此之外，UHPP 项目还以慢性病防治为突破口，引导项目地区社区卫生服务机构积极开展预防保健服务；以完善卫生筹资政策为核心，为社区卫生服务功能转变创造基础条件；以健全社区卫生服务绩效评价为杠杆，为社区卫生服务拓展服务内容提供动力。

四是社区卫生服务管理机制创新。UHPP 重视社区卫生服务管理机制创新，主要体现在四个方面。第一，积极探索双向转诊制度，促进卫生资源的合理利用。特别是利用医疗救助项目，制定双向转诊办法，并积极开展双向转诊的实践活动。第二，建立健全社区卫生准入制度。与医疗救助机制的探索相衔接，在卫生资源规划的指导下，进一步完善社区卫生服务机构准入制度，促进社区卫生服务机构合理布局，实现社区卫生服务全面覆盖。第三，积极探索卫生服务机构支付制度。以医疗救助服务支付方式改革为切入点，探索医疗服务支付方式改革，改变单一的按服务项目付费方法，引进按病种付费等预付制方式，控制医疗费用不合理上涨；第四，制定医疗服务操作规范和标准，提高卫生服务的质量。UHPP 项目充分利用专家资源，对影响居民健康的重要疾病，如高血压和糖尿病，进行操作规程和防治标准的制定。

4. 本书主要内容

我国医疗救助制度的建立和完善尚在探索中，既需要理论指导，也需要实践创新。本书以 UHPP 项目所进行的探索为基础，试图比较全面和系统地介绍医疗救助的理论和实践，为完善我国城市医疗救助制度服务。为了更加全面地分析医疗救助的政策、理论和实践，除 UHPP 项目外，本书还借鉴了国际经验，以及由民政部组织的我国医疗救助实施等方面的调研资料。

我国各城市间社会经济发展水平不一致，贫困人口的构成也有差别，在救助方式和组织上需要因地制宜。本书所介绍的 UHPP 项目经验以及部分地区的实践，都是根据当地实际情况实施医疗救助活动。因此，完善我国医疗救助制度和体系还需要更多的创新和实践。

医疗救助的根本目标是促进救助对象健康状况的改善。要实现这一目标，我们必须分析救助对象基本的社会经济状况、健康状况、卫生服务需要需求和卫生服务利用。为了完善我国医疗救助制度，需要对医疗救助政策的发展和医疗救助机制的核心进行分析和阐述，并在此基础上，分析医疗救助实践活动和医疗救助实施的效果。同时，医疗救助是健康保障体系的组成部分，如何实现医疗救助政策与城镇职工基本医疗保险和城镇居民基本医疗保险制度的衔接也需要分析和探讨。以上考虑是安排本书内容的基本出发点。

本书首先描述和分析我国城市贫困和社会保障的现状，为理解医疗救助实施的环境和背景提供基础。本部分主要有三个方面的内容，我国城市社会经济发展概况，我国经济结构、就业和贫困，以及我国城市社会保障体系的构架、内容和实施情况。

医疗救助的根本目的是提高和改善城市贫困居民卫生服务的可及性和健康状况，城市贫困居民的健康状况和卫生服务可及性是医疗救助方案设计和实施的基础。因此，本书就城市贫困人口的健康状况、卫生服务利用、疾病经济负担和贫困人口特征与卫生服务可及性的关系进行了描述和分析。

医疗救助制度的建立离不开理论支撑，离不开国际经验的借鉴，也离不开研究的支持。本书就医疗救助的理论问题、国际经验和研究进展等方面进行了阐述；对我国城市医疗救助政策，包括医疗救助制度安排和政策特征，典型城市主要医疗救助政策，以及政策设计和实施进行了介绍。

本书重点对医疗救助制度的核心内容进行了分析和阐述。这些内容包括我国医疗救助筹资现状，医疗救助筹资的国际经验，医疗救助筹资来源；医疗救助服务包设计的基本原则、理论基础和方法，服务包设计的核心要素；医疗救助补偿制度，包括如何设计补偿方案，如何根据救助对象的特点设计起付线、共付比和封顶线；救助对象的界定问题，包括国际经验，各类弱势群体的特征和识别办法等；医疗救助服务机构的选择和支付方式，包括如何通过对服务机构和支付方式的合理选择，保证救助资金使用的效率和公平性。

医疗救助的管理和评价，是保证医疗救助制度运行的关键措施。本书从医疗救助管理、医疗救助监测和医疗救助民主监督等方面阐述医疗救助管理的办法及其重要性，并介绍了医疗救助评价的理论、指标体系、分析方法以及我国的实践。利用 UHPP 的经验，对医疗救助实施的效果进行分析，效果评价侧重在从城市贫困人口卫生服务利用、卫生服务可及性、健康状况、经济负担、社会反应性和卫生服务质量等几个方面。

本书的最后部分是对我国医疗救助可持续发展与相关政策的思考，涉及的内容包括我国医疗救助制度建设关键要素，医疗救助制度可持续发展的条件，医疗救助与城镇职工基本医疗保险和居民保险衔接，以及医疗救助制度的未来等。

第2章 城市贫困与社会保障

本章要点

➢我国城市经济社会的迅速发展对社会保障提出了新的要求。人口老龄化，失业率的变化，城市二、三产业的发展，居民消费结构和社会组织结构的变化对我国城市社会保障体系将产生重要影响。

➢就业困难、因病致贫和子女教育费用高是我国城市三大致贫原因。城镇贫困职工、外来人口、农转非居民和失地农民在我国城市贫困人口中表现出不同的特征。我国社会保障体系的建立需要充分考虑这些致贫原因和人群特征制定相应的策略。

➢国际社会保障体系可以根据不同的标准进行分类，但判断其成功的标准只有两个，一是促进经济社会的发展；二是提高人们的生活水平。本文介绍了英国、美国、日本、印度和泰国的社会保障体系。

➢我国社会保障体系由社会保险、社会福利、优抚安置、社会救助和住房保障等构成，其中社会保险是社会保障体系的核心。近年来这些保障制度都经历了快速的发展，社会保障覆盖面不断扩大，保障内涵更加丰富，筹资渠道更加多样，统筹模式也更加灵活。探讨了流动人口、妇女儿童和老年人等特殊人群社会保障政策。

缓解贫困是目前国际社会普遍关注的一项重要课题。在面对这一问题时，首先要了解贫困的概念，从文献上来看，关于贫困的概念有不同的维度，贫困不仅包括收入水平低，还包括能力的低下和获得公共产品或服务的可及性低下等。但在对贫困对象的界定上，出于可操作的原则，测量标准大多以经济指标为主。其次要了解贫困的状况，长期以来，我国贫困状况农村比城市更严重，但是随着经济社会改革的深入，城市贫困问题的解决显得更为迫切，因为农村贫困居民毕竟还有土地作为基本保障，而城市贫困居民则面临更多的生存困境，其中就业困难和因病致贫已经成为城市贫困居民所面临的两大障碍。本章以我国社会经济发展作为出发点，介绍了国际上关于贫困的界定，以及我国城市贫困人群的基本特征与状况。社会保障作为缓解贫困的重要措施之一也是本章重点内容，介绍了国际上一些发达国家社会保障制度构成情况，以及我国社会保障近年来的发展状况，最后，通过文献回顾总结了我国社会保障面临的主要问题与挑战。

1. 我国城市经济社会发展概况

我国自改革开放以来，社会经济发生了巨大变化。在经济高速发展的环境下，很多社会问题变得日益突出。这些问题对社会保障提出了新的要求，社会保障制度在逐渐完善的过程中也需要充分考虑到社会经济发展所带来的影响。

在城市社会成员之间、区域之间收入差距扩大已经成为广泛的社会性问题。城镇居民之间的收入差距，2005 年最高 10％与最低 10％收入户的人均收入之比为 9.2 倍，比 2004 年扩大了 0.3 倍[①]。城镇居民可支配收入排在前 5 位的均位于东部地区，排后 3 位的均位于西部地区。如何注重社会公平，着力提高低收入者收入水平，逐步扩大中等收入者比重，有效调节过高收入，是收入分配制度改革的核心内容[②]。社会救助作为社会保障的组成部分，也能发挥收入再分配的重要作用。

居民消费结构状况是牵动产业结构、投资结构、需求结构的关键，消费结构不合理因素将导致投资和消费关系的不协调，部分行业盲目扩张、产能过剩，从而阻碍经济的快速有序的发展。建立科学的社会保障体系将起到引导居民合理消费的重要作用。

2006 年底我国城镇化水平已经达到 43.9％[③]。城镇化的发展对推动城市的发展，产业结构的调整，人民生活水平的提高作出了积极贡献。但城镇化进程的加快，也出现了一些新的问题，如城市的无序扩张、无序拆迁、失地农民问题、就业问题等。

---

① 2005 年中国统计年鉴．北京：中国统计出版社，2005

② 杨宜勇等．中国问题报告：公平与效率——当代中国的收入与分配问题．北京：今日中国出版社，1997

③ 中华人民共和国建设部网站

1.1　人口构成与经济状况

1.1.1　人口年龄、教育、就业构成状况

从各年龄段人口比重的历史比较来看，我国 65 岁以上老年人口比例有所增加，而 0～14 岁人口比例却在逐渐减少。人口老龄化进程的逐渐加快、老年抚养负担的逐渐加重对社会保障提出了新的要求，见表 2—1。

表 2—1　　全国家庭抚养比　　单位：%

家庭	1978 年	1989 年	1997 年	2005 年
少儿抚养比	54.6	41.5	39.6	28.2
老年抚养比	8.0	8.4	9.2	10.7

资料来源：2006 年中国统计年鉴。

我国在过去近 30 年里，城镇化水平不断提高，城镇人口迅速增加。2006 年城镇人口比重接近 44%（见图 2—1）。城镇人口比例逐渐加大，由于缺少土地保障，城镇贫困人群社会保障制度的建立成为迫切需要解决的问题。

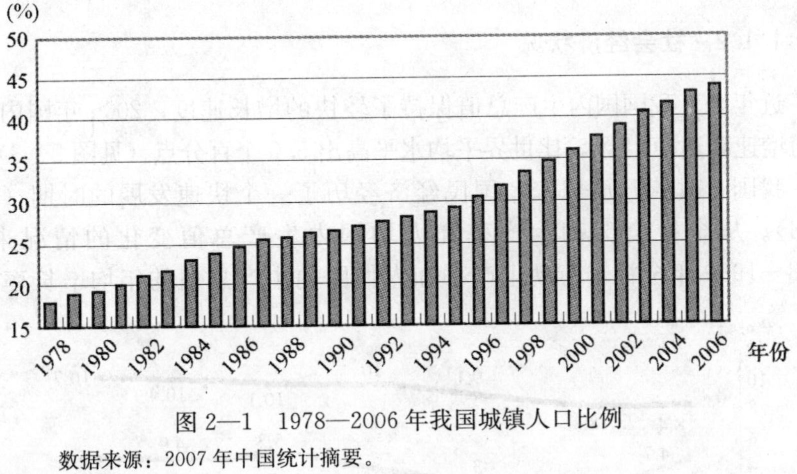

图 2—1　1978—2006 年我国城镇人口比例

数据来源：2007 年中国统计摘要。

从就业形势来看，第一产业就业人数在逐年减少，而第二、三产业就业人数逐年增加。这意味着农村农业生产者在减少，而从事工业和服务业的人数却在逐渐增加，城镇就业负担在加重（见图 2—2）。从城镇失业情况来看，失业登记率近年来也有增加的趋势（见表 2—2）。

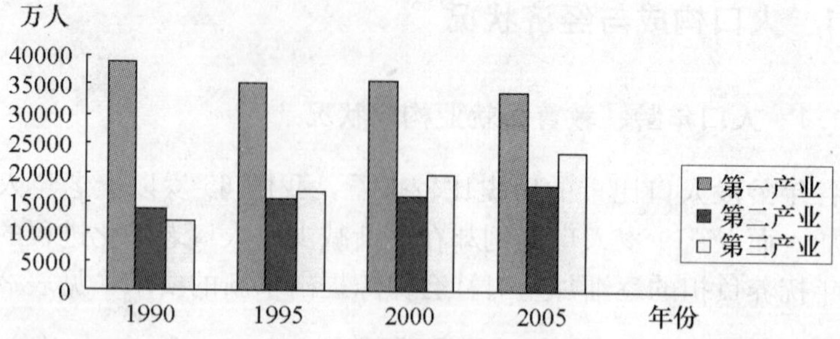

图 2—2　我国不同产业就业人员统计

资料来源：中国咨询行中国统计数据库。

表 2—2　城镇失业情况统计

项　　目	1990 年	1995 年	2000 年	2005 年	2006 年
城镇失业登记人数（年底数、万人）	383	520	595	839	847
城镇失业登记率（%）	2.5	2.9	3.1	4.2	4.1

资料来源：中国咨询行中国统计数据库。

以上这些数据说明了人口构成、就业的一些基本情况，对我国社会保障制度的建立具有一定参考意义。

1.1.2　社会经济状况

近年来，我国国内生产总值保持了较快的增长速度，2006 年国内生产总值增速高达 10.7%，比世界平均水平高出 5.6 个百分点（见图 2—3）。

我国自改革开放以来，国民经济经历了一个快速发展的时期（见图 2—4）。从全社会劳动生产率和人均国内生产总值变化的情况来看，1978—1989 年全社会劳动生产率和人均国内生产总值的年均增长率分别

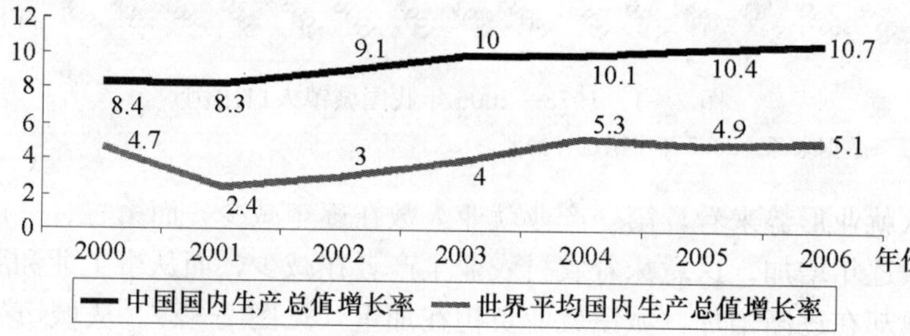

图 2—3　国内生产总值增长率国际比较

资料来源：国家统计局网站。

为 13％和 15％；1989—1997 年全社会劳动生产率和人均国内生产总值的年均增长率分别为 18％和 20％；1997—2005 年全社会劳动生产率和人均国内生产总值的年均增长率均为 10％。从发展趋势来看，国民经济的发展将进入一个相对稳定发展的时期。

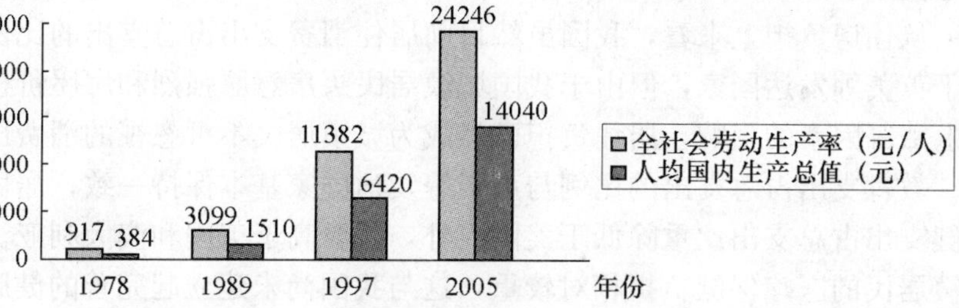

图 2—4　国民经济核算指标变化

资料来源：2006 年中国统计年鉴。

工业长期以来是我国国内生产总值的主要组成部分，经过将近 30 年的发展，在国民经济中仍占据主导地位，第三产业的发展也非常迅速。从 1978—2005 年三大产业的年均增长速度来看都维持在 11％左右的水平，保持了平衡发展（见图 2—5）。但越是经济发达的地区，其第二、三产业所占比重越大。从不同地区经济构成来看，东部地区国民经济的发展明显优于中西部地区，而且西部地区的国民经济的构成已经接近并超过中部地区。

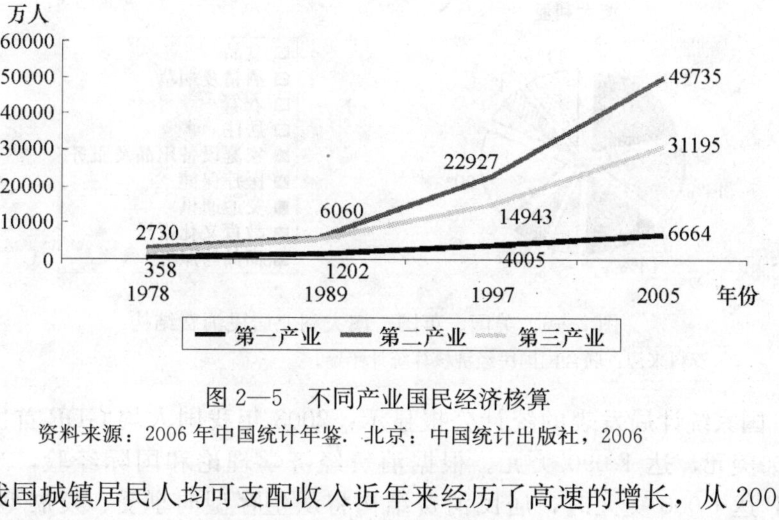

图 2—5　不同产业国民经济核算

资料来源：2006 年中国统计年鉴. 北京：中国统计出版社，2006

我国城镇居民人均可支配收入近年来经历了高速的增长，从 2003 年到 2006 年的人均可支配收入分别为 8 472.2、9 421.6、10 493 和 11 759

元，其增长率分别为9%、7.7%、9.6%和10.4%。

虽然我国城市居民收入水平近几年有显著提高，但住房、教育和医疗保健等方面的经济负担严重影响了我国城镇居民的生活质量。将中国城镇居民消费结构与发达国家进行比较，我们发现，我国城镇居民生活水平与发达国家居民相比还存在相当的差距。恩格尔系数仍处于相对较高的水平；从住房负担上来看，我国虽然目前居住消费支出占总支出的比例明显小于英美等发达国家，但由于我国城镇居民买房意愿强烈和房屋价格的快速上涨等因素的影响，居住负担已经成为城镇居民不可忽视的消费压力之一；教育支出占总支出的比例与英美等发达国家基本保持一致；居民医疗保健支出占总支出比重除低于美国以外，还要高于英国和澳大利亚。我国城镇居民的医疗保健负担相对较重，这与我国尚未建立起完善的健康保障体系有着密切联系（见图2—6、图2—7）。

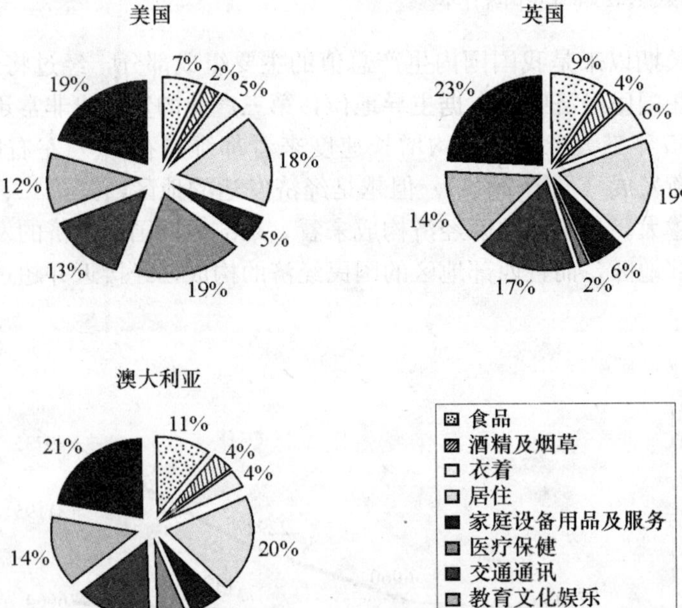

图2—6　美国、英国、澳大利亚居民消费结构

资料来源：联合国国民经济核算统计年鉴。

国家统计局发表的统计公报显示：2003年我国人均GDP首次突破1 000美元，达1 090美元。根据消费经济学理论和国际经验，当人均GDP达1 000美元时，居民消费结构将从生存型向享受、发展型转变；

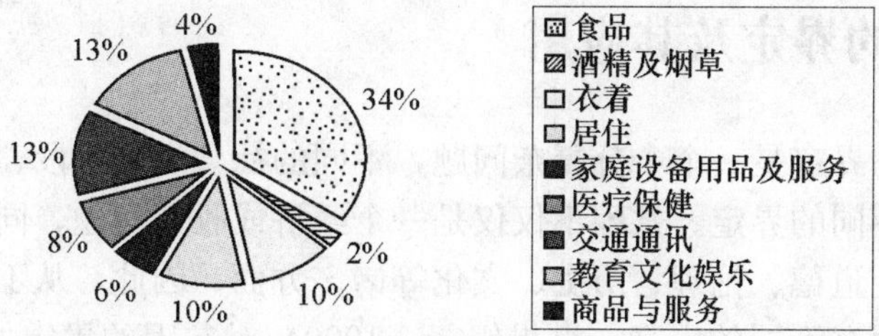

图 2—7 中国城镇居民消费结构

资料来源：联合国国民经济核算统计年鉴。

而消费结构的升级将促进经济结构和社会结构的转变①。

1.2 城市社会组织结构变化

社会保障体系的设计需要考虑社会职业结构、阶层的分化以及社会关系的改变等一系列社会组织结构因素。

1.2.1 城市社会结构由行政组织体系转变为经济组织结构

改革开放之前，整个城市社会是一个完全封闭的行政组织体系。20 世纪 80 年代，城市社会出现了个体和私营业主，同时也出现了雇佣工人。进入 90 年代之后，随着国有企业产权制度改革进一步深化，大量企业的富余人员下岗分流；一些机关和事业单位的干部职工经商办企业，非公有制经济和民办事业获得了快速发展，大量农村剩余劳动力随之流入城市，自由职业者开始出现。

1.2.2 城市社区人口结构发生根本性变化

20 世纪 90 年代以后进入社区的人口主要分为三类：第一类是回归社区的下岗职工和离退休人员；第二类是进入社区置业和创业的业主；第三类是进入社区就业的外来人口。这三类人口中数量最大的是进入社区就业的外来人口，其中以外来农民工居多②。在一些经济比较发达的大城市尤其是东南沿海城市，90 年代以来进入社区的人口数量已经大大超过原社区居民的数量。正是这些新进入城市社区的人口彻底改变了原有城市居民群体的居住模式，加快了老城区的改造步伐，也加速了新型城市社区的生长和发育。

---

① 新华网．人均 GDP 突破 1 000 美元后，国外居民消费结构分析，2004

② 吴鹏．城市社会组织结构的变化与社区党组织建设．岭南学刊，2007 (7)

2. 贫困的界定及其应用

贫困的界定是一个十分复杂问题，不同的社会发展阶段、不同的国情对贫困有不同的界定。贫困不仅仅是一个经济或收入问题，同时也涉及政治、社会、道德、伦理、历史、文化等诸多方面。因此，从不同的角度出发，对贫困有不同的定义。世界银行（1990）对贫困的界定如下："缺乏达到最低生活水准的能力。"世界银行（2001）认为贫困是这样一种状态：由于贫困者资源有限，以致他们被排除在所在国可以接受的最低限度的生活方式之外，进一步导致贫困者发展机会的匮乏。这个定义不仅体现了贫困的经济特征，而且涉及贫困的社会特征，包括社会参与等方面。世界银行（2001）以每人每日 1 美元作为贫困线，收入低于此限度者既为贫困人口。一般来说，从收入的角度界定贫困更易于理解，更有操作性，也是国际上常常采用的方法。

2.1 贫困的三个基本特征

2.1.1 贫困的经济学特征

国际上对贫困的认识经历了一个漫长而丰富的过程，首先人们从经济的角度来理解贫困，判断贫困的标准局限在经济收入的维度，大多使用最低贫困线和基尼系数来测量绝对和相对贫困的程度。这也是目前为止最容易和最广泛使用的标准。然而，随着社会的进步和对贫困的关注，人们逐渐认识到缺少金钱仅仅是贫困的一种特征表现而不是造成贫困的原因。贫困人群通常缺少的是积累、创造财富和打破贫困恶性循环的能力。

2.1.2 贫困的社会学特征

贫困人群的第二个典型特征是需要用更高的成本来购买公共服务和产品。这个特征体现了贫困的另一个维度——"贫困的可及性"。大部分贫困人群所生活的社区具有共同的特征，如拥挤、潮湿、缺乏基本卫生条件等。与高收入人群相比，穷人通常需要花费更多的金钱通过非规范的市场来购买公共设施和服务。有研究表明，穷人为获得公共设施和服务比高收入人群要多支付 2～5 倍的费用。由于生活和居住条件恶劣，使贫困人群具有较高的疾病发生率和更低的期望寿命，而医疗保健费用的增加和工作时间的减少又进一步造成了贫困的恶性循环。

2.1.3　贫困的政治学特征

贫困的第三个典型特征是缺乏政治权利，在许多城市不管是正式的政治结构还是文化都将穷人排除在决策系统之外。在良好的政治条件下，穷人更有可能去参与决策的制定，但需要一个具备参与性、包容性、合法性、尊重人群需要和有效性等特征的政治系统和文化。另外，贫困人群通常还缺乏信息的可及性和理解能力①。

2.2　贫困标准及其应用

国际贫困标准（International Poverty Line Standard）是一种收入比例法。以相对贫困的概念作为理论基础。经济合作与发展组织在 1976 年组织了对其成员国的一次大规模调查后提出以一个国家或地区社会中位收入或平均收入的 50％作为这个国家或地区的贫困线，这就是后来被广泛运用的国际贫困标准。具体计算公式如下：

家庭为单位月收入中位数÷家庭规模中位数×家庭人口数×50％＝贫困线

2.2.1　美国的贫困判断标准

美国统计中心采用一套用家庭规模和构成指标来调整的货币收入的标准判断贫困人群。这套标准不存在地区差异，但可以用消费价格指数进行调整和更新。官方贫困标准用税前货币收入来判断，并不考虑资本获得和非货币收益（如公共房屋、医疗救助等）。

2.2.2　印度贫困标准的更新

在印度，根据官方的估计，在农村地区有 28.7％的人口处于贫困状态，城市地区比例为 25.9％，整个印度的比例为 27.9％②。城市与农村的贫困线分别为每人每月 559 卢比与 368 卢比。Guruswamy 和 Abraham 以营养、卫生保健、饮用水、住房卫生标准可及性，获得能量成本，接受教育权利，服装的需求，道路与公共交通的可及性等指标来测算，每人每月需要 840 卢比。根据新的标准要求，贫困人口比例发生了很大的变化，农村地区和城市地区分别有 84.6％和 42.4％的人口处于贫困状态，而全

① Economic and Social Commission for Asia and the Pacific Urban Poverty Alleviation in Asia and the Pacific，2000.

② India and Its Poverty Line-A Discussion. http://www.indianpad.com/story/40254

国有 68.8%的人口处于贫困状态。该研究引起了政府和媒体的注意，对个人的基本需求进行了一项完整的研究，结果发现，在发展受限的地区，上述方面不管是个人支出还是政府支出都是最小化的。这需要在上述领域做更多的工作，例如在可支付的水平下提供增长的机会。

我国贫困标准的测量借鉴了国际上较成熟的方法，但标准比较单一，仅根据低保线的划分来区分贫困与非贫困人群，在实践中发现无法满足社会发展的需求。一些临界贫困与边缘人群，如流动人口、失地农民无法享受能够满足其需求的社会保障，包括救助服务。在未来的贫困标准应用上应该更多关注贫困的非经济特征，了解不同人群不同层次保障需求，设计更加丰富和完善的保障制度。

3. 我国城市贫困人口规模与特征描述

3.1 我国城市贫困人口规模

因缺乏统一的标准，我国贫困人口的规模大多是专家学者估算出来的，差异很大。直到 2001 年，亚洲发展银行组织了一批国内外专家共同进行了“中国城市贫困问题”的课题研究。在 2001 年 10 月举办的成果发布会上亚行专家组披露：根据国家统计局城市调查总队提供的 1998 年的统计数据，专家们先用热量支出法和市场菜篮法测定各省的贫困线（最低生活保障标准），然后再据此计算出全国的城市贫困人口为 1 480 万人。1998 年全国总人口为 124 810 万人，其中，城镇人口为 38 942 万人。根据上述数据测算出 1998 年城镇贫困人口规模为 3.8%。《中国全面小康发展报告（2006）》指出根据国家贫困线，全国贫困人口约 4 800 多万人，占总人口的比重大约为 3.7%，其中城镇居民最低生活保障线下约有 2 200 多万人，占全国贫困人口的 4.6%。而根据国际上每人每日支出不足一美元即为贫困人口的标准，按照世界银行最近的估计，目前中国约有 1.35 亿人还处在国际贫困线以下，相当于总人口的 1/10。

3.2 就业困难、因病致贫和子女教育费用高是我国城市贫困家庭的三大主要致贫原因

根据重庆统计局城市调查队对城镇家庭致贫原因的调查结果发现，就业困难是家庭贫困的最主要原因，而因疾病导致的贫困仅次于就业困难。这两个因素占贫困原因的 60%（见表 2—3）。另外，供子女上学对贫困家庭来讲虽然也存在较重的经济负担，但随着义务教育的普及，奖学金制度

的完善，教育需求逐渐获得了较好的保障。而到目前为止尚缺乏良好的保障制度来满足巨大的医疗服务需求，社会矛盾愈加突出，建立完善的医疗保障制度迫在眉睫。

表2—3　　城镇贫困家庭致贫原因

家庭致贫原因	人数	比重（%）
因病致贫	1 648	29.8
天灾人祸	53	0.96
长期拖欠	50	0.9
单亲家庭	403	7.29
供子女上学	1 072	19.39
有不良嗜好	30	0.55
就业困难	1 755	31.75
不愿意就业	18	0.33
其他	499	9.03
合计	5 528	100

资料来源：重庆市统计局城市调查队，2003年

3.3 我国城镇贫困人口构成及特征

社会救助制度的设计需要了解救助的对象及其主要社会经济特征，下面主要介绍城市贫困人口的构成及其主要特征。

目前，中国城镇贫困人口主要由以下几类构成①：（1）传统意义上的城镇贫困人口，即依靠民政部门救济的三无对象和社会优抚对象；（2）城镇贫困职工，因企业亏损和结构性调整而下岗的职工，破产企业的失业职工，停产和半停产企业的在职职工和退休职工；（3）城市外来人口中无固定职业和固定收入者，包括农村流入城镇，靠打短工为生，并经常处于失业状态的农民工；（4）近年来，农转非和失地农民的生存状态需要得到进一步关注。

3.3.1 城镇贫困职工基本特征

中国自20世纪80年代开始，由计划经济体制向市场经济体制过渡，

① 孙晓杰，孟庆跃．我国城市贫困人口医疗救助现状分析．中国卫生经济，2004（10）

随着市场竞争机制的增强和产业结构的调整，一些行业经济效益下降，企业职工收入降低，出现了大批下岗职工。全国城市贫困人口主要是下岗职工、部分离退休职工和无业人员。在下岗人数剧增的同时，失业人员年龄构成出现新的变化，中老年失业人数开始增加，这对失业人员的家庭生活有着直接的影响。另外，有证据表明：年龄较大的失业人员（男性40岁以上，女性35岁以上）再就业的机会明显少于年轻人。在中国，很多年龄较大的失业人员受教育的水平常常比年轻人低，这一事实使失业问题进一步复杂化。

3.3.2 城市外来人口基本特征

另一个值得关注的人群即流动人口，主要是农村流动人口。农村流动人口是具有农村户籍，在城镇或工业区居住、生活和工作的人群，他们的工作范围多在商业、服务业、建筑业、制造业等技术含量低、劳动密集型的行业。在城镇的劳务市场中，农村流动人口常常处于不利的地位。大多只能选择拥有常住户口的居民不愿从事的工作，即使他们与常住居民从事相同的工作，但获得的报酬却可能偏低。这种劳务市场分割的原因是对劳动力流动的限制。另外，20世纪90年代后期国有单位开始对其职工实行下岗和解聘，很多城市通常会给予常住居民优先择业的权利。

3.3.3 农转非居民基本特征

随着城镇化进程的推动，原来在城市周边拥有土地的农民生活发生了巨大改变，可以作为生存保障的土地被政府征用，身份也由农民变成了城镇居民。这类人群通常被称之为农转非。他们通常能够在土地征用过程中获得一些经济或房屋的补偿，但这些补偿存在很多问题，包括现金补偿过低或不到位，征地程序混乱，补偿分配混乱，就业安置困难，生活无保障等。还有些地方为了完成城镇化人口方面的指标，将大量农民户口转为居民户口，土地却并没有被征用，也就更谈不上任何的补偿了。在现有社会保障发展过程中，这些农转非居民处境显得非常尴尬。这些“新居民”既享受不了国家的惠农政策，如合作医疗，对贫困农民子女实行的“两免一补”的优惠政策，又享受不了对城镇居民的社会保障政策，如低保政策等。

3.3.4 失地农民基本特征

失地农民不同于农转非居民，他们没有获得城镇居民身份，但却因各种原因失去了大部分作为保障的土地。据统计，失地后农民收入主要依靠外出务工和从事服务业等生产性活动。对生活在经济比较发达地区的失地农户来说，由于绝大多数在失地前不是依靠土地为主要收入来源，失去土地后，他们的就业形式更灵活多样，开车、租房、办厂等等，使得收入水平也有一定提高。而那些失地前基本上完全依靠土地为生的农户，失去土地以后如果无法就业，加之观念落后、就业意识差、文化素质低等原因，势必使其收入呈下滑趋势，还有人因主要劳动力患病无法从业导致收入下降。另外，生活消费支出增加，土地被征用前，农民家庭食品消费如粮、菜主要依靠自产自食，现在基本上靠从市场购入，食品支出增加也导致了生活消费支出的增长。而那些生活消费水平下降的农民，就业形势不好、收入预期不乐观进一步抑制了生活消费，在健康和生活水平上明显下降。

上述内容简要介绍了我国城市不同困难人群所具备的一些特征和面临的困境，与此同时，对城市贫困还需要引起重视的问题是居民贫富差距的拉大。据测算，中国城镇居民收入基尼系数从1978年的0.16逐步扩大到1990年的0.23，2005年的0.47。世界银行计算，中国到1998年的基尼系数已达0.403，超出了0.4这个警戒线，超过西方发达国家平均0.34和世界平均0.4的水平，接近或超过美国0.42的水平，仅比拉丁美洲0.49和非洲0.47略低[①]。国家统计局近日公布城镇居民收入差距最高达10.7倍，贫困差距问题进一步受到关注[②]。

4. 城市社会保障体系

在对这一主题进行讨论之前，我们先了解一下什么是社会保障及其特征。陈良瑾教授在《社会保障教程》中将社会保障定义为："国家和社会，通过国民收入的分配与再分配，依法对社会成员的基本生活权利予以保障的社会安全制度。"郑功成教授在《中国社会保障论》中对社会保障的定义是："社会保障是国家依法强制建立的、具有经济福利性的国民生活保障和社会稳定系统；在中国，社会保障应该是各种社会保险、社会救助、社会福利、军人保障、医疗保健、福利服务以及各种政府或企业补助、社会互助保障等社会措施的总称。"从上述定义中我们可以提炼出社会保障的一些特征。首先，社会保障是国家和社会主导的一种制度性的分配与再分配，是每个社会成员都应该享有的权利；其次，社会保障是国家依法强制建立的一种社会安全制度，以保证每个社会成员的基本生活权利为导向的；最后，社会保障的本质是社会成员生活受到威胁的时候，国家和社会

---

① 魏杰，谭伟．基尼系数理论与中国现实的碰撞．光明日报．2006-02

② 基尼系数升温，城镇居民收入分配2010年亮红灯．第一财经日报．2005-06

依照法律规定提供一种具有保障性的物质帮助，满足人们生存和发展需求的制度。

4.1 社会保障体系的国际分类与发展

一个国家社会保障制度或模式成功与否，主要取决于社会保障水平是否同本国的经济发展水平相适应，主要表现在是否能够推动经济和社会发展，是否能够不断提高受保障人群的生活水平。

4.1.1 按社会保障提供方式分，主要有三种类型，即全民资格型、基金性社会保险型和雇主指令型

全民资格型的社会保障是国家的所有居民均有权享受一整套社会保障津贴（对移民有例外规定），福利具有普遍性是其最显著的特点，通常需要由政府的一般预算提供资金支持。基金性社会保险型的保障对象是那些向社会保险计划缴纳了最低数额保险金的人群。制度设计体现了福利与贡献相联系的特征，需要由参与社会保障的单位和人员缴纳社会保障税（或费）来取得资金，并需要将社会保障的资金收支同其他的政府预算收支相分离。我国目前实施的社会保险制度包括城镇居民基本医疗保险，属于基金性社会保险。雇主指令型是指由政府通过行政指令的方式规定雇主为雇员提供社会保障的最低标准；或通过劳资双方集体协商确定这一标准。雇主指令型的社会保障收支不包括在政府预算中，其资金筹集一般是按雇员工资的一定比率提取。

4.1.2 按社会保障运营模式可分为积累式、部分积累式和现收现付制三种

积累式的运营模式是在对保障需求进行预测和保障资金精算的基础上，确定一个可以保证在相当长的时期内收支平衡的总平均征缴率。如果经济发展平稳，社会保险基金的支付对象结构基本稳定，基金收缴率就可在相当长的时期内保持稳定不变，因而积累式的运营模式适合以固定性较强的税的形式筹集。而现收现付式的运营模式是根据当期支出需要组织收入，当期征收，当期使用，不为以后时期提供储备资金。这种方式虽然管理方便，但由于各期支付额不同，征缴率也经常变动，因而这种运营模式更适合以费的形式筹资。部分积累式的运营模式介于积累式与现收现付式之间，可以根据各国不同的具体情况，选择费或税的方式筹集。我国目前社会保障更偏重采取现收现付的保险运营模式，但随着社会保障体系的逐渐成熟和完善，保障需求预测和保险精算等技术的应用，积累式运营将成为一种趋势。

4.1.3 不同国家社会保障体系介绍[①]

英国采用的是典型全民资格型社会保障提供方式，其内容涉及5个方面：国民保健、国民保险、住房援助、个人社会福利以及教育补助。首先英国实行全面的、免费的医疗服务，其主要特点包括医疗卫生服务由中央政府直接控制，除个别项目外全部实行免费服务。其次，英国以1946年的国民保险法作为基柱之一，使每一个公民一律投保并按不同类别分别领取养老金、工业伤残补助等。住房援助也是英国社会保障制度的重要组成。政府对低收入家庭发放住房津贴，对第一次购房的低收入家庭给予额外津贴和其他优惠条件。英国社会保障制度中的个人社会福利和教育补助也是非常重要的一部分。特别是在教育方面，英国大部分学生由政府教育基金资助接受免费教育。而高等教育中，90%的大学生可获得政府津贴。

美国的社会保障项目分为两大类，一类是社会保险，一类是福利补助。社会保险主要有四类：老年保险、强制性失业保险、种类繁多的医疗保险和特殊伤残保险。美国的福利补助是帮助贫困阶层维持最低生活水平和享有某些权益，如接受高等教育，带有社会救济性质的社会福利。政府提供的关于现金和实物补助的福利项目有70多项，其中主要的有八大项，即抚养未成年子女家庭补助，补充保障收入，医疗补助，食品券和儿童营养项目，一般援助，社会服务和儿童福利服务，住房补助和教育补助。这其中，抚养未成年子女家庭补助是福利补助项目的核心。

日本社会保障制度的种类繁多，结构复杂，主要包括养老保险制度、医疗保险制度、失业保险制度和工伤事故保险制度等。医疗保险制度主要包括健康保险、国民健康保险、老人保健制度所设置的医疗保险制度。健康保险是以各企事业单位在职职工为保险人，在他们及其抚养人员伤病、死亡、分娩时支付保险金的医疗制度。国民健康保险是以从事农林渔业的人员、个体经营者、小企业雇员、无业人员为对象的医疗保险制度。老人保健是向年龄在70岁以上的老人提供医疗费。失业保险制度的被保险人包括全国各行业职工，不分行业和规模，所有企业都必须参加该项保险。该保险向失业者支付的保险金主要包括基本津贴、学习技能津贴、寄宿津贴、丧病津贴等。工伤事故保险制度分为业务灾难保险和通勤灾难保险[②]。

印度的公共分配系统是社会保障体系的重要组成部分。在政府监督和

① 骆峰．欧美社会保障体系面面观．国际金融报．2006.7

② 王伟．日本社会保障制度研究．中国社会科学院日本研究所网站

指导下，由国家给予财政补贴，专门向低收入居民提供基本生活保障的零售商业系统，即平价商店。印度的社会保险措施目前主要包括疾病、事故和养老方面的社会保险制度，其受益者主要是工厂工人（20人以上的企业）和国家雇员，不包括小企业的工人和农业工人。另外，印度政府采取了一些专门针对农业工人的保障性措施，这些措施也应视为印度社会保障体系的一个组成部分①。

泰国是发展中国家之一，生育率的下降和期望寿命的上升使其面临人口的老龄化，由于负担的加重，政府正在从覆盖率、可替代性、贡献率、税收等主题考虑如何实现养老储蓄、完善管理和投资管理，探索未来保障政策选择，改革目前的养老保障体系②。健康保障从特定人群着手，将范围不断扩大，2001年在已推行的健康卡制度基础上开展全民健康保险计划，又称"30铢计划"。

对当前各国医疗保障模式的研究，可以根据不同的角度划分为不同的类型。根据医疗保障的筹资方式和支付方式划分为福利型、保险型和自保型。福利型模式是指政府以税收或缴费的方式筹集资金，通过国家财政预算或专项基金的形式向医疗机构提供资金，医疗机构则对国民提供免费或低收费的医疗服务的保障制度。保险型是采取保险的形式，通过大数法则分摊风险的机制，以社会互助为原则，将少数社会成员随机产生的各种疾病风险分摊到全体社会成员的医疗保障制度，又可分为社会保险模式和市场医疗保险模式。自保型又可称为个人储蓄模式，是依据法律规定，强制性地要求雇主、雇员缴费建立以个人或家庭为单位的医疗储蓄账户，用以支付家庭成员患病所需要的医疗费用的医疗保障制度。尽管各国的医疗保障制度因本国的政治、经济和文化的差别而选择了不同的模式，但是绝大部分的国家都对穷人、老年人等采取了特殊的医疗救助。

在这种医疗保障模式的分类体制下，医疗救助制度也具备不同的表现形式，见表2—4。

4.2 我国社会保障体系的构成与发展

《中华人民共和国宪法》第45条规定："中华人民共和国公民在年老、疾病或者丧失劳动能力的情况下，有从国家和社会获得物质帮助的权利。"

---

① 陈继东．印度的就业政策措施与社会保障体系．南亚研究季刊，2002

② Niwat Kanjanaphoomin，Pension Fund，Provident Fund and Social Security System in Thailand. International Conference on Pensions in Asia：Incentives，Compliance and Their Role in Retirement. 2004. 2.

每个公民的社会保障权利在性质上是相同的，在法律地位上是平等的。中国的社会保障体系包括社会保险、社会福利、优抚安置、社会救助和住房保障等。

表 2—4　　医疗救助保障制度分类

形式	代表国家	典型特征与归类
全民卫生服务体制	英国、加拿大	福利型保障
对穷人实行公共补贴	哥伦比亚、智利	保险型保障
专门的穷人保险	美国、日本、朝鲜、新加坡	保险型保障
社会捐助和国家援助	孟加拉	特殊保障

资料来源：乌日图．医疗保障制度国际比较．北京：化学工业出版社，2003.8

4.2.1　社会保险的内容与进展

社会保险是社会保障体系的核心部分，包括养老保险、失业保险、医疗保险、工伤保险和生育保险。从覆盖面和筹资额指标来看，2002—2006 年间发生了巨大的变化，养老保险人数增加了 4 000 多万人，基本医疗保险人数增加了 6 000 多万人。社会保险基金收支额度都各增加了一倍。具体数据参见表 2—5 和表 2—6。

表 2—5　　社会保险构成与参保人数　　单位：万人

	2002 年	2003 年	2004 年	2005 年	2006 年
参加基本养老保险人数	14 737	15 507	16 353	17 488	18 766
职工	11 129	11 647	12 250	13 120	14 131
离退休人员	3 608	3 860	4 103	4 368	4 635
参加基本医疗保险人数	9 401	10 902	12 404	13 783	15 732
职工	6 926	7 975	9 045	10 022	11 580
离退休人员	2 475	2 927	3 359	3 761	4 152
参加失业保险人数	10 182	10 372	10 584	10 648	11 187
参加工伤保险人数	4 406	4 575	6 845	8 478	10 268
农民工	—	—	—	—	2 537
参加生育保险人数	3 488	3 655	4 384	5 408	6 459

资料来源：中国咨询行中国统计数据库。

表 2—6 社会保险基金 单位：亿元

	2002 年	2003 年	2004 年	2005 年	2006 年
社会保险基金收入	4 049	4 883	5 780	6 969	8 626
社会保险基金支出	3 472	4 016	4 627	5 401	6 473
社会保险基金累计结余	2 423	3 314	4 493	6 066	8 239

资料来源：中国咨询行中国统计数据库。

4.2.2 社会福利制度及其进展

社会福利是旨在为提高和改善人们的生活质量以及人们的全面发展而提供的物质帮助和服务设施。我国的社会福利制度建立于 20 世纪 50 年代，1951 年 8 月发布了《关于城市救济福利工作报告》，工作由政府民政部门负责组织实施，保障对象主要是无依无靠的城镇孤寡老人、孤儿或弃婴、残疾人等。民政部门通过设立福利机构为这些孤老残幼人员提供保障。在计划经济时期的“高就业、低工资”的就业和分配制度下，城镇职工享受到无所不包的福利待遇。20 世纪 80 年代开始的经济体制改革带来了社会结构的巨大变化，传统福利制度日益暴露出一系列不适应新社会环境的弊端，1989 年国务院颁布《关于在全国城镇分期分批推行住房改革的实施方案》后，城镇居民福利分房开始向住房商品化、私有化方向改革。企事业单位的医务室被分离出来，成为自负盈亏的经济实体，国有企业、国家机关和事业单位职工的福利事业逐步走向社会化，单位和企业对于社会福利事业的投入大大减少，负担大大减轻。与此同时，国家和社会举办的福利事业在迅速发展，不断满足不同社会成员对于福利项目的需求，正在缓慢地朝着社会化、规范化的方向发展。目前，社会福利强调要发展以扶老、助残、救孤、济困为重点。按照《中共中央关于构建社会主义和谐社会若干重大问题的决定》，发展老龄事业，开展多种形式的老龄服务；发展残疾人事业，保障残疾人合法权益；通过采取社会收养、集中供养、公民助养、家庭寄养等方式，使孤残儿童回归家庭和社会。

4.2.3 社会救助制度及其进展

20 世纪 90 年代以来，在社会转型和经济转轨的影响下，城市中下岗、失业人数显著增加，贫富差距加大，对社会救助的需求开始显著增加。社会救助制度也加快了改革和发展的步伐，1993 年，上海最先建立了城市居民最低生活保障制度，1997 年 8 月，国务院颁发了《国务院关于在全国建立城市居民最低生活保障制度的通知》，要求到 1999 年年底，全国所有的城市和县政府所在的镇都要建立这项制度。1999 年 9 月，国务院颁布了《城市居民最低生活保障条例》（以下简称《条例》），并立即于 10 月 1 日正式实施。《条例》规定：“持有非农业户口的城市居民，凡共同生活的家庭成员人均收入低于当地城市居民最低生活保障标准的，均有从当地人民政府获得基本生活物质帮助的权利。”“对无生活来源、无劳动能力又无法定赡养人、扶养人或抚养人的城市居民，批准其按照当地城市居民最低生活保障标准全额享受。”“对尚有一定收入的城市居民，批准其按照家庭人均收入低于当地城市居民最低生活保障标准的差额享受。”《条例》使城市居民最低生活保障制度成为中华人民共和国的一项正式的法规制度，政府也在 2001 年开始加大投入（见表 2—7）。另外，贫困人群的医疗救助制度最近几年也经历了显著的变化，具体内容在其他章节将详细介绍。

表 2—7　1996—2006 年城市居民最低生活保障资金规模增长情况

年份	保障人数（万人）	最低生活保障资金（亿元）	国内生产总值（亿元）	低保资金所占比重（‰）	财政支出（亿元）	低保资金所占比重（‰）
1996	85	3	71 176.6	0.04	7 937.6	0.38
1997	88	3	78 973.0	0.04	9 233.6	0.32
1998	184	12	84 402.3	0.14	10 798.2	1.11
1999	281	20	89 677.1	0.22	13 187.7	1.52
2000	382	30	99 214.6	0.30	15 886.5	1.89
2001	1 132	53	109 655.2	0.48	18 902.6	2.80
2002	2 065	104	120 332.7	0.86	22 063.2	4.71
2003	2 247	153.1	135 822.8	1.13	24 649.9	6.21
2004	2 205	172.7	159 878.3	1.08	28 486.9	6.06
2005	2 234	191.9	183 867.9	1.04	33 930.3	5.66
2006	2 240	224.2	210 871.0	1.06	40 213.2	5.58

资料来源：中国咨询行中国统计数据库。

4.2.4　优抚安置

优抚安置是关系广大烈军属、复员退伍军人、现役军人的切身利益。维护优抚对象的权益，巩固军政军民团结，也是构建社会主义和谐社会的重要方面。“十五”以来，国家连续以平均每年 15％的幅度提高抚恤补助标准，确保了重点优抚对象生活与社会生活水平同步增长。

4.2.5 我国社会保障制度的发展趋势

其一，覆盖面逐渐扩大。中国的基本养老保险最初只覆盖国有企业和城镇集体企业及其职工。1999年，中国把基本养老保险的覆盖范围扩大到外商投资企业、城镇私营企业和其他城镇企业及其职工。省、自治区、直辖市根据当地实际情况，可以规定将城镇个体工商户纳入基本养老保险。2002年，中国把基本养老保险覆盖范围扩大到城镇灵活就业人员。基本医疗保险覆盖城镇所有用人单位和职工，包括所有机关、事业单位、各种类型企业、社会团体和民办非企业单位的职工和退休人员。城镇灵活就业人员也可以参加基本医疗保险。

其二，社会保障内容更加丰富、完善。到目前为止，社会保障已演变和发展成为包括社会保险、社会救济、社会福利、优抚安置等多项内容的复杂体系。社会保险的权利与义务基本对等，应主要由企业和个人以缴费或缴税的形式筹资，但也不排除政府的财政补贴。社会救济的保障对象为无能力创造收入的人；优抚安置属于国家履行物质补偿和政治褒扬责任的特殊保障；社会福利是增进社会成员福利的一种社会保障制度，具有社会公益性。这三项属于政府的责任，其权利与义务不相对等。因此其参与主体应为国家，所需资金主要应由政府预算的一般性税收项目来满足，社会各界也可广泛参与。社会保障体系中的个人储蓄积累保障属于个人自愿或强制性的储蓄积累行为，是社会保障体系的重要补充。

其三，社会保障筹资来源多样化。社会保障的资金来源主要有企业与个人的缴纳、政府预算拨款、社会保险基金运营收益、国有资产存量转增、各种形式的捐赠等。这些资金特点不同，要通过不同方式筹集。企业及个人收入的一部分，主要通过对职业性收入进行课征或预扣专门的社会保险税（费）取得，其数额较大，来源比较稳定，充分体现了贡献与收益挂钩的思想，主要应用于社会保险；社会保险基金的运营增值收益，是通过社会保险基金经营而获得的。国有资产存量转增，并不是社保筹资的主渠道和经常性来源，只能作为特殊情况下的一种补偿资金，如可用来弥补我国老职工养老保险个人账户的空账部分。这方面的资金需要通过政府的特别规定拨入。来自政府预算拨款的资金，要通过一般性税收手段课征。捐赠收入则是以一种非固定的、完全自愿的方式提供的。

其四，社会保障统筹模式的改变。社会保障的统筹层次是社会保障社会化水平的标志，较高的统筹层次有利于解决地区之间、企业之间和个人之间的负担不平和余缺调剂问题。资金统筹层次越高，政府可进行余缺调剂等转移支付的空间越大。以缴费形式筹资灵活性较强，不同地区可以结合当地情况，因地制宜，制定适当费率，更适合较低层次的统筹。我国社会保障制度的改革和重建首先从养老保险开始，为适应社会主义市场经济的要求进行了更深入的改革，从单一的社会统筹改为社会统筹和个人账户相结合的模式，逐步形成基本保险、企业补充保险和个人储蓄性保险相结合的多层次养老保险制度。

4.3 关于特殊人群的社会保障问题

儿童和老年人社会保障的缺失一直是我国社会保障制度面临的挑战之一。这两类人群虽然不是创造社会财富的主力军，但从关注弱势群体，维持社会正常秩序，以及可持续发展的角度来看，政府有责任保障他们的基本生活。另外，随着流动人群规模越来越大，其保障需求得不到制度满足也成为社会关注的焦点。

4.3.1 流动人口的社会保障

改革开放以来，我国流动人口的规模迅速扩大。而我国目前还没有针对流动人口的社会保障制度，大多数流动人口在面临风险时不能得到有效的保障。由于我国城乡社会保障体系存在较大的差异，处于夹缝中的流动人口可以享有社会保障是一个更加困难的问题与挑战。我国未来社会保障制度设计从总体上应有利于人口的正常流动并促进城乡二元经济的整合，从而加快城乡统一的社会保障体系形成。

流动人口中农民工的社会保障问题体现更为突出。目前，根据社会保险种类不同的功能和农民工的需求，可优先推进工伤和医疗保险制度的建立和完善。并加快建立健全针对农民工的社会救助制度。对于失业保险和养老保险，可以先实行一些既能满足农民工需求，又方便与统一社会保险制度相对接的过渡性、阶段性措施。随着社会的进步，最终这些针对不同身份的劳动者实行的不同社会保险制度，必然会被包括各类劳动者在内的统一的社会保险制度所代替。

4.3.2 妇女儿童的社会保障

妇女的合法权益从内容上表现为政治权利、文化教育权利、劳动权利、财产权利、人身权利、婚姻家庭权利六个方面。在《中国妇女发展纲要（2001—2010）》的总目标中提出要保障妇女获得平等的就业机会和分享经济资源的权利，提高妇女的经济地位；保障妇女的各项政治权利，提高妇女参与国家和社会事务管理及决策的水平；保障妇女获得平等的受教育机会，普遍提高妇女受教育程度和终身教育水平；保障妇女享有基本的卫生保健服务，提高妇女的健康水平和预期寿命；保障妇女获得平等的法律保护，维护妇女的合法权益；优化妇女发展的社会环境和生态环境，提高妇女生活质量，促进妇女事业的持续发展。

具体保障策略体现在下列方面：进一步完善社会保障体系，积极推动在不同所有制经济实体就业的、不同收入层次的妇女按照国家规定参加社会保险。妇女享有与男子平等参加城镇职工基本养老保险、基本医疗保险、失业保险、工伤保险、生育保险的权利。普遍建立城镇职工生育保险制度，完善相关配套措施，切实保障女职工生育期间的基本生活和医疗保健需求。为妇女劳动就业提供信息、服务和培训。为残疾妇女提供就业服务和职业技能培训，提高残疾妇女的就业比例。

儿童的合法权益，泛指 18 周岁以下的未成年人的一切合法权利和利益。儿童依法享有的权利包括基本权利和特殊权利，其基本权利为：人身权利和自由、平等权、政治权利和自由、经济权利、文化教育权。儿童的特殊权利是指未成年人作为我国公民的中的特殊群体而依法享有的独特权利。主要有；被抚养权、卫生保健权、受教育权、特殊的诉讼权利、获得健康成长的环境权。

具体保障策略体现在：进一步完善医疗保障制度，确保儿童享有基本卫生医疗和保健服务。健全农村初级卫生保健服务体系，因地制宜发展合作医疗以及多种形式的健康保障制度，提高儿童保健水平和抵御疾病风险的能力。多渠道设立贫困家庭的疾病救助基金，帮助特困家庭孕产妇和儿童获得必要的医疗救助。加强对弃婴和孤儿的医疗救助。对城市流动人口中的孕产妇、儿童逐步实行保健管理。切实保障女童受教育的权利，消除阻碍女童入学的障碍。切实保障残疾儿童、孤儿和流动人口中儿童受教育的权利。满足农村适龄儿童向城镇转移后的就学需要。促进困境儿童的生存与发展。倡导儿童福利社会化，积极探索适合孤残儿童身心发育的供养方式。加强对流浪儿童救助保护中心的建设和管理。设立多种形式的流浪儿童收容教育机构，减少流浪儿童数量和反复性流浪。加强正规的残疾儿童康复机构建设，建立健全社区康复和卫生服务机构，对残疾儿童家长进行康复知识培训和指导。

4.3.3　老年人群的社会保障

中国是世界老年人口最多的国家，也是老龄化速度最快的国家之一。我国将面临养老保障、老年医疗保障等严重问题。全国老龄委建议，在 2030 年人口老龄化最严峻的时期到来以前，在全国城乡基本建立起符合我国国情、适应社会主义市场经济体制要求的老年社会保障体系，确保老年人养老、医疗问题的妥善解决。

我国在20世纪50年代初期就在城市部分职工中建立起养老保险制度，它是中国社会保障制度重点之一。当前中国养老保险制度存在城乡差别。在广大农村，实行家族保障为主，在农民自愿基础上发展多种形式的养老保险。在城镇职工中，建立社会基本养老保险、企业补充养老保险和个人储蓄性养老保险相结合的养老保险制度。所谓社会基本养老保险，是采取社会统筹和个人账户相结合的方式，通过国家立法强制购买的，缴费的待遇都由国家统一规定，体现社会公平和个人效率，保证退休者基本生活费用。企业补充养老保险，是企业为职工购买的集体保险。个人储蓄性养老保险是个人为自己或为家人、朋友、亲属购买的集体保险。后两项属于商业保险范畴，实行自愿购买原则。

随着人口老龄化的发展，各国在医疗保障制度改革中都十分关注对老年人的医疗保障。如对高龄老年人所负担的医疗费实行减额，以老年人为对象的专项医疗保险的设置，以及与社区卫生组织联合开发“家庭病房”“护理保险”等援助老年人的医疗保险项目等。

我国社会保障制度还存在结构不完整等问题，很多特殊人群，如流动人口、妇女儿童、老年人的保障需求并没有提上议事日程。在未来制度设计和完善过程中应给予更多关注。

4.4 我国社会保障体系存在的主要问题

近十几年中国社会保障制度的整体设计曾经出现过一个比较明显的变化过程。1993年，中共十四届三中全会通过的《关于建立社会主义市场经济体制若干问题的决定》中第一次就新时期中国社会保障制度的构成进行了阐述，指出我国的社会保障体系包括社会保险、社会救济、社会福利、优抚安置、社会互助和个人储蓄积累六个部分。1995年和1996年中共中央和全国人大关于经济社会发展“九五”计划和2010年远景目标的文件中，又重申了这样的观点。但是，1998年开始，随着劳动和社会保障部的组建，官方文献中“社会保障”一词的内涵和外延均发生了很大变化，过去“六个部分”的说法再也没有在官方文件中出现，代之以“要使社会保险制度、下岗职工基本生活保障制度和城市居民最低生活保障制度相互衔接、相互补充，不断完善社会保障体系”（见中发［1998］10号文件《中共中央、国务院关于切实做好国有企业下岗职工基本生活保障和再就业工作的通知》）的提法，以后又进一步演化为“三条保障线”的说法。但“三条保障线”被认为只是“目前条件下有中国特色社会保障制度的重要组成部分”，还不是社会保障制度的全部，官方文件中也再也没有就完整的社会保障体系的构成发表过任何论述。

有学者提出中国社会保障体系中出现的问题主要包括：(1) 概念使用和某些提法混乱，不少保障项目定性不清、目标不准，没有具体的实施步骤。比如，社会保障与社会福利、社会保险内涵交叉，经常混用；“三无”对象和“五保”供养实质是社会救助却名之为社会福利，住房救助在实践中演变成社会福利等状况。(2) 部门之间、制度之间缺乏沟通和协调，整个社会保障制度层次性不强，这一问题是目前最难解决的，也是较长时间内都将面临的问题。(3) 非制度化特征明显。表现在：法制化程度不高，缺乏执行力使保障制度难以落实；不同部门、不同层次的政府责任不明确；资金筹措不规范，对地方财政的社会保障出资缺乏有效监督。同时，整个社会保障制度建设具有应急特征，特别是在解决下岗职工、退役军人和拖欠公务人员工资等问题上。(4) 整个社会保障制度存在明显的结构性缺陷。职业福利和家庭福利制度未引起足够重视。(5) 社会保障工作的专业化水平有待提高。不少保障项目的立法缺乏研究成果的铺垫，很多新的措施缺少前期论证（如时间储蓄制度、志愿者制度），对现有政策法规实行情况的评估难以进行。

近年来社会保障制度建设日益走向成熟，上述问题已经得到很大程度的解决，完全解决这些问题已经具备了良好的政治和经济环境。

参考文献

Human Development Reports 2006. United Nations Development Programme

中国社会保障状况和政策，http://news. xinhuanet. com/zhengfu/2004-09/07/content_1952488. htm

中国社会保障制度的总体思考，http://www. gov. cn/ztzl/2005-12/31/content_143842. htm

全国老龄委员会. 中国人口老龄化发展趋势预测研究报告［R］. 北京：全国老龄工作和委员会，2006

陈爱云. 流动人口的社会保障政策分析. 医学与社会，2006 (2)

应晓华等. 城市贫困人口医疗救助的模式. 中国卫生资源，1999 (1)

唐筠. 2001—2002：中国贫困与反贫困形势分析. 中国社会科学院社会政策研究中心，http://thjp. vip. sina. com/D. htm

于中一，陈穗红，石英华. 我国社会保障筹资手段的选择与社会保障税的应用. 财政研究，2000 (2)

中国妇女发展纲要（2001—2010）

中国儿童发展纲要（2001—2010）

唐钧. 完善社会救助制度的思路与对策. http://www.sociology.cass.cn/shxw/shzc/P020040513326422180139.pdf

毛寿龙. 中国政府体制改革的过去与未来. http://www.usc.cuhk.edu.hk/wk_wzdetails.asp?id=2853

杨红燕. 世界各国主要医疗保障模式比较分析. 中国卫生事业管理, 2002 (9)

第3章 城市贫困居民卫生服务可及性

本章要点

➤城市贫困人口健康状况比一般人群差，主要表现在贫困人群患病率比较高、疾病严重程度高、失能比较严重，贫困人群慢性病患病问题尤其严重。

➤城市贫困人口卫生服务利用比一般人群低。影响卫生服务利用的主要因素包括人均收入、就业状况、医疗保障覆盖、教育水平、健康状况和自评社会经济地位等。

➤城市贫困人口疾病经济负担沉重，医药费用支出占家庭支出的比例较大。由于医疗保障水平较低，贫困人口医疗费用主要由个人承担。

➤改善城市贫困人口卫生服务可及性需要综合措施，主要包括五个方面，包括提高经济收入，改善就业状况，提高教育水平，扩大医疗保障覆盖面，加强社会支持网络建设。

1. 概述

卫生服务可及性是测量卫生服务系统公平性、效率和质量的重要指标。健康状况不公平和卫生服务利用不公平在很大程度上归因于不同群体对卫生服务可及性的差异，即弱势群体缺乏对基本卫生服务的可及性。改善弱势群体卫生服务可及性是完善卫生服务体系和健康保障体系的重要目标。

影响居民卫生服务可及性的因素很多，包括个人和家庭特征、卫生服务提供、健康保障制度、卫生政策和社会经济发展水平等。个人和家庭因素，除了人口学特征外，比如年龄、性别、家庭结构等社会经济指标特别是收入和教育水平是影响卫生服务可及性的重要因素。在卫生服务提供方面，卫生服务可及性主要受到四个方面的影响，即卫生服务机构地理上的方便程度，卫生服务质量，卫生服务费用，以及卫生适宜技术提供的程度。健康保障制度对卫生服务可及性的影响主要体现在医疗经济风险的规避方面，使得低收入人群能够负担得起卫生服务的费用。卫生政策通过合理配置卫生资源，充分体现利贫原则，提供对卫生服务可及性的政策保证。要解决卫生服务可及性不公平问题，平衡社会经济发展，缩小地区和人群间的发展差距，是更为根本的策略。

如图 3—1 所示，在影响健康状况的诸多因素中，卫生服务是一个方面。对卫生服务能够有效利用是改善健康状况的重要条件。如前面所述，改善卫生服务可及性，实际上就是如何克服卫生服务利用的障碍，畅通利用卫生服务的渠道。从医疗救助的角度讨论卫生服务可及性问题，主要探讨两个方面的机制。一是如何通过对救助对象的补助，提高其对卫生服务的支付能力；二是如何通过控制医疗费用和提高服务质量，使得救助资金能够有效使用。

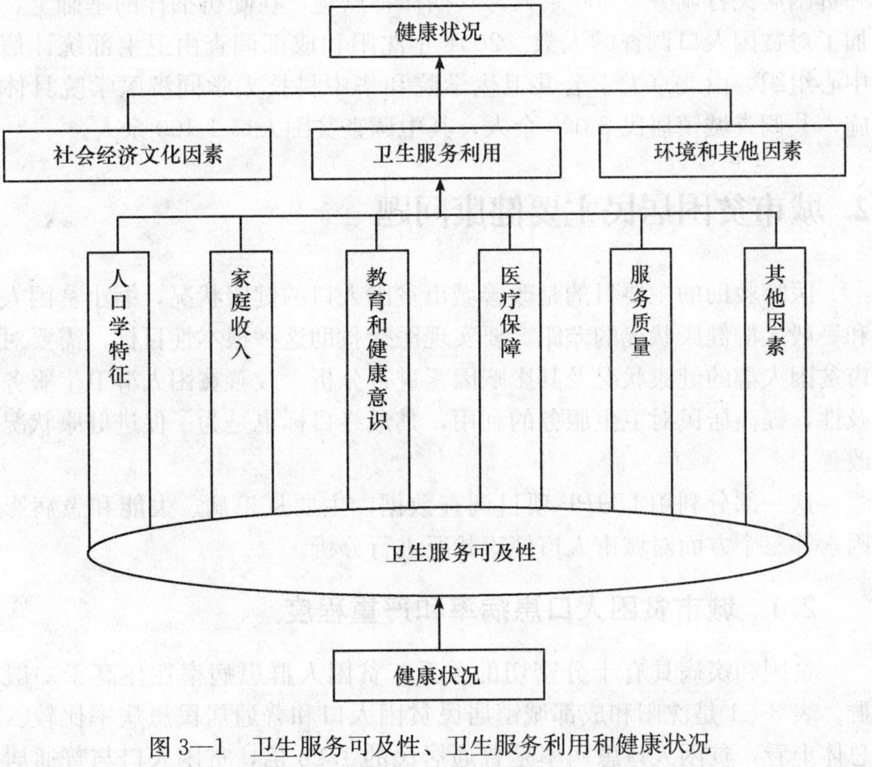

图 3—1　卫生服务可及性、卫生服务利用和健康状况

本章主要分析和讨论四个方面的问题。第一，描述城镇居民健康状况，特别对贫困居民健康问题进行分析。第二，以卫生服务利用为主要指标，分析城镇居民卫生服务利用的特征。卫生服务利用是测量卫生服务可及性的重要指标，服务利用率的高低体现了卫生服务可及性的程度；第三，分析城镇居民疾病经济负担。最后，从经济、就业、教育、医疗保障制度和社会资本等五个方面，分析城市贫困群体的特征，并分析这些特征与卫生服务可及性的关系。

本章所使用的数据主要来源于中英城市卫生服务和贫困救助项目(UHPP项目)。UHPP项目自2002—2007年分别在沈阳、成都、西宁和银川实施，沈阳和成都项目已于2006年8月结束。沈阳和成都项目在2001年和2004年分别进行了城市居民家庭问卷调查，提供了大量有关居民健康和卫生服务利用等方面的信息。本章主要利用了这两次调查的数据。此外，有关灾难性卫生支出和社会资本分析，利用了银川和西宁部分调查数据。

2004年沈阳和成都家庭卫生服务调查由山东大学卫生管理与政策研究中心组织完成，在两个城市共调查城镇居民4 000余人，其中普通居民和贫困居民各调查2 000余人，其抽样特点是，在随机抽样的基础上，增加了对贫困人口调查的人数。2001年沈阳和成都调查由卫生部统计信息中心组织，由北京大学公共卫生学院和华中科技大学同济医学院具体实施，共调查城镇居民8 000余人，其中调查贫困人口1 100余人。

2. 城市贫困居民主要健康问题

医疗救助的主要目的是改善城市贫困人口的健康状况，缩小贫困人群和一般人群健康状况的差距。要实现医疗救助这一根本性目标，需要对城市贫困人群的健康状况及其影响因素进行分析。改善贫困人群卫生服务可及性，提高居民对卫生服务的利用，其最终目标也是为了促进健康状况的改善。

这一部分利用UHPP项目调查数据，主要从患病、失能和患病影响因素等三个方面对城市人口健康状况进行分析。

2.1 城市贫困人口患病率和严重程度

贫困和疾病具有十分密切的关系。贫困人群患病率往往高于一般人群。表3—1是沈阳和成都城镇居民贫困人口和普通居民患病率比较。从总体上看，贫困人口患病率是普通居民的1.28倍，贫困人口与普通居民患病率差距在成都体现的尤为明显。

表3—1　　城市贫困和普通人群一个月患病比较（2004年）

	沈阳		成都		合计	
	普通	贫困	普通	贫困	普通	贫困
调查人数	959	1 104	1 080	910	2 039	2 014
患病人数	84	108	95	126	179	234
患病人次数（病例数）	91	109	95	127	186	236
患病率（%）	9.49	9.87	8.80	13.96	9.12	11.72
患病率比（贫困/普通）		1.04		1.59		1.28
患病率比95%可信区间	0.78	1.39	1.21	2.09	1.06	1.56
P值		0.782		0.001		0.011

患病天数和因病休工（学）天数可以反映疾病严重程度。表3—2是每千人两周患病天数和因患病休工（学）天数。无论沈阳还是成都，贫困人口疾病严重程度均高于普通人群。在沈阳，贫困人口每千人平均患病天数比普通人口高出1 280天，贫困人口每千人平均休工和休学天数比普通人口高出1 541天；在成都，虽然两类人群间的差距没有沈阳大，也分别达到了560天和1 120天。

表3—2　　平均每千人两周患病天数和因病休工（学）天数（2001年）　　单位：天

	普通	贫困
沈阳		
患病天数	2 706	3 986
休工休学天数或休息天数	1 500	3 041
成都		
患病天数	8 280	8 840
休工休学天数或休息天数	3 940	5 060

2.2　慢性病患病率

慢性疾病已经成为危害城镇居民健康的主要问题。慢性疾病不但造成了持续的身心健康问题，也带来了很重的经济负担。如图3—2所示，在沈阳和成都，贫困人口慢性病患病率比普通人群均高出约10个百分点。在贫困人口中，约有1/3的居民患有各种慢性病。

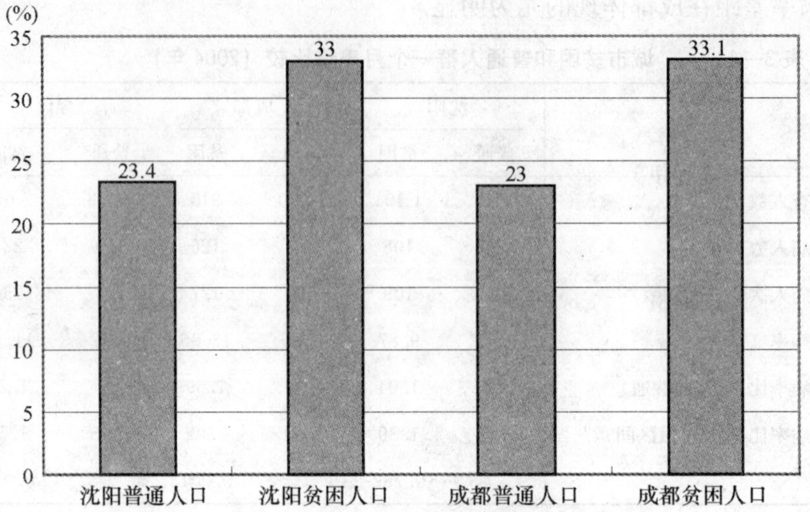

图 3—2　沈阳和成都慢性病患病率（2001 年）

2001 年两类人群患病率较高的前五种主要疾病完全相同，只是顺序略有不同，贫困人群慢性病患病率较高的几种疾病依次为慢性支气管炎、高血压、关节炎、心脏病和胃炎或溃疡；非贫困人群慢性病患病率较高的五种疾病依次为高血压、心脏病、慢性支气管炎、胃炎或溃疡以及关节炎。2004 年两类人群慢性病患病率较高的前三种疾病完全相同，依次为高血压、糖尿病和慢性支气管炎；贫困人群第四、五位主要疾病为冠心病和胆结石，非贫困人群第四、五位主要疾病为心脏病和冠心病（见表 3—3）。

表 3—3　慢性病患病率最高的前五种疾病

2001 年		2004 年	
贫困	普通	贫困	普通
慢性支气管炎	高血压	高血压	高血压
高血压	心脏病	糖尿病	糖尿病
关节炎	慢性支气管炎	慢性支气管炎	慢性支气管炎
心脏病	胃炎或溃疡	冠心病	心脏病
胃炎或溃疡	关节炎	胆结石	冠心病

2.3　城镇居民身体失能

表 3—4 是从五个方面对城镇居民失能情况的调查。从整体上讲，贫困人口失能率比较高。

在行走方面，沈阳贫困人口行走有困难的比例比普通人群高出14%，成都贫困人口行走有困难的比例比普通人群高出6.4%；在自我照顾方面，两个城市贫困人口有困难的比例比普通人群高出6～10个百分点；在日常学习和家务，以及疼痛和不适等方面，沈阳贫困人口有困难的比例比普通人群高出接近20个百分点；在精神方面（焦虑或者沮丧），在沈阳和成都，贫困人口和普通人群的差距比较大，贫困人口中约50%的人出现焦虑或者沮丧现象，超过10%的贫困人口出现较为严重的焦虑或者沮丧问题，这一比例是普通人群的5～6倍。

表3—4　城镇居民失能调查结果（2001年）　单位：%

失能情况	沈阳		成都	
	普通	贫困	普通	贫困
行走				
无困难	91.5	77.7	95.0	88.6
有困难	7.4	18.1	4.7	9.3
极度困难	1.0	4.3	0.3	2.1
自我照顾				
无困难	93.6	83.1	95.6	89.8
有困难	4.1	10.8	3.0	5.9
极度困难	2.3	6.1	1.4	4.3
日常学习家务等				
无困难	88.4	68.7	93.3	85.7
有困难	8.3	21.1	5.3	9.8
极度困难	3.3	10.1	1.4	4.5
疼痛或不适				
无	71.2	52.3	72.4	59.8
稍有	24.7	36.4	25.4	35.1
异常	4.1	11.2	2.3	5.0
焦虑或沮丧				
无	77.9	50.4	68.0	49.0
稍有	19.8	36.7	30.1	40.9
异常	2.3	12.9	2.0	10.1

焦虑或者沮丧，以及疼痛不适，是城镇贫困人口在失能方面面临的主

要问题。这些问题在贫困人口中比例较高，波及面比较大，说明除注重贫困人口身体健康以外，其心理健康更值得关注。

2.4 影响健康的主要因素

健康是诸多因素综合作用的结果。图3—3表达了影响健康状况的主要因素（CSDH，2005）。社会经济环境、个人生活行为、个体生理特征（性别、年龄、遗传）和卫生服务是健康的主要决定因素，卫生服务只是其中影响健康状况的因素之一。这有两个方面的政策含义。第一，从健康的责任角度，既要看到社会的责任，也要明确个人的责任。特别是个体的生理特征和生活方式，是决定个体健康水平的重要因素。我们强调政府、社会对健康维护的责任，强调健康是人的基本权利，但这并不意味着政府和社会承担所有健康的责任。第二，除卫生服务因素外，影响健康状况的其他因素，包括经济社会发展政策、教育、生活和工作环境、社会支持等，应当得到更高的重视。从根本上讲，改善健康状况的不公平，主要是消除人群间经济社会发展机遇的不公平和对社会资源可及性的不公平。也就是说，解决健康状况不公平的问题，从政府和社会的层面，需要多部门合作和共同努力，需要社会各有关部门共同承担责任。

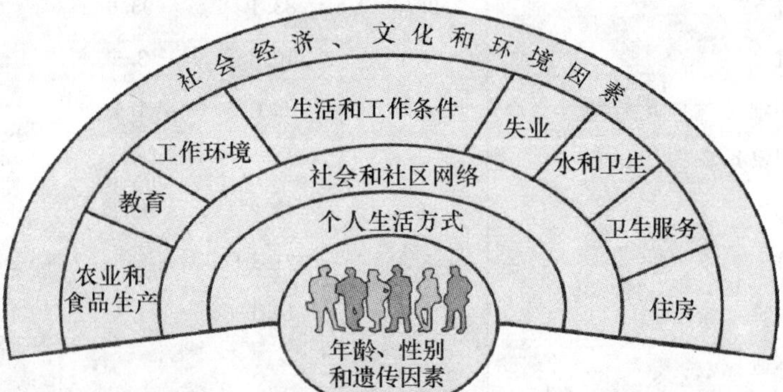

图3—3 健康状况的决定因素

资料来源：Commission on Social Determinants of Health. Towards a conceptual framework for analysis and action on the social determinants of health. Geneva，2005.

在沈阳和成都居民调查中，分析了个人和家庭因素对健康的影响。结果表明，年龄是影响居民健康的重要因素，患病率随年龄增大而增高；从性别角度分析，女性患病率危险度高于男性；教育水平也是影响患病的因素，教育年限比较短的人群患病率高于教育年限长的人群；失业下岗人群患病率明显高于在业人群；低收入人群的患病率高于高收入人群。此外，自评社会经济地位越低，患病率越高。

3. 城市贫困居民卫生服务利用

如前所述，卫生服务利用率是体现卫生服务可及性的重要指标，是卫生服务可及性的体现之一。本部分主要从医疗服务利用及其影响因素等方面，分析和比较城镇贫困和普通居民卫生服务利用的程度。

3.1　门诊服务利用

门诊就诊率（按就诊人次数计算），沈阳贫困人口只有普通人群的一半左右，成都贫困人口就诊比例略高于普通人群（见表3—5）。如果考虑到贫困人口患病率较高，从患病人群中就诊的比例分析，就会发现无论沈阳还是成都，贫困人口就诊率均低于普通人群，其中，沈阳贫困人口患病人群就诊率比普通人群低1.48倍，成都贫困人口患病人群就诊率比普通人群低1.16倍。

表3—5　　调查人群两周就诊人数、人次数和就诊率（2001年）

	沈阳		成都	
	普通	贫困	普通	贫困
调查人数	3 504	564	3 473	590
就诊人次数	1 288	97	423	94
就诊率（%）	36.8	17.2	12.2	15.9
患病人数	853	191	943	220
患病就诊人数	463	70	355	71
就诊人数占病人数（%）	54.3	36.6	37.6	32.3

表3—6是沈阳和成都城镇居民患病后的处理方式。在两个城市，普通居民和贫困居民自我医疗的比例都很高，沈阳接近70%，成都接近60%。没有任何治疗措施的居民中，沈阳贫困人口是普通居民的1.74倍，成都为1.71倍。

就诊机构分布可以反映居民接受的卫生服务的质量以及享受的政府对医疗服务的补助。一般来讲，医疗服务机构的等级越高，质量相对越高，政府补助的水平也越高。私人诊所没有政府补助，医疗技术也相对较差。在沈阳，普通居民接近40%的就诊在省市级医院，而贫困居民在省市级医院就诊的比例为30%；在成都，普通居民和贫困人口就诊的主要机构是省市级医院和私人诊所，贫困人口在私人诊所就诊的比例明显高于普通人群，1/3 的贫困居民在私人诊所就诊（表 3—7）。

表 3—6　　不同人群两周患病处理方式构成（2001 年）　　单位：%

	沈阳		成都	
	普通户	贫困户	普通户	贫困户
自我医疗	65.9	68.8	57.2	56.1
找医生治疗	22.4	15.9	27.1	26.3
自我医疗和看医生	6.0	5.3	8.8	5.9
没有任何治疗	5.8	10.1	6.9	11.8

表 3—7　　不同人群就诊单位构成（2001 年）　　单位：%

就诊机构	沈阳		成都	
	普通	贫困	普通	贫困
私人诊所	0.8	1.6	25.2	33.7
社区卫生服务站	6.1	7.5	4.6	4.8
街道医院	9.7	3.4	4.4	5.6
区级医院	18.7	23.5	6.6	4.3
省、市级医院	37.8	29.6	42.6	22.5
其他	26.9	34.4	16.6	29.1

如果将人群按照不同的医疗保险覆盖形式划分，可以发现，自费人群在私人诊所就诊的比例为 1/3，具有医疗保险覆盖的人群在私人诊所就诊的比例不到 15%。公费和社会医疗保险人群在省市级医院就诊的比例为 54%～60%之间，比自费人群在省市级医院就诊的比例高出 20 多个百分点。劳保医疗病人则主要集中在区级医院就诊（见表 3—8）。

表 3—8　　不同医疗保障形式人群就诊单位构成（2001 年）　　单位：%

就诊机构	公费	劳保	社会医疗保险	自费
私人诊所	13.7	8.3	13.1	33.4
社区卫生服务站	2.5	0	2.7	5.5
街道医院	3.1	8.3	5.1	4.1
区级医院	8.7	58.3	6.3	6.7
省、市级医院	54.7	8.3	59.5	32.1
其他医院	13.7	8.3	3.8	3.0
不就诊	3.7	8.3	9.4	15.3

3.2　患病后未就诊原因分析

部分居民患病后，因为各种原因没有到正规医疗机构就诊，其中一部分属于自我医疗，一部分没有进行任何治疗。在没有任何治疗的贫困人口患者中，经济困难成为最重要的影响因素，沈阳 71.6%和成都 65.3%的贫困人口患者是因为经济困难没有就诊。在沈阳和成都，贫困居民因经济困难患病未就诊率分别是普通居民的 1.6 倍和 2.8 倍。沈阳普通户中，也有较大比例（43.6%）的患者因为经济原因没有就诊（见表 3—9）。

表 3—9　　患病未就诊原因构成　　单位：%

	沈阳		成都	
	普通户	贫困户	普通户	贫困户
自感病轻	28.6	13.5	45.8	18.7
无时间	3.5	0.7	2.5	0
经济困难	43.6	71.6	23.3	65.3
不方便	4.4	4.1	4.2	0
无有效措施	5.1	4.1	5.5	4.0
看病手续烦琐	2.0	0.0	1.3	1.3
医院设施差	0.8	1.4	0.4	0
收费不合理	4.4	2.7	5.5	1.3
不合理药品或检查	2.3	0.7	0.8	0
其他	5.3	1.4	10.6	9.3

卫生服务提供系统的因素，包括方便程度、费用、医疗设施等，也对居民患病不去就诊产生了一定的影响。在沈阳，上述方面的因素构成了居民未就诊原因的 13%（贫困人口）和 19%（普通居民）；在成都，上述方面的因素构成了居民未就诊原因的 17.7%（贫困人口）和 6.6%（普通居民）。也就是说，影响贫困居民患病未就诊的主要因素是经济问题，相对普通居民来讲，卫生服务提供系统的因素影响较弱。

3.3　城镇居民住院服务利用

调查人群中，如表 3—10 所示，沈阳贫困人口住院率低于普通人群，成都贫困人口住院率高于普通人群。但是，如果考虑两组人群中患病率的差异，即计算患病人群中的住院率，则发现沈阳和成都贫困人口住院率均低于普通人群。而沈阳的贫困人口住院率比普通人群低 8 个百分点。

表 3—10　　不同人群住院率（2001 年）

	住院人次	调查人数	住院率（%）	患病人群中住院率（%）
沈阳				
普通户	179	3 504	5.1	21.0
贫困户	25	564	4.5	13.1
成都				
普通户	164	3 473	4.7	17.4
贫困户	35	590	5.9	15.9

不同医疗保障制度覆盖人群住院率也有不同（见表 3—11）。总体上看，有医疗保险的人群住院率较高（社会医疗保险覆盖人群除外）。公费和劳保人群比自费人群住院率高出 3～5 倍。

表 3—11　　不同医疗保障制度覆盖人群住院率（2001 年）

医疗保障	住院人次数	调查人数	住院率（%）
公费	57	581	9.8
劳保	7	49	14.3
半劳保	17	70	24.3
社会医疗保险	5	174	2.9
自费	88	2 531	3.5
其他	3	43	7.0

3.4　出院原因和应住院而未住院原因分析

从调查的出院原因分析结果表明，以病愈医生要求出院和自己要求出院为主要原因。其中贫困户自己要求出院的比例和病未愈医生要求出院的比例均高于普通户，这可能与贫困户经济困难，而且住院的大部分是难愈的严重疾病有关。在自己要求出院的比例中，沈阳和成都贫困人口分别比普通人群高出 1.5 和 1.2 倍（见表 3—12）。

在应住院而未住院患者中，和患病未就诊比例一样，经济困难成为贫困人口未住院的主要原因，两个城市均有接近 80%的患者因为经济困难应住院而没有住院（表 3—13）。相对成都，沈阳普通居民中，因经济困难而未住院的比例也比较高。因经济困难而未住院的比例，贫困人口比普通人群的比例，沈阳为 1.3 倍，成都为 3.5 倍。

表 3—12　　住院者出院原因构成（2001 年）　　单位：%

	沈阳		成都	
	普通户	贫困户	普通户	贫困户
病愈医生要求	41.3	26.1	45.1	25.7
病未愈医生要求	14.5	13.0	9.3	14.3
自已要求	40.7	60.9	45.1	54.3
其他原因	3.5	0.0	0.6	5.7

表 3—13　　应住院而未住院原因构成（2001 年）　　单位：%

	沈阳		成都	
	普通	贫困	普通	贫困
没有必要	8.7	3.6	58.2	8.7
无时间	8.7	8.9	0.5	4.3
经济困难	59.1	78.6	23.9	82.6
比值（贫困/普通）	1.3		3.5	
费用高	18.8	7.1	13.6	4.3
看病手续烦琐	0.7	0	0.5	0
其他	4.0	1.8	3.3	0

3.5　卫生服务利用影响因素分析

影响居民卫生服务利用的因素很多，主要包括卫生服务价格、医疗保险覆盖、年龄、性别、教育水平、健康状况、卫生服务质量和卫生服务替代品价格等。根据沈阳和成都调查资料，利用多因素分析方法，对医疗服务利用影响因素进行了分析，主要结果如下。

人均收入。人均收入是影响门诊和住院卫生服务利用的重要因素，也可以说，收入是卫生服务可及性的决定性因素之一。收入越高的人群，卫生服务利用的程度越高，其主要途径可能有两个，一是高收入人群不存在较大的经济障碍，可以支付得起卫生服务；二是高收入人群可能更加注重自身健康状况，能够更主动利用卫生服务。可见，要从根本上解决贫困人口卫生服务可及性和利用问题，提高他们的收入是重要途径之一。

就业状况。在业人群比不在业人群卫生服务利用率高。这一方面可能是就业人群收入水平较高，通过收入效应影响卫生服务利用。另一方面，就业人群一般有相应的单位和组织，在卫生服务提供方面具有许多优势。另外，就业人群医疗保险覆盖率也比不在业人群高。

教育水平。教育水平高的人比教育水平低的人卫生服务利用率高。教育水平高的人，收入往往也较高，更加注重健康，拥有的医疗卫生知识也相对较多。此外，教育水平高的人，就业状况也比较好。

医疗保障。具有医疗保险的城镇居民，卫生服务利用率比较高。医疗保险降低了参保者的直接付费价格，对高额医疗费用具有较强的抗风险作用，可以促进对卫生服务的利用。同时，医疗保障制度通过第三方付费，对卫生服务费用和质量有一定的控制作用，这也对卫生服务利用起到了促进作用。

经济支持网络。除个人收入外，家庭是否具有其他来源的经济支持，对卫生服务利用也有一定的影响。外部经济支持比较丰富的人群，卫生服务利用高于缺乏外部经济支持的人群。

健康状况。健康状况是影响卫生服务利用的另一重要因素。健康状况差的群体卫生服务需求强烈，利用率也比较高。

自评社会经济地位。自评社会经济地位，主要体现了居民通过比较对自己社会经济地位的认定，即反映了其社会经济状况，也反映了其心理感觉。自评社会经济地位较高的人群，利用卫生服务的比例也比较高。弱势人群自评社会经济地位也往往比较低。

4. 城市贫困居民疾病经济负担

经济困难是导致部分居民特别是贫困人口患病未就诊和应住院而未住院的主要原因。因此，有必要对贫困人口以及普通居民的疾病经济负担作进一步分析。在分析了沈阳和成都费用负担形式和门诊、住院费用后，利用西宁和银川数据，分析了灾难性卫生费用发生情况。

4.1 费用负担形式

表 3—14 和表 3—15 是贫困人口和普通人群 2001 年门诊和住院费用负担形式。在 2001 年，城市社会医疗保险还没有全面覆盖，UHPP 医疗救助项目尚未开展，因此，无论门诊还是住院，居民全部自费的比例比较高。其中，2/3 的普通居民门诊就诊需要全部自费，接近 90%的贫困人口门诊就诊需要全部自费。全部自费人口的比例，贫困人群比普通人群高出 20 个百分点。

表 3—14　　不同人群门诊自负比例（2001 年）　　单位：%

	普通户	贫困户
个人账户	17.8	6.8
全部报销	1.1	0.9
自负 25%以下	2.5	0.5
自负 25%～50%	1.7	1.0
自负 50%以上	2.1	0.7
全部自费	67.0	87.4
其他	4.2	1.4

表 3—15　　不同人群住院自负比例（2001 年）　　单位：%

	普通	贫困
全部报销	1.8	0.9
自负 25%以下	11.6	3.2
自负 25%～50%	12.9	6.3
自负 50%以上	7.2	4.6
全部自费	54.8	80.4
其他	1.4	1.5

贫困人口住院全部自费的比例比门诊低了 7 个百分点，但是仍有 80%的贫困人口住院需要全部自费。

4.2　门诊和住院医药费用

表 3—16 是沈阳和成都病伤门诊和住院费用及其占人均年收入的比例。因为主要目的是比较贫困人口和普通居民疾病负担的程度，因此，没有对两周费用进行年度转换。

门诊费用占人均年收入的比例，沈阳和成都贫困人口是普通居民的 2.5～3 倍。沈阳住院费用给居民带来的经济负担比较重，即使普通居民，一次住院费用也要花去人均年收入的 1.2 倍；成都普通居民如果住院，需要用去人均年收入的 85%。对于贫困住院患者，住院费用的负担则更为沉重。沈阳贫困人口 4.4 倍的人均年收入和成都贫困人口 3.8 倍的人均年收入，用来支付每次的住院费用。住院医药费用占人均收入的比例，沈阳贫困人口是普通居民的 3.5 倍，成都为 4.4 倍。

表 3—16　　两周病伤门诊和住院医药费用（2001 年）

	沈阳	成都
门诊		
普通户（元）	200.5	232.2
占人均年收入（%）	4.0	3.3
贫困户（元）	190.1	200.4
占人均年收入（%）	10.7	9.8
住院		
普通户（元）	6 228	6 050
占人均年收入（%）	123	85.3
贫困户（元）	7 740	7 748
占人均年收入（%）	436	376

4.3　灾难性卫生支出

世界卫生组织将灾难性卫生支出与家庭的“可支付能力”相互联系，建议当一个家庭的整个卫生支出占家庭可支付能力的比重达 40%，就可以认为该家庭发生了灾难性卫生支出。这种比例也可以因各国的实际情况自行确定。家庭的可支付能力被定义为家庭的非生存性有效支出，即等于家庭消费性支出扣除家庭的基本生存性支出。食品支出属于基本生存性支出，因此将其扣除。这一部分利用西宁和银川家庭卫生服务调查资料，将月卫生支出占月生活消费支出（扣除食品支出）的比重超过 40%作为灾难性卫生支出的评价标准。

从表 3—17 可以看出，无论是家庭月均收入还是月均卫生支出，贫困家庭都远远不及非贫困家庭。两市非贫困家庭的月均收入分别是贫困家庭的 2.52 倍和 3.16 倍。非贫困家庭的月均卫生支出则分别是贫困家庭的 1.45 倍和 2.23 倍，从发生灾难性卫生支出的家庭比例来看，两市贫困家庭出现略高于非贫困家庭的趋势。

从表 3—18 可以看出，家中慢性病患病人数与灾难性卫生支出发生的相关系数高达 0.259，有统计学意义。随着慢性病患病人数的增加，发生灾难性卫生支出的家庭比例呈明显的上升趋势。

表 3—17　贫困家庭和非贫困家庭的灾难性卫生支出对比（2006 年）

	贫困	非贫困	贫困比普通
西宁			
家庭月均收入	399	1006	0.40
家庭月均卫生支出	103.97	150.97	0.69
灾难性卫生支出	39.0%	36.3%	1.07
银川			
家庭月均收入	478	1512	0.32
家庭月均卫生支出	116.00	258.59	0.45
灾难性卫生支出	41.5%	40.7%	1.02

表 3—18　　　　家中慢性病患病人数与灾难性卫生支出

	无慢性病患者（0 人）	1 人	2 人以上	合计	P 值
灾难性卫生支出（%）	25 (183/732)	50.7 (292/576)	55 (137/249)	39.4 (612/1557)	0.001
Spearman 相关系数	—	—	—	0.259	0.001

5. 城镇贫困人口特征和卫生服务可及性

城镇贫困人口与非贫困人群相比，健康状况较差，卫生服务利用不足，卫生服务可及性较差。前面已就患病率影响因素和卫生服务利用影响因素进行了初步分析，这一节将对贫困人口的特征从五个方面进行进一步分析，并就贫困人口特征与卫生服务可及性的关系进行讨论。

5.1　经济特征

与普通居民相比，城市贫困人口的经济特征可以总结为：收入低，食品和医疗支出比例大，抗经济风险的能力差。

沈阳和成都调查数据可以验证上述特征（表 3—19）。贫困人口收入仅有普通居民的 1/3 左右，但是生活支出约为普通居民的 1/2，也就是说，贫困人口的收入主要用于维持基本的生活支出。在支出结构方面，贫困人口食品和医药支出占总支出的 78%，在绝对收入水平较低的情况下，除了食品和医药，只留有很少的收入用于其他方面，比如教育。虽然普通居民食品和医药支出比例也比较高，但是他们相对贫困人口收入水平较高，可以有更多的收入用于其他方面的消费。

表 3—19　　沈阳和成都居民家庭经济状况（2004 年）　　单位：%

	普通	贫困
平均月收入（元）	1 449.9	512.9
平均月生活支出（元）	1 149.3	586.7
食品支出占总支出	58.1	63.1
医疗保健支出占总支出	12.5	14.9
月支大于收的比例	12.3	42.4
动用过去的存款	57.8	11.2
亲属朋友同事等资助	58.3	77.6
借钱	41.8	59.2
变卖家产	0.9	3.2
贷款	1.3	2.7
单位补助	0.3	1.7
其他	3.7	8.6

对于收不抵支的家庭，贫困人口主要是亲属朋友资助、借钱、变卖家产和贷款，而普通居民主要是动用存款和亲属朋友资助。贫困人口的经济困难，往往不是体现在某个阶段，很多是长期的。这些人口的家底很薄，很少有储蓄，抵御经济风险的能力非常差。

医疗卫生服务是有价格的，即使服务免费，也需要其他间接费用，比如交通费等。对于城镇贫困人口，在只能维持基本生活这样一个阶段，并且医药费用持续攀高，在没有帮助的情况下，必然尽量减少对卫生服务的利用，以满足日常和更为基本的需要。因此，城镇贫困人口的经济特征，决定了靠其自身能力不可能满足对基本卫生服务的需求。此外，由于医药费用和贫困人口收入水平差别较大，贫困人口卫生服务可及性的实现需要较大强度的经济支持。

贫困人口的经济特征，不仅影响着对卫生服务的可及性，也存在着陷入“贫困—疾病—持续贫困”的循环中的可能性。由于收入较低，对资源的可及性差，贫困人口的营养状况可能受到影响，而营养是健康的保证。贫困人口患病将使得家庭经济进一步恶化。要打破这一循环，一是从根本上解决城市贫困问题，二是加强对贫困人口卫生服务利用的支持，避免因疾病导致更大程度的贫困。

5.2 就业

从经济角度讲，就业的基本目的是获得稳定的收入，维持正常生活。城市贫困人口就业的基本特征是就业率低，临时性工作比例高。从沈阳和成都调查数据看，贫困人口不在业比例比普通居民高出20个百分点，而在就业人口中，贫困人口从事临时性工作的比例为75%左右，比普通居民高出50个百分点。临时性工作一般收入较低，工作不稳定，就业的组织程度也比较低（表3—20）。

表3—20　沈阳和成都15岁以上居民就业状况（2004年）　单位：%

就业	普通	贫困
就业状况		
在业	37.19	16.76
不在业	62.81	83.24
在业者职业		
管理人员	12.78	0.93
有专业职称技术人员	12.03	1.24
办事员或一般业务人员	15.16	3.42
商业和服务业一般工作人员	14.41	8.39
有专业技术工人	13.16	3.42
无专业技术工人	4.76	4.97
临时工	22.93	73.60
其他	4.76	4.04

贫困人口的就业特征对卫生服务可及性至少有三个方面的影响：第一，非就业人群由于缺乏基本的健康保障，在卫生服务支付能力方面存在较大的制约。由于目前城市医疗保险制度主要以就业人群为主，非就业人群难以获得制度性的医疗服务方面的支持。第二，对于已经就业的人群，由于贫困人口主要从事临时性工作，而临时性工作的组织保障能力较差，保障水平较低和不稳定，即使就业的贫困人口也难以获得比较充足的医疗服务的保障。第三，由于贫困人口所从事的职业的不稳定性，给贫困人口消费模式带来了影响。贫困人口除基本生活支出外，对其他消费包括医疗

卫生服务，将更加谨慎。因此，贫困人口卫生服务支付意愿将比较低。

针对贫困人口就业特征，改善贫困人口卫生服务可及性的措施应当包括建立更加全面的健康保障制度，改变目前以工作单位为基础的医疗保障模式，将所有就业和不就业、各种就业单位的城市居民包括在医疗保障制度中。

5.3 教育水平

相对非贫困人群，贫困人口受教育的程度比较低。表 3—21 是沈阳和成都贫困和非贫困 15 岁以上人口教育程度的比较。相对于非贫困人口，贫困人口接受大专以上教育的比例低约 15 个百分点，75%以上的人口只有初中及以下文化程度。

表 3—21　沈阳和成都 15 岁以上居民教育水平（2004 年）　单位：%

文化程度	普通	贫困
不识字	6.57	11.05
小学	16.65	19.44
初中	31.47	45.28
高中/技校/中专	25.23	18.29
大专	13.37	3.60
大学及以上	6.57	2.29
不知道	0.14	0.05

教育是重要的社会经济指标。教育程度主要通过四个途径影响卫生服务的可及性及利用。首先，教育通过影响收入能力，在一定程度上决定着个人和家庭的经济状况，而家庭经济状况是影响卫生服务利用的重要因素。其次，教育通过影响获取健康知识的能力，对居民的生活行为产生影响。生活行为不仅仅影响健康，也影响卫生服务的利用。第三，教育程度影响居民对健康价值的认识。教育水平高的居民对健康状况更为重视，能够更加积极的获取卫生服务。最后，教育水平影响父母对儿童健康的维护和关注。受教育程度高的父母其子女卫生服务利用的程度也比较高。

从政策干预的角度，很难在短期内提高贫困人口的教育水平。针对贫困人口受教育程度普遍较低的特点，在医疗卫生干预方案中，应当更加注意对教育水平低的贫困居民的干预，并注重干预手段的针对性、可接受性和有效性。

5.4　医疗保险制度

医疗保险对卫生服务利用的作用前面已经提及。表 3—22 是 2004 年沈阳和成都城市居民医疗保险覆盖的情况。对于贫困人口，接近 80%的人口没有任何医疗保险，也就是说，这部分居民只能依靠个人或者医疗救助获得卫生服务。如果这部分没有任何医疗保险的贫困人口不能被新启动的城镇居民基本医疗保险覆盖，随着医药费用的不断增长，他们将面临越来越大的疾病经济风险。

表 3—22　沈阳和成都居民医疗保险覆盖情况（2004 年）　单位：%

医疗保险形式	普通	低保
公费医疗	1.48	0.52
劳保医疗	1.02	0.78
半劳保医疗	0.09	0.36
社会医疗保险	53.53	13.29
商业医疗保险	2.45	1.14
大病统筹	1.80	0.93
自费（无任何医疗保险）	38.95	78.09
其他	0.69	4.88

城市贫困人口加入医疗保险制度主要有两个方面的制约，一是支付保险费，二是支付需要共付的医药费用。如果只为城市贫困人口解决保险费问题，而不能在共付费用方面给予支持，即使贫困人口加入了医疗保险制度，仍然面临着不能支付共付医药费用的问题，其卫生服务的利用也不会有大的改善。

5.5　社会资本

20 世纪就 90 年代，“社会资本”被引入公共卫生领域，许多研究就社会资本与健康的关系进行了探索，并开始关注健康不公平现象背后存在的深层次社会原因。社会资本的测量方法很多，在不同的国家，不同的研究领域往往有很大的差异。结合中国目前健康和非健康领域所使用的测量方法，在西宁和银川的调查研究中，设计了一个 17 个问题的社会资本问卷，包括社会参与、信任与安全感、互惠与社会支持、人际关系网络以及邻里关系五个维度。

表3—23列出了社会资本各维度与灾难性卫生支出发生之间的关系。其中，在控制其他相关变量之前，邻里关系、社会参与、人际关系网络与灾难性卫生支出发生的相关系数分别为0.073，0.060，0.078，均有统计学意义。在这几个维度上，社会资本得分高的家庭，发生灾难性卫生支出的比例明显要低一些。而在控制了其他影响因素之后，邻里关系、人际关系网络与灾难性卫生支出发生的相关性仍然有统计学意义，偏相关系数分别为0.066和0.071。

表3—23　社会资本各维度因子得分与灾难性卫生支出

	邻里关系	社会参与	互惠与社会支持	人际关系网络	信任与安全感
高分组家庭灾难性卫生支出（%）	36.9	36.3	38.7	35.5	40.9
低分组家庭灾难性卫生支出（%）	44	42.7	42.7	43.5	40.4
相关系数	0.073	0.060	0.041	0.078	—0.004
P值（双尾）	0.014	0.043	0.166	0.008	0.881
控制了其他变量以后的偏相关系数	0.066	0.053	0.03	0.071	—0.017
P值（双尾）	0.027	0.076	0.317	0.017	0.577

社会资本研究提示我们，在研究和解决城市贫困人口卫生服务可及性问题时，不仅要关注传统的贫困特征指标，比如收入、教育水平和保障制度覆盖等，也要重视社会支持指标的分析。城市贫困人口不仅在经济上贫困，在社会地位和社会信任等方面也处于劣势，这提示在设计和实施医疗卫生干预包括医疗救助时，不仅要考虑经济上的救助，也要考虑建立信赖关系等方面的人文内容。

第4章 医疗救助机制

本章要点

➢对贫困人口提供医疗救助并不是慈善问题，是有其理论基础的。医疗救助的实质是通过转移支付方式帮助贫困人口享受基本医疗卫生服务。医疗救助具有维护健康公平和提高效率的双重作用。

➢人类发展观经历了从以物为中心到以人为中心的转变，人的发展重在人的可行能力建设，包括增进健康、教育和技能。从人类发展和社会发展的角度看，医疗救助可提高贫困人群的自我发展、摆脱贫困和参与社会的可行能力，关系到贫困人口生存状况的改善和重返主流社会的可能性。

➢医疗救助的目标是初步解决贫困人口医疗卫生服务的可及性问题。从政府职责来看，医疗救助是完善我国社会救助制度乃至社会保障制度的迫切要求。从长远来看，是通过医疗救助这个桥梁使得贫困人口分享国家的主体医疗保障制度，为贫困人口提供基本医疗卫生服务。

➢医疗救助机制的核心要素包括医疗救助资金的管理、救助对象的确定、救助服务内容和救助程度、供方的选择与管理、医疗救助的方式、监督管理、医疗救助监测和评价。

所谓医疗救助，可以定义为政府和社会通过提供资金、政策和技术上的支持使贫困人口获得医疗卫生服务，以改善他们健康状况的一种运行机制。本章首先阐述医疗救助的理论基础和医疗救助的功能定位；然后结合国内外医疗救助的实践和理论分析医疗救助制度设计和实施中应遵循的一些规律，即医疗救助机制的核心要素。

1. 医疗救助基本理论

贫困人口收入水平低，生活困难。很多贫困家庭用于食品消费的支出比例很大，营养水平低下，衣物和日用品简单，住房条件差。贫困人口的健康状况较差，患病率高，这个群体有很高的医疗需求。但由于医疗服务和药品的价格居高不下，超出了贫困居民的承受能力，导致贫困人口医疗需求受到抑制，卫生服务的利用水平较低。贫困居民对于疾病能忍则忍，能拖就拖。“吃饭还是吃药”“有病看不起，最怕得大病”真实反映了城市贫困居民的困境，贫困家庭的就医问题相当突出。对贫困人口提供医疗救助，可以有效地解决贫困人群的医疗问题。

1.1 开展医疗救助的经济学依据

1.1.1 医疗卫生服务的特征决定了有必要对贫困人口进行医疗救助

医疗卫生服务不是一种纯粹的私人物品，不可能完全通过市场竞争来达到最佳配置和运行效率，这主要是由医疗卫生服务自身固有的特征所决定的。

第一，基本医疗卫生服务属于公共物品，且许多基本医疗卫生服务具有正的外部性。一个人享受了医疗卫生服务后，受益的不仅限于他本人，其他人也会从中受益。当一种产品具有正的外部性时，依靠市场提供的数量将小于达到最佳效率时的供给量。在这种情况下，仅靠医疗市场本身不能充分提供此类服务，需要政府干预，才能为这些公共物品和服务提供充分的供给。而对于低收入人群，这种需求不足的现象会更加严重，政府对贫困人群的补贴更为重要。

第二，医疗卫生保健市场实行许可证发放制度，是一个不完全竞争的市场，医疗卫生保健市场有可能利用垄断势力，设定最低收费标准或阻止信息流向买方来限制价格竞争，导致一定程度的价格垄断，带来整个社会的福利损失。因此，政府在医疗卫生服务中应发挥一定的作用，以保证全体居民都能得到基本医疗卫生服务。对于富裕人口而言，即使没有政府的补贴，他们也有能力购买医疗服务，政府的责任主要是使他们认识到医疗服务的重要性，并通过法规来规范医疗服务市场。而对于贫困人口，政府的责任是资助其享受到基本医疗卫生服务。

1.1.2 对贫困人口进行医疗救助具有维护健康公平提高效率的双重作用

健康公平首先体现在卫生筹资的公平上，即个人或家庭对卫生服务付费应当与其收入水平和支付能力相挂钩，避免因病致贫、因贫返病现象。医疗救助的经济实质就是将国民收入再分配给贫困者，资助其享受基本医疗卫生服务。通过将部分国民收入强制性转移支付给贫困人群，弥补初次分配的不足，减少卫生服务利用中的经济障碍，使贫困居民享有均等的基本医疗保障机会，从而改善贫困人群的健康状况，最终达到健康公平。

按照福利经济学的边际效用递减理论，富人的收入边际效用低于穷人的收入边际效用。对贫困人群实施医疗救助，相当于收入从较富裕者转向较贫困者，会提高整个社会的福利水平，以更少的成本取得更大的收益，从而提高卫生保健投资的效率。

1.2 从人类发展和社会发展的视角看待医疗救助

1.2.1 人类发展观的演变

人类文明的历史，就是人类发展（或者说人类追求发展）的过程。人类很早就能够使用统一的时间概念和方法，精确地描述人类历史的时序和节点。要表达人类发展的内容和程度，迄今为止还缺乏统一有效的手段。第二次世界大战以后，随着人类联系的迅速扩展，人们更多地从国际视野、在全球范围考虑人类的发展及其发展尺度的问题。其中，有4种发展观和发展尺度是有一定代表性的。

第一，以经济增长为目标的经济发展观。在20世纪60年代中期以前，人们通常把经济的增长当作发展的全部，以经济增长问题来涵盖发展问题。这种发展观把经济总量的增长作为发展的标准与目标，认为经济增长等于发展。

第二，以社会发展为目标的社会发展观。20世纪60年代后半期以来，发展观向着被称之为“发展目标的社会化”的方向前进了一大步，明确反对把经济增长作为发展目标，而是将其作为发展的手段，社会公正、增加就业、改善收入分配状况和消除贫困才是发展的终极目标。

第三，以正确规范“人与自然”“人与人”之间关系为核心的可持续发展观。资源大量消耗和公害事件伴随着西方工业化国家经济的迅速发展频繁发生，资源和环境问题开始受到人们的关注。人口膨胀、资源耗竭和环境污染问题不仅给人民的生命和生活造成了危害，而且还直接制约着经济增长。可持续发展观的核心内容就是要求当代社会的发展既能满足当代人的需要，同时又不对后代人构成威胁和危害，从而达到经济—社会—生态三者的持续、健康发展。寻求“人与自然之间的协调”和寻求“人与人之间的和谐”是贯穿于可持续发展观的两大基本主线。

第四，以人为本，全面、协调、可持续的科学发展观。20 世纪 90 年代以来，当代西方新的发展理论演变为以人为中心的综合发展观。它对发展概念的理解最突出的特征之一就是把人类自身的发展作为经济发展的重要目标和手段，强调人类自身的发展，认为增长只是手段，而人类发展才是目的，一切以人为本。这种发展观主要关心的是人的物质生活、社会生活和精神生活的全面发展。它强调对人本身的关心，把人不仅作为发展的手段，而且也作为发展的目的进行探讨。

1.2.2 《人类发展报告》所反映的发展观

《人类发展报告》是联合国开发计划署（UNDP）的重要产品，曾被誉为“联合国开发计划署的一颗王冠宝石”。《1990 年人类发展报告》强调了这样的发展观：发展的基本目标是提供可以使人们享受长寿、健康和富有创造性生活的环境。“人类发展是增加人民选择机会的过程”[①]。这里最为重要的有三项机会，即人民获得长寿和健康的生活、接受教育以及享受体面的生活水准。人类发展的上述定义包含了两方面的要求：其一，是人的能力的建立，包括增进健康、教育和技能；其二，是人能够运用他所具有的能力，用于休闲、生产，或参加文化、社会和政治事务。

《人类发展报告》不仅提出了关于“人类发展”的崭新而具有持久生命力的定义，而且提出了超越 GNP 等核算标准的发展尺度即人类发展指数（HDI）。“人类发展指数”主要由人类生活的三个基本要素（指标）组成：长寿、知识和体面的生活水准。长寿指标，用出生时的期望寿命表达。采用期望寿命作为人类发展指数的三个关键因素之一，其理由主要在于：长寿是人类的普遍希望，其价值不言而喻；长寿本身不是人们追求的唯一目标，但长寿有利于人们追求和实现各种机会；长寿指标与健康、营养等其他状况有较高的相关度，长寿一定程度上可以反映人的健康、营养等变量。知识指标，在现代社会亦指教育指标，在《1990 年人类发展报告》中是由成人识字率表达的。识字率只能够粗略地反映教育机会、教育效果等情况。但是，识字意味着人开始进入学习状态并获得知识，故识字

① UNDP. Human Development Report 1990. New York and Oxford: Oxford University Press, 1990.

率是衡量人类发展非常重要的指标。1991 年，知识指标由成人识字率和平均入学时间两个分指标合成表达。体面生活水准指标，采用人均 GDP 表达，或采用经过“相当购买力”（Purchasing Power Parity，简称 PPP）方法调整之后的“真实人均 GDP”来表达所谓的“体面生活水准指标”。

贫困是个世界性的难题，它既是一个经济问题，又是一个社会问题。1997 年的《人类发展报告》将注意力放在贫困问题上，贫困不仅指低收入，也指医疗与教育的缺乏、知识权与通讯权的被剥夺、不能履行人权和政治权力、缺乏尊严、自信和自尊。报告引入了人类贫困指数（HPI），它认为人类的贫困远不止收入低下，还包括没有机会来选择过一种能够忍受的生活，没有人权。基础教育、医疗保健、住房及就业对于人的自由来说，与政治权利及人权一样至关重要。《2003 年度人类发展报告》的主题是消除人类贫困，这也是“新千年发展目标”。“新千年发展目标”的八项目标可分解为 18 个量化指标，这些指标包括消除贫困、饥饿、疾病、文盲、环境退化以及对妇女的歧视。

获得诺贝尔经济学奖的阿马蒂亚·森教授认为人的发展就是自由的扩展，每一个人都应该享受实质意义上的自由，即享有生活的可行能力。具体地说，实质自由包括免受困苦——诸如饥饿、营养不良、可避免的疾病、过早死亡之类——基本的可行能力，以及能够识字算数、享受政治参与等的自由。森还特别强调促进发展的五种最重要的工具性自由：政治自由、经济条件、社会机会、透明性担保以及防护性保障。森认为贫困可以用可行能力的被剥夺来识别。尽管低收入与可行能力之间有密切的联系，但贫困的实质不是收入的低下，而是可行能力的缺乏。收入的不平等、性别歧视、医疗保健和公共教育设施的匮乏、高生育率、失业乃至收入分配的不均、政府公共政策的取向等因素都会严重弱化甚至剥夺人的可行能力。有充分的证据表明，与政府按照人们的贫困程度发放补助金相比，给贫困人口提供医疗和教育等服务、给失业人口提供就业机会更有意义，更有助于提高他们的可行能力。提高人的可行能力一般就会增强人的生产力和反贫困的能力。另外，致力于提高可行能力的公共政策安排对整个国家的反贫困和经济发展至关重要。

1.2.3　人类发展理论对贫困医疗救助的启示

人类发展观的演进经历了由单纯的经济层面逐步渗透到非经济层面，经历了从注重经济数量的增长到重视社会发展的质量，经历了由注重单一经济增长到经济、社会、环境、人类之间的协调发展，经历了从以物为中心到以人为中心的转变。人的发展重在人的可行能力建设，包括增进健康、教育和技能，并运用他所具有的能力，用于休闲、生产，或参加文化、社会和政治事务。贫困的外延和内涵进一步扩展。贫困一词的本意是和富裕相对，指的是收入少，生活困难。阿玛蒂亚·森认为，应该从概念上将贫困定义为能力不足而不是收入低下。联合国开发计划署认为，贫困实质上是人类发展所必需的最基本的机会和选择权的被排斥，恰恰是这些机会和选择权才能把人们引向一种长期、健康和创造性的生活，使人们享受体面生活、自由、自尊和他人的尊重。发展的理论和思路正在深刻影响着未来的世界发展模式和人类文明的进程。发展既是一个历史过程，也是社会进步和人类美好生活的目标。脆弱性贫困的研究使我们看到，扶贫战略与政策不能仅仅以低于贫困线为标准作为衡量贫困的唯一尺度，更为准确而合理的标准应当是脆弱性这个指标，它综合了现实的贫困、潜在的贫困、短期的贫困以及长期的贫困于一体，从而拓展了反贫、扶贫的视野，在更深的层次上挖掘了贫困的内涵，找到了防范和消除贫困的新的突破口。

1.2.3.1　医疗困难成为贫困人口生存和发展中的大问题

一方面，20 多年的改革开放带来的高速经济增长使中国的贫困人口大大减少，另一方面，经济结构的急剧变化以及由此带来的社会分配结构的变化，导致贫富差距迅速拉大。以农业为唯一收入来源的农民以及城镇下岗、失业工人，他们中的很大一部分近年来收入不仅没有随着经济发展而提高，有的甚至丧失收入来源。新的贫困问题日益凸显。据民政部调查，2004 年大约有 2 200 万城市贫困人口享受政府提供的最低生活保障。这一数字之大足以看出城市贫困问题的严重性。有学者认为城市贫困还将加剧。一是因为我国的社会、经济转型尚未完成，中国的失业问题仍很严重；二是近几年我国基尼系数有持续增长趋势，贫富差距进一步扩大。城镇居民的基尼系数增长幅度超过了农民的基尼系数，城市贫困的隐患更为严重；第三，随着城市化过程的加速，城市中的农村流动人口有增无减，这些流动人口更是一组脆弱的人群，他们更加容易陷入贫困状态，由此出现了农村贫困向城市的转移。

根据国际上对贫困的界定标准，我国的 2 200 万城市贫困人口属于绝对贫困范畴①。他们的生活水平低下，只能保证基本的生存，与符合人道的体面的生活还有很大一段距离。很多贫困家庭用于食品消费的支出比例很大，而且营养水平低下，衣物和日用品简单，住房条件差。贫困人口最

① 杨衍银副部长在全国部分省市城市医疗救助工作座谈会上的讲话. 民政部网，2003-11-13

怕过“三关”（生病、子女升学、年节），并把医疗、教育和住房方面的支出负担比作新的“三座大山”。

第三次国家卫生服务调查发现：贫困人口的健康状况较差，发生疾病概率高，但卫生服务可及性差，卫生服务的利用水平很低。影响他们卫生服务利用的主要因素是经济障碍和无医疗保险，“看病贵”对城市低收入人群的影响更为严重。患病未采取任何治疗措施的门诊患者中，38.2%是由于经济困难；应该住院而未住院患者中，70.0%是由于经济困难。调查发现城市没有任何医疗保险的人口比例占44.8%①。贫困家庭的就医问题仍相当困难和突出，医疗问题是他们所面临的最大难题。

1.2.3.2 医疗救助弥补了现有保障制度的缺陷并能增强贫困人口的可行能力

和世界各国一样，我国建立了社会保障体系。社会保障的主要作用是帮助人们降低生活和工作中可能遇到的风险，保障社会成员尤其是贫困人口的基本生活，增强他们的生活安全感。现在，我国的养老保险、失业保险、医疗保险、国有企业下岗职工基本生活保障和城镇居民最低生活保障等，已基本建立并取得了显著成绩。就城市贫困人口来说，与他们生活直接相关的保障制度是城市居民最低生活保障制度（简称低保制度），与他们的医疗相关的制度是城镇职工基本医疗保险制度。

低保制度是针对现阶段城市贫困问题而建立起来的。到2003年年底，低保制度基本实现了应保尽保的目标，城市贫困人口最基本的生活大体有了保障。但是，目前的低保制度没有充分考虑贫困人口的医疗需求，不能有效解决贫困人口的就医问题。而且，现有的低保制度只局限于补足家庭人均收入与贫困线之间的差额，对个人实际的救助水平是很低的。据民政部统计资料，2005年4月份全国县以上低保人口2 196万人，全国最低生活保障累计支出615 443万元，低保人口实际得到的人均最低生活保障金仅为70元②。收入低加上医疗费用的迅猛上涨，抑制了贫困人口的医疗需求。城镇职工基本医疗保险制度，属于社会医疗保险范围，许多贫困人口没有在正规部门就业或在困难企业工作，无法参加和享受社会医疗保险，即使参保了，在使用过程中还有起付线和共付费用等，这些设计限制了贫困人口加入和利用城镇职工基本医疗保险。可见，现有的这两项制度都不可能解决贫困人口的医疗问题。

① 卫生部统计信息中心编. 第三次国家卫生服务调查分析报告. 北京：中国协和医科大学出版社，2004

② 2005年4月份全国县以上低保情况. 民政部网站公告版，2005-05-19

贫困和保障措施的不完善弱化了低收入者的可行能力，反过来，低可行能力又限制了他们实现自己的“自由”。必须要迅速全面地采取反贫困政策，给贫困阶层以摆脱贫困的可行能力。目前，尤其要加快社会保障制度建设，特别要建立针对贫困人口的医疗救助制度。疾病是劳动力再生产和人口生长发育过程中不可避免的现象。以克服和减少疾病恢复人体健康为目的的医疗活动，对于劳动力再生产和人口的健康生存至关重要。医疗和教育对人的发展最具基础性的作用，最应体现社会公平。通过医疗救助，提高贫困人口对医疗卫生服务的可及性，改善他们的健康状况，促进他们自我发展能力的形成和提高，这关系到他们贫困状况的改善和重返主流社会的可能性。

1.2.3.3　医疗救助是坚持科学发展观的体现和需要

医疗救助也是坚持科学发展观，建设和谐社会的体现和需要。中国作为一个占世界人口20%以上的大国，又是一个快速发展中的大国，坚持科学发展观，建设和谐社会的提出与胜利实施，不仅是我们自身发展的唯一正确模式，而且将对整个人类发展作出巨大贡献。关注社会发展的公平与和谐，建设和谐社会是我国今后长期和重要的发展战略。全体人民不仅要在社会主义市场经济条件下能充分发挥个人潜能，还要共享改革发展的成果。存在大量贫困人口的社会，显然与这个目标不一致。城市贫困虽然多表现为个案现象，不同于以区域贫困为主要特征的农村贫困，但是城市人口集中，人际交往多，贫困问题产生的社会摩擦和社会影响更大。对贫困人口实施医疗救助，减少疾病给贫困人口带来的经济、心理负担，增强其自信和自尊，增强贫困人口的社会融合度，保持社会安定团结，是建设和谐社会的需要。

2. 贫困医疗救助功能定位

2.1　贫困医疗救助的基本功能——提高贫困人口对卫生服务的可及性

所谓医疗卫生服务的可及性，就是一旦得了病能够去医疗机构进行治疗。在目前绝大多数贫困人口没有任何医疗保障的情况下，医疗救助的目标是为贫困人口提供医疗保障的应急措施，是初步解决贫困人口医疗卫生服务的可及性问题，让贫困人口在患病时能够去医院就诊。或者说，是在有限制的医疗水平范围内给予贫困人口经济援助，以使贫困家庭不至于由于家人需看病治疗而断绝生计。因此，医疗救助的定位主要是解决贫困群体医疗的公平性与可及性问题。可见，医疗救助是医疗保障体系中重要的组成部分。医疗救助的含义可以概括为：政府和社会对贫困人口中因病而无经济能力进行治疗的人实施的专项帮助的行为。通过医疗救助，减轻贫困人群的疾病经济负担，提高贫困人群对卫生服务的可及性，改善贫困人群的健康状况。

2.2 从政府职责来看，医疗救助是人权保障的重要内容

健康是人类生存的一种状态，是生活质量的重要标志，因而医疗作为恢复健康，保证人类正常生活的手段，就成为人类基本生存条件之一。贫困公民在患病时应获得医疗救助是公民的基本权利，它属基本生存权范畴。联合国大会1948年12月10日通过的《世界人权宣言》中第25条规定："人人有权享受为维持他本人和家庭的健康和福利所需的生活水准，包括食物、衣着、住房、医疗和必要的社会服务。遭到失业、疾病、残废、守寡、衰老或在其他不能控制的情况下丧失谋生能力时，有权享受保障。"联合国1978年的《阿拉木图宣言》提出每个国家都要实现"人人享有卫生保健"的目标；20世纪80—90年代，联合国多个国际组织和有关会议指出，各国要使本国公民实现公平地享受基本医疗保健服务，即使之广泛地覆盖于各个社会人群，不同经济收入，不同性别、年龄、文化及不同信仰的人群都有获得这种服务的机会和权利。对病人进行救治，对贫穷病人进行医疗救助，是人道和人权的充分体现。在政府主导下对贫困人口进行医疗救助是保障人民群众基本生存权的重要方面。

2.3 医疗救助是完善我国社会救助制度乃至社会保障制度的迫切要求

第二次世界大战后，西方发达国家的社会救助得到了较快的发展，全体居民特别是贫困居民的医疗保障，都通过立法等形式纳入了社会救助体系，明文规定公民在一定情况下有权利得到国家和社会的医疗救助，医疗救助是社会救助体系的重要组成部分。美国提出，公共援助并不是慈善问题，而是文明社会中个人有权获得最低生活标准基础上的正义问题，国家的存在应以公民的健康与福利为基础。

我国医疗救助的产生与发展是同经济社会发展，尤其是医疗制度的变革联系在一起的。长期以来，我国城镇职工和重点优抚对象实行国家包揽的公费医疗制度：农村则实行以集体经济负担为主的合作医疗制度。随着文革中合作医疗制度的基本瓦解，改革开放后公费医疗制度向医疗保险制度的转变，城乡贫困人口和特殊人群（主要是优抚对象中的老红军、老退

伍军人、伤残军人）的医疗难问题凸显起来，从而使政府在实施基本物质生活救济的同时，把医疗救助提上日程，成为我国救助体系建设的一项重要任务。20世纪80年代，医疗救助的概念和做法仅见于农村扶贫或加强农村初级卫生保健的政府文件中。90年代，随着城市贫困人口的剧增，一些地方开始通过政府下发专门文件乃至通过地方立法开展医疗救助，成为政府的一项职责。

医疗救助是建设我国新型的社会保障制度特别是社会救助制度的一项重要内容，是对贫困人口中的患病者进行的救济性帮助，超出了单纯生活救济的范围，使狭义的救济拓展了空间，使贫困人口不只是得到物质生活方面的救济，而且还能够得到医治疾病方面的帮助，这就使社会救济由生活保障向疾病医治方面延伸，旨在解决贫困人口的就医难题。同时，医疗救助还解决了社会医疗保险不能完全覆盖到一部分贫困人口的不足，解决社会医疗保险所不能解决的问题。医疗救助是多层次医疗保障体系中的另一个很重要的层次，事关社会稳定的大局。缺少医疗救助的社会救助是不健全的，社会保障制度也是不完整的，社会救助和社会保障的功能也是不全的。医疗救助的产生和发展适应我国国情，不仅拓宽了社会救济的领域，而且还弥补了社会医疗保险的功能缺失，从而完善和丰富了我国社会保障体系。

2.4 医疗救助是现有医疗保障制度之间的“黏合剂”

当前，医疗救助的目标是为贫困人口提供医疗保障的应急措施，是初步解决贫困人口医疗卫生的可及性问题。但从长远来看，医疗救助的目标是通过救助使得贫困人口分享国家的主体医疗保障制度——比如现行的城镇职工基本医疗保险制度，以及医改方案中正在探讨的城镇居民基本医疗保险制度。因此，应处理好医疗救助与社会医疗保险之间的关系，医疗改革目标与过渡性措施之间的关系。

首先，建立制度上和经济上的“绿色通道”，帮助贫困人口进入医疗保障领域的主体制度，使国家层面的医疗保障制度能够惠及贫困人口。其次，帮助贫困家庭分担一部分费用，譬如各类现行制度中都存在的“个人负担部分”。第三，尽可能地用其他方式，譬如通常由政府组织的社会帮困，民间运作的慈善事业，以及市场运作的商业保险等，尽可能地在经济上帮助贫困家庭中患病的家庭成员进行必要的诊治。医疗救助起到了“黏合剂”作用，将现在尚未能整合成一体的医疗保障制度整合起来，为贫困人口提供基本医疗卫生服务。

3. 医疗救助机制包含的主要内容

医疗救助作为一项制度建设，有几个关键部分组成，如由谁出资，要救助什么人，提供什么服务，由谁来提供服务，如何提供服务，服务提供过程中的管理与监督、救助的监测及效果评价等。要回答第一个问题，就牵涉到救助资金的筹集和管理；第二个问题牵涉到救助对象的确定；第三个问题牵涉到救助服务的内容和救助程度；第四个问题牵涉到如何选择和管理提供救助服务的医疗卫生机构；第五个问题牵涉到医疗救助的方式；第六个问题牵涉到医疗救助的日常管理与监督；第七个问题牵涉到医疗救助的监测及实施效果评价。总体来说，这七个方面的问题构成了医疗救助机制的七个核心要素，以下分别介绍。

3.1 救助资金的筹集和管理

3.1.1 医疗救助资金的筹集

医疗保障制度是政府干预市场的产物，自医疗保障制度诞生之日起，政府就一直发挥着重要的作用，保证医疗卫生服务的公平性。从全球来看，各国政府对医疗卫生服务均给予相当大的支持，欧洲发达国家政府负担80％～90％的卫生总费用，美国政府负担45.6％的卫生总费用，墨西哥政府负担33％的卫生总费用，泰国政府负担56.3％的卫生总费用。政府在制度公平性方面作用越来越大。在社会医疗保险模式下，当覆盖面扩展到低收入或无收入人群时，政府一般要出资支持。德国、日本和韩国等无不如此。近年来，各国政府对社会医疗保险制度的资金支持力度有逐步加大的趋势。这种支持可以是直接的，也可以是间接的。建立社会化医疗救助制度，为贫困人口提供现金补贴或免费的医疗服务，是政府在医疗保障中发挥作用、强调公平最直接的体现。这种做法为大部分国家采用，如在日本，当民众因支付医药费而使收入低于最低生活标准（以家庭为单位）时，可以向政府申领现金补助。在新加坡，政府授权所有的公立医院、重组医院和9家私立医院，负责为那些住政府补贴的C级或B2级病房，虽有保健储蓄或健保双全计划但仍无力支付医疗费的新加坡人提供免费医疗，发生的费用从医疗救助基金中支付。

在中国，政府预算支出占卫生总费用的比例从1978年的1/3左右下降到2003年的17％，而居民个人支出则从1978年的20％上升到2003年的56%[1]。这种筹资构成限制了贫困人口使用医疗卫生服务，影响了全社会的健康公平性。我国政府卫生事业费的主要投向是医疗机构，是一种补偿供方的投入模式。但是，由于政府投入占医院总收入的比例较低，即使是公立医院，也不得不把追求经济效益放在首位以维持生存，很难担负起公立医院应该负起的向贫困人口提供低价或免费医疗服务的责任。况且，补偿供方的模式常常导致资源利用效率的降低。在这种形势下，直接补偿需方，即政府直接提供资金资助贫困人口利用卫生服务，是一种较为可行的办法。因此，政府应当成为医疗救助的筹资主体。

纵观国外医疗救助制度，救助经费主要来源于政府，资金的使用具有无偿性。有的救助资金全由中央财政拨款，有的全由地方财政负担，还有的是中央与地方财政共同负担，或中央为主、地方补助，或地方为主，中央补助。即使是新加坡这样采取医疗救助基金方法的国家，也是由中央政府进行一定的基金补助。借鉴国际经验并结合我国财政分级管理的国情，我国医疗救助资金应主要来源于地方财政拨款，中央和省级财政对困难地区给予适当补助。这种筹资模式不仅能体现卫生资源分配的公平性，也能提高卫生资源的使用效率。比如成都市中英项目（UHPP），每年仅用财政支出的0.2%～0.3%（这个比例还包括成都市社保部门支付的住院救助经费在内）的经费就解决了城市贫困与弱势人群的基本健康保障问题。在政府财政允许的情况下加大投资力度，同时广泛动员社会力量捐助，并充分利用世界银行、英国国际发展部、福特基金等国际组织的资助，多渠道筹集资金，拓宽医疗救助资金的总规模。

3.1.2 医疗救助资金的管理

医疗救助资金既有财政拨款，又有社会捐助，资金来源分散，因此，政府需要指定机构统一管理医疗救助资金，负责医疗救助资金筹集、资金落实和资金使用的监督管理。从中央到地方分别成立医疗救助资金管理机构，对医疗救助资金实行分级管理。建立规范的医疗救助资金管理制度和财务管理制度，资金使用定期报告制度和民主监督制度，救助资金使用信息要公开、透明。

---

① 基本医疗——不能回避的责任. 广州日报，2006-09-20

3.2　救助对象的确定

3.2.1　确定救助对象的基本出发点

由于救助资金有限，救助什么人以及如何准确地识别救助对象，是开展医疗救助首先要解决的问题，这也是许多国家设计和实施医疗救助计划时面临的难题之一。为提高救助资金使用的公平性和有效性，理想的救助对象确定机制是能够识别所有应该接受救助的人群，同时排除所有不应该接受救助的人群。虽然在实际操作中很难做到，但应尽可能完善。确定救助对象的基本出发点为：

贫困原则。贫困医疗救助的概念，决定了医疗救助应优先救助最贫困的家庭和最困难的群体，贫困是符合救助的首要条件。以家庭的经济状况，即主要从家庭人均收入这一经济指标上，判断城市中最脆弱、最需救助的人群。所有贫困人员都应被纳入到救助对象中，以保证一定的受益面。

易于界定和识别。贫困标准最好与目前已有的贫困标准相一致或相协调，贫困标准应选择目前界定最为清楚、且被各个部门公认的标准，比如采用最低生活保障线作为贫困线，利用民政部门已有的贫困人群识别网络，以降低识别救助对象的管理成本；也能防止因界定和识别的复杂化给医疗救助体系带来新的复杂性。

动态原则。救助对象的进入和退出实行动态管理，符合资格者可随时加入或每月加入一次；救助机构每半年审核一次现有救助对象的资格，剔除不符合救助条件者。

目前大多数地方确定和识别救助对象，基本采用了民政部门现有的确认低保居民的办法和网络，操作性强，基本保证了公平、公正的原则。但是，这个办法用于确定医疗救助对象仍有不足之处，部分救助对象可能得不到实际医疗救助。原因如下：现有办法主要是针对需要生活救济的人群，主要依赖的是经济指标，是解决最基本的吃饭问题，有关健康和卫生服务需求方面的信息相对缺失。在救助期内，部分救助对象可能没有卫生服务需求。这样一来，会导致救助对象规模远大于实际需要医疗救助的人群规模，从而导致医疗救助内容及救助程度的设计和制定缺乏针对性和科学性。

3.2.2　救助对象的分类

国际上医疗救助对象既有一般对象，也有特殊救助对象。对家庭人均收入低于一定标准的贫困人口予以救助，是医疗救助也是一般社会救助的常规形态。疾病导致一些人长期处于贫困，另一些人因种种原因短期陷于贫困，这些贫困人员属于一般救助对象。在发达国家里，还有一些社会弱势群体也得到了特殊的医疗救助，如老年人、未成年人、残疾人等。

借鉴国际经验，有必要将救助对象分类，尤其是当救助对象的规模较大时。在此基础上，对救助对象实施分类救助，可使有限的救助资金发挥最大效益。如根据救助对象的年龄、性别等特征将他们分类，分为贫困儿童、贫困孕产妇、贫困老年人和一般救助对象。将其中的贫困儿童、贫困孕产妇、贫困老年人作为重点救助对象，对这部分人员实行特别的医疗救助措施。

3.3 救助服务内容和救助程度

3.3.1 选择和确定救助服务内容的基本思路

第一，重点干预。充分利用基线调查数据及其他有关资料，分析当地主要卫生问题和贫困人群的主要疾病构成，使选定的救助服务内容更有针对性。

第二，受益面与受益程度兼顾。医疗救助既要考虑提高受益人群对基本卫生服务的可及性，又要在一定程度上帮助减少因病致贫。

第三，符合成本一效益原则。医疗卫生资源是有限的，用于医疗救助的资金也是有限的，如何利用有限的资源，为贫困人口提供最为有效、更加符合成本效益原则的卫生服务，显得尤为重要。世界银行和世界卫生组织极力倡导，提供的救助服务要符合成本一效益原则。

3.3.2 确定医疗救助程度的基本出发点

第一，量入为出。根据可利用的资源对受益的标准和范围加以限定，量入为出。如果不考虑资金因素，完全按照弱势人群医疗服务和费用需求，属于量出为入。一般来说，医疗救助资金是有限的，更为实际和可行的情况是量入为出，即救助程度要在保证不超支的前提下拟定。

第二，有效性。所谓有效性就是要让医疗救助方法确实发挥出提高服务利用率、减轻疾病经济负担的作用。这就要求救助程度不能太低。必要时可以适当缩减医疗救助覆盖面，以确保救助的有效性。

第三，综合考虑，动态调整。医疗救助程度的确定是在初步确定目标人群和服务内容后，通过拟定并测算不同补偿比例所需费用，动态调整救助程度，直至满足上述两条原则为止。

3.3.3　医疗救助应包含的服务内容和可能的救助程度

目前国内许多城市开展的医疗救助以大病住院救助为主。然而，根据上述救助内容和救助程度的确定思路，并考虑到疾病发生发展的规律，以及目前我国公共卫生服务比较薄弱的现状，医疗救助应首先保障贫困居民的基本医疗卫生服务，服务内容既要有门诊和住院等医疗服务，也要有预防保健服务。将预防保健和常见病门诊纳入医疗救助，可以帮助贫困人口预防疾病的发生，解决日常就医问题，从一定程度上避免小病拖成大病或重病。而且，常见病的门诊服务属于基本医疗卫生服务，最符合成本效益原则，其费用相比灾难性大病治疗费用低廉。“点”“面”结合和防治结合可以提高医疗救助的社会效果，用有限的资金使尽可能多的贫困人口得到救助。因此，贫困医疗救助的服务内容和救助程度应主要包括：

- 孕产妇保健：需要个人承担的部分全免；
- 儿童计划免疫：需要个人承担的部分全免；
- 儿童系统保健：需要个人承担的部分全免；
- 门急诊服务：共付制和最高限额；
- 住院服务：共付制和最高限额。

随着政府对公共卫生补偿机制的完善，预防保健可以不作为救助内容。

3.4　供方的选择与管理

3.4.1　供方的选择

为了向被救助的贫困与弱势人群提供优质和适宜的医疗卫生服务，有必要对医疗救助服务的供方——医疗机构加以选择，确保医疗救助资金有效利用。

国内外实践表明，社区卫生服务具有方便、经济、综合、连续的优势。我国城市社区卫生服务系统渐趋完善，能够提供预防保健服务、基本医疗服务以及家庭病床和慢性病系统管理等新型服务。社区卫生服务机构提供常见病门诊和预防保健服务，并作为守门人负责救助对象的转诊服务；驻区的二、三级医院负责上转救助对象的住院诊疗服务，并负责病人出院后向社区的转诊工作。这种双向转诊模式可以使有限的救助资金最大程度的发挥作用。这两类机构共同构成了医疗救助服务的供方，在选择中应遵循以下原则：

首先，建立准入机制。社区卫生服务机构准入标准应按照国家有关文件要求执行。在基本设施方面对业务用房面积、基本设备、药品配备有具体要求，人员配置方面要求医护人员上岗前须接受全科医学及社区护理等知识培训，科室设置上要有开展全科医疗、护理、康复、健康教育、免疫接种、妇幼保健和信息数据管理等工作的专门场所。除上面对硬件条件的规定外，社区卫生服务机构还应对救助对象提供优惠服务，救助对象到社区卫生服务机构就医，免挂号费，检查费、诊疗费、观察费等优惠20%等等。定点医院为驻区的二、三级医院，具备重大疾病诊断及治疗能力，能够提供高质量服务并且对贫困与弱势人群采取低廉收费的医院。

其次，引入竞争机制。营造自由、公平竞争的环境与平台，鼓励医疗机构进行良性竞争，从而为贫困与弱势人群提供优质低价的基本医疗卫生服务。符合条件的社区卫生服务机构和驻区的二、三级医院均可提出申请，医疗救助管理部门审核确定哪些能够成为定点医疗救助机构。定点医疗机构内部均应成立相应的管理部门，配备专（兼）职管理人员，与医疗救助相关部门共同做好救助工作。

3.4.2　对供方的管理

目前，我国卫生服务系统普遍存在不良激励机制，致使药品价格普遍较高，诱导需求、过度检查的现象广泛存在。约束医疗救助服务供方的经营行为，是医疗救助能否顺利实施的关键所在。而要成功的约束供方的行为，必须对整个卫生服务系统进行根本性的改革。至少在目前，有必要强化以下管理措施。

救助管理部门通过召开医疗救助工作例会、现场检查指导、公布投诉电话、建立科学合理的双向转诊制度、制定基本药物目录、限制处方金额和用药天数、规定不能纳入救助服务的门诊和住院服务项目等方式加强对救助服务供方的管理，提高服务质量，控制不合理医药费用的支出。对违反规定的定点医疗机构，救助管理部门视不同情况，责令其限期改正或取消定点资格。

积极探索救助管理部门与定点医疗机构间的医疗费用结算办法，从传统的按服务项目付费等后付制的医疗费用结算办法向总额预算、按病种付费等预付制的医疗费用结算办法转变。通过制定预付标准和总量等来约束医疗救助供方的医疗行为，并通过在结算时与管理绩效相挂钩的机制使其共同承担经济风险，自觉、自愿规范医疗行为，使用适宜的医疗技术，最终达到控制医疗费用的目的。探索开展定点医疗机构信誉等级评定和推行分类管理，完善对定点医疗机构的监督考核办法，发挥定点医疗机构内部管理积极性。

3.5 医疗救助的方式

3.5.1 推行事前救助或事中救助

国际通行的医疗救助方式以费用减免为主。救助金一般直接拨给提供医疗救助服务的机构，而不是以现金的方式发放给救助对象。国内一些城市开展的医疗救助一般采用事后救助方式，即救助对象先支付医疗费用，再按规定时间申请报销部分医疗费用。许多贫困家庭根本无经济能力先期支付医疗费用，许多贫困人口由此丧失了获得医疗救助的机会和权利，事后救助方式就形成了十分明显的政策实施障碍。因此，在医疗救助中应逐步推行事前救助或事中救助，救助对象可直接免费使用预防保健服务，在使用门诊救助和住院救助时直接享受费用减免。这样可以降低贫困人口就医的门槛，促进贫困人口对卫生服务的利用。采用事前救助或事中救助有个前提条件，就是管理部门能够较为充分地掌握医疗救助对象的有关信息。

3.5.2 救助对象承担适当的自负比例

大多数发达国家的医疗保障措施完善，住院、检查、诊疗、药品等费用一般由政府负担 50%～100%，普通患者只需支付很少一部分费用，低收入者基本不支付任何费用。我们国家的经济基础相对薄弱，能够用于医疗救助的资金有限，因此，医疗救助应特别注意控制医药费用。而控制医药费用应该从供方和需方两方面来考虑，增强需方的费用意识对医疗费用的控制也至关重要。医疗保险的资金来源于参保的个人和单位，医疗救助资金来源于政府和社会，因此，与医疗保险不同，医疗救助对象的费用意识可能会相对薄弱。在这种情况下，有必要规定救助对象在使用医疗救助服务时承担适当的自负比例，甚至是象征性承担一定的自负比例，比如5%或 10%。这样做的目的在于增强医疗救助对象的费用意识，合理使用医疗救助服务。需要注意的是，自负比例不能过高，以免救助对象负担不起自负部分而不能使用医疗救助。

3.6 监督管理

3.6.1 医疗救助管理——部门合作的重要性

医疗救助是一项复杂的系统工程，涉及卫生、民政、社保、财政等多个部门，部门之间的合作协调是医疗救助取得成功的关键。社区参与，尤其是街道办事处和居委会的参与也至关重要，救助对象的识别发动和大量的管理与监督均发生在社区内。民政和卫生部门紧密合作，可以确保救助对象识别的准确性，提高医疗救助的知晓率，还能从救助对象的经济状况和健康状况等方面识别出“特困特需”对象，为实施分类救助打好基础。医疗救助是社会保障的最后一道防线，医疗救助的管理应归口民政部门还是社保部门值得商榷，民政部门对救助对象的识别和宣传发动方面具有优势；而社保部门具有现成的社会医疗保险管理网络，医疗救助运行纳入其中管理可显著降低管理成本。总之，部门间的合作、协调和沟通，可显著地降低医疗救助的管理成本，提高医疗救助资金的使用效率。

3.6.2 民主监督和投诉机制

民主监督和投诉机制是另一个关系到医疗救助计划成败的关键要素。由人大、政协、社区居民、救助对象、非政府组织代表组成成立的医疗救助民主监督委员会，对医疗救助资金的使用和医疗救助进展情况进行定期检查和监督，讨论存在的问题，提出完善医疗救助的政策建议。救助管理部门有义务向社会公布咨询投诉电话，接受广大群众监督，保证投诉渠道通畅。救助对象和其他居民都可以就救助对象的资格和服务提供等问题进行咨询和投诉。

3.7 医疗救助的监测和评价

为了保证医疗救助目标的实现，对医疗救助项目进行全程监测和评价具有重要意义。监测针对具体执行过程，目的是发现问题并做及时的改进。监测任务一般由当地的医疗救助管理部门和定点医疗机构承担。承担救助任务的定点医疗机构建立医疗救助信息系统，项目区管理部门建立医疗救助监测评估信息系统，定期对项目的进展和实施效果进行监测和评估。

评价分为前期评价、过程评价和结果及效果评价，它是对项目结果与目标之间的差距进行评估和分析。一般来说，在医疗救助项目实施前要进行一次基线调查或称前期评价，即实施前对项目市（区）的卫生服务提供、目标人群的卫生服务利用、疾病负担和满意度等进行评价，为后续的监测和评价做准备。过程评价，即在项目实施过程中对项目进行监测和评价，以期及时发现问题，纠正项目实施中的偏差，同时总结经验，便于推广。结果和效果评价，当项目结束时和结束一段时间后，对项目的结果和影响进行评价，总结经验和教训，提出完善的措施，便于推广应用。为了确保评价的公平、公正，评价最好由一个独立的学术机构来完成，由专家学者组成专家组，建立一系列评价指标，采用定群研究方法，科学地评价医疗救助制度。评价工作不仅是促进具体的医疗救助制度顺利发展的重要环节，也是对某种医疗救助制度能否在全国范围内推广提供科学依据的关键性环节。

我国的城市贫困医疗救助制度目前还处于初创阶段，需要进一步探索、发展、完善。理顺医疗救助机制包含的核心内容及它们之间的关系，对不断完善医疗救助制度，加快建立符合中国国情的贫困医疗救助体系意义重大。

参考文献

孟庆跃等. 卫生经济学. 海口：南海出版公司，1997

舍曼·富兰德. 卫生经济学（第三版）. 王健，孟庆跃译. 北京：中国人民大学出版社，2004

胡琳琳，胡鞍钢. 以人为本 投资健康——再论中国宏观经济与卫生健康. 卫生经济研究，2004（1）：4-9

韩蕾亚，张振中. 对贫困人口实施医疗救助. 中国卫生经济，1999，18（11）：25-32

阿马蒂亚·森. 以自由看待发展. 北京：中国人民大学出版社，2002

张戎舟，胡琪. 关注城市贫困人口. 人口（电子杂志），2002-07-09

关注城市贫困——采访中国社会科学院社会政策研究中心副主任唐钧. 光明日报，2003-07-01

许新三. 城市低保户群体脱贫前景和扶贫思路. 浙江社会科学，2002（5）：91-94

洪大用. 改革以来中国城市扶贫工作的发展历程. 社会学研究，2003（1）：71-85

时正新. 中国社会福利与社会进步报告（2002）. 北京：社会科学文献出版社，2002

民政部. 我国探索建立综合性社会救助体系. 新华网，2004 年 9 月

北京师范大学课题组. 中国社会救助体系改革研究报告. 民政部网站，2004 年 1 月

中共中央关于制定十一五规划的建议. 人民日报，2005-10-19（1）

时正新，廖鸿主编. 中国社会救助体系研究. 北京：社会科学文献出版社，2002

Gilson L，Russell S，Buse K. 1995. The political economy of user fees with targeting：developing equitable health financing policy. Journal of International Development 7：369-401.

Meng Qingyue，Sun Qiang，Norman Hearst. 2002. Hospital charge exemptions for the poor in Shandong，China. Health Policy & Planning 17（Suppl 1）：56-63.

安妮，孟庆跃等. 城市医疗救助对象的确定机制. 中国卫生经济，2003，22（6）：12-13

孟庆跃，安妮等. 城市脆弱人群医疗救助机制设计. 中国卫生经济，2003，22（6）：10-11

刘远立，安妮等. 城市医疗救助制度的设计：主要挑战和创新. 中国卫生经济，2003，22（6）：20-21

安妮，关信平等. 项目区贫弱群体社会经济状况及医疗需求分析. 中国卫生经济，2003，22（5）：17-18

Mooney，G. and Creese，A. 确定卫生服务效率首选项目：疾病负担测定的作用. 见 Jamison，Mosley，Measham，Bobadilla（编）. 发展中国家疾病控制首选. 纽约：牛津大学出版社，1993

Cumming，J. 核心服务与首选服务确定：新西兰的经验. 卫生政策，1994，29：41-60

Eddy，D. 艰难时期作艰难决策的指导原则. 美国医学协会学刊，1994，71（22）：1792-1798

孙晓杰，孟庆跃. 我国城市贫困人口医疗救助现状分析. 中国卫生经济，2004，23（10）：45-48

民政部最低生活保障司编. 城市医疗救助试点工作手册. 2005. 5

梁鸿. 上海城市贫困医疗救助政策研究. 2002

梁鸿，程远，田文华. 上海市贫困人口就医问题及对策研究. 中国人口科学，2001（3）：24-32

第5章 我国城市医疗救助政策

本章要点

➢我国城市医疗救助制度经历了从一般城市居民最低生活保障制度、城市医疗救助制度试点到医疗救助全面推开的过程。

➢我国城市医疗救助制度政策特征包括：建立了“政府领导、民政牵头、部门协作”的管理体制；建立起政府财政、彩票公益金为主，社会捐助为辅，省、市、区各级财政分担，中央财政适度补贴的筹资体系；普遍对贫困居民实行政策性减免；大多实行门诊和住院相结合，大病救助为主的模式。

➢UHPP项目以社区卫生为平台，实行社区首诊和双向转诊，提供预防保健、门诊、住院等多层次服务，以低保对象为主体，关注流动人口，为我国救助制度的发展提供了有益借鉴。

➢医疗救助政策与医疗保险有本质不同，在设计救助方案时，不适合完全套用医疗保险的模式，应充分考虑其特点，优先纳入最贫困的人群，解决其最迫切的健康和卫生服务利用问题。

从2005年开始，我国各省、自治区、直辖市部分县（市、区）开始建立城市医疗救助制度。目前，全国各地广泛开展城市医疗救助试点，医疗救助制度逐步建立。我国医疗救助以政府筹资为主体，救助对象逐步从低保对象向低收入人群延伸，由大病到慢性病和常见病，从住院到门诊循序渐进地扩展病种范围。大部分地区提倡分类设置救助比例，并适当提高救助比例，转事后救助为事前或事中救助。

1. 城市医疗救助政策历史沿革

1.1 20世纪90年代末期的城市居民最低生活保障制度

20世纪90年代以来，随着经济体制改革的逐步深入，我国城市出现了越来越多的下岗或待岗职工，城市贫困问题开始被人们广泛关注。为了解决城市贫困人口的生活问题，我国政府制定实施了城市居民最低生活保障制度。1997年，国务院颁发了《关于在全国建立城市居民最低生活保障制度的通知》，1999年由国务院颁布了《城市居民最低生活保障条例》，标志着政府开始救助贫困人口，确认贫困人口享有基本生活的权利。城市居民最低生活保障制度实行地方各级人民政府负责制，所需资金由地方人民政府列入财政预算，鼓励社会组织和个人为城市居民最低生活保障提供捐赠、资助。按照该条例规定，城市居民最低生活保障标准，按照当地维持城市居民基本生活所必需的衣、食、住费用，并适当考虑水电燃煤（燃气）费用以及未成年人的义务教育费用确定。城市居民最低生活保障制度的保障对象是家庭人均收入低于当地最低生活保障标准的持有非农业户口的城市居民，主要是以下三类人员：（1）无生活来源、无劳动能力、无法定赡养人或抚养人的居民；（2）领取失业救济金期间或失业救济期满仍未能重新就业，家庭人均收入低于最低生活保障标准的居民；（3）在职人员和下岗人员在领取工资或最低工资、基本生活费后以及退休人员领取退休金后，其家庭人均收入仍低于最低生活保障标准的居民。第一类保障对象按最低生活保障标准全额发放，对其他保障对象均按其家庭人均收入与最低生活保障标准的差额发放。该条例基本生活项目中没有包括医疗问题，因此，各地相应出台的最低生活保障措施并没有明确的将贫困人口的医疗需求考虑在内。

走在改革前沿的上海、广州、北京、大连等城市首先体会到了社会经济改革带来的医疗救助需求。为了缓解广大下岗、待岗职工的生活和就医困难，上海市于1990年实施了《贫困市民急病医疗困难补助办法》，开始对传统救济对象给予专门的医疗困难补助，并在1997年开始投入专项资金，对城市居民特困家庭开展医疗救助活动，探索建立医疗救助制度。大连市则在1996年出台了《城乡特困家庭医疗费用减免办法》，规定全市部分社会医疗机构要向城乡低保对象提供基本医疗优惠服务，开始了城市医疗救助的探索。

为构建新型城市医疗保障体系，1998年国务院颁布了《关于建立城镇职工基本医疗保险制度的决定》，要求城镇所有用人单位及职工都要参加基本医疗保险。城镇职工基本医疗保险制度中参保对象要有正式的工作单位，且缴纳保险费是享受待遇的基本条件，而低保对象主要由“三无对象”、企业失业人员和特困职工及家属组成，绝大多数人员由于没有资格或能力参加基本医疗保险而无法享受相应的基本医疗保障。我国城市贫困家庭成员由于长期的贫困和基本医疗保障的缺乏导致患病而无力就医的现象相当普遍，大量的贫困家庭陷入贫病交加的境地，严重影响了社会的再生产和稳定。在这种背景下，我国开始探索建立城市医疗救助制度。

2000年，国务院颁发了8号文件《国务院关于切实做好企业离退休人员基本养老金按时足额发放和国有企业下岗职工基本生活保障工作的通知》，提出对财政确有困难的地区，中央财政酌情给予支持。2001年11月，国务院办公厅《关于进一步加强城市居民最低生活保障工作的通知》中指出，劳动保障部门要与民政部门共同做好各项保障措施的衔接工作。要认真落实最低生活保障对象在住房、医疗、子女教育、税收、水、电、煤气等方面的社会救助政策。2003年年初，国务院转发国家经贸委等部门《关于解决国有困难企业关闭破产企业职工基本生活若干意见的通知》明确指出：各地要尽快通过建立社会医疗救助制度，对暂时无力缴费、没有参加医疗保险的困难企业职工，提供必要的医疗救助。2003年3月，国务院第2次常务会议再次明确要求：城市医疗救助制度由民政部牵头，会同有关部门调研后，提出试点方案报国务院审批。2003年3月25日，民政部《关于按照国务院要求进一步健全城市低保制度的通知》指出，以医疗救助和教育救助为重点，大力推进社会救助制度建设。建立医疗救助制度，帮助解决低保对象的大病医疗问题，是当前社会救助制度建设最为迫切的任务。各地民政部门要切实负起责任，加强与卫生、财政等部门的协作，结合本地实际制定城市医疗救助方案，要积极筹措资金，建立独立的城市医疗救助基金。

党的十六届三中全会也要求进一步建立健全社会医疗救助制度和多层次的医疗保障体系。胡锦涛总书记多次指出：“要时刻把群众的安危冷暖挂在心上，对群众生产生活面临的这样那样的困难，特别是对下岗职工、农村贫困人口和城市贫困居民等困难群众遇到的实际问题，一定要带着深厚的感情帮助解决，切实把中央为他们脱贫解困的各项政策措施落到实处。”

2004年9月29日，温家宝总理在国务院第65次常务会议上提出了重点帮助解决城乡特困群众看病难、子女上学难的问题，加快制定建立城市医疗救助试点方案的要求。党中央、国务院的一系列指示、要求和部署，为开展城市医疗救助制度试点工作明确了方向。

在这一阶段，全国部分城市如武汉、长沙等对救助对象部分医疗费用普遍实行了政策减免。据民政部统计，2003 年，全国低保对象患大病人数为 95.2 万，其中 13.3 万人享受了城市医疗救助，享受大病医疗救助的人数占低保对象患大病总人数的 14%。2003 年，全国共支出大病医疗救助资金 2.1 亿元，人均补助医疗救助资金为 1 535 元①。

1.2 UHPP 医疗救助项目

2001 年 3 月，中国政府和英国国际发展部共同合作，先后在沈阳、成都、西宁和银川 4 个城市启动了依托社区卫生服务的“中英城市社区卫生服务与贫困救助项目”（UHPP 项目），旨在探索建立符合我国实际的、可持续发展的、当地政府可以借鉴的城市医疗救助模式。

UHPP 项目在试点地区建立了以社区卫生为基础的医疗救助模式，利用社区卫生机构为贫困居民提供质优价廉的基本卫生服务。这一模式有效保障了医疗救助的公平和效率，提高了贫困居民对基本卫生服务的需求和利用。

1.2.1 以低保对象为主体，广泛关注流动人口、精神病人等其他弱势群体

在救助资金十分有限的情况下，项目将救助对象的范围确定为“1＋X”，即：民政部门确定的城市最低生活保障对象属于必须救助的对象，在此基础上，根据本市、本区实际，鼓励将次贫困居民、进城务工谋生农民中的贫困弱势者适当纳入。例如沈阳市将精神病人纳入管理，实施集中管理，基本解决了精神病人对家庭和社会带来危险的问题；成都市探索性地将社区卫生服务和医疗救助向外来流动人口延伸，取得了良好的社会效益。

1.2.2 实行社区首诊和双向转诊，充分保障救助效率②

项目依托社区卫生服务，实行首诊在社区，救助对象常见病医疗服务由社区卫生服务机构提供，经过社区转诊，可享受医院的“大病”医疗救助，所发生的医疗救助费用，由被救助对象和政府救助资金按比例分担，被救助对象就医时仅需要支付自费的部分，其余费用由救助基金向医疗机

① 徐月宾．中国城市医疗救助模式比较和实施评估研究报告．UHPP 第二轮应用性研究课题

② 城市医疗救助试点工作评价研究报告．HPSP 项目资助．2007

构支付；分配到贫困居民个人的救助资金，可以在家庭成员之间共享。从实施效果看，这种模式既扩大了救助受益面，也帮助了“大病”患者，既使费用能够被控制在可承受范围之内，也能为救助对象普遍接受。

1.2.3 突破大病住院救助形式，实施预防保健、门诊、住院多层次、一揽子的救助服务模式①

项目突破了单纯的“大病”住院救助模式，贯彻国家预防为主的卫生方针，按照帮助救助对象少生病、“小病”及时就医少转“大病”、“大病”也能得到必要资金帮助的系统救助思路，设计了预防保健救助（国家规定的基本预防保健项目中，普通居民需要自行承担费用的部分）＋“小病”门诊救助＋“大病”住院救助三结合的综合救助方案，将预防与医疗、“小病”与“大病”、门诊与住院救助有机结合起来，这在国内迄今为止的贫困医疗救助工作中是一次大胆的制度创新。成都探索性地将家庭病床纳入医疗救助范围，有利于医疗费用的控制。项目实施5年来，预防保健、门诊和住院多层次、一揽子的救助服务模式有效提高了贫困居民基本卫生服务利用率，有效实现了医疗救助的关口前移，保障了医疗救助资金的使用效率。

1.2.4 充分整合社会资源，实现医疗救助多部门合作

为保证项目工作顺利进行，中央项目办协调项目城市建立了由政府主管领导挂帅，卫生、民政、财政、劳动保障、财政等部门参加的多部门协同工作机制，组建了由街道办事处、社区居民委员会、贫困居民代表和人大代表、政协委员参加的民主监督委员会，实施社会民主监督，这些措施有效保证了社会资源的充分利用，节约了救助实施成本，保障了救助试点的顺利进行。例如在西宁市，医疗救助的结算系统由社会医疗保障部门提供；救助对象的确定由民政部门负责；卫生部门负责提供医疗卫生服务，形成了合作、分工明确的多部门合作机制。

1.3 2005年《关于建立城市医疗救助制度试点工作意见》的出台

根据党中央、国务院的部署和要求，民政部会同卫生部、劳动和社会保障部、财政部起草了《关于建立城市医疗救助制度试点工作意见》（国办发［2005］10号，以下简称《意见》）。在《意见》起草过程中，对全

① 城市医疗救助试点工作评价研究报告．HPSP项目资助．2007

国部分地区的城市医疗救助工作进行了调研，广泛听取了地方各级民政部门及基层从事社会救助工作同志的意见和建议，多次召开由社会保障方面的专家学者、有关部门实际工作者参加的座谈会、研讨会，对《意见》中涉及的重点、难点问题进行了专题研究和探讨。

2005 年 3 月 14 日，国务院办公厅转发了民政部、卫生部、劳动保障部、财政部起草的《意见》。温家宝总理还对《意见》作出了“意义深远，务必加强领导，搞好试点”的重要批示。为了支持和推动地方开展城市医疗救助工作，经国务院批准，中央财政暂定试点期间每年安排城市医疗救助专项公益金 3 亿元，用于支持困难地方建立城市医疗救助制度。《意见》提出要从 2005 年开始，用两年时间在各省、自治区、直辖市部分县（市、区）进行试点，由此我国开始进入城市医疗救助试点阶段，从 2007 年我国城市医疗救助开始进入全面推开阶段。

城市医疗救助制度作为我国历史上一项前所未有的医疗保障制度，从无到有，从局部试点到稳步推进，从具体实践的摸索到制度建设的不断完善，取得了巨大的进步。截止到 2006 年，全国 2 862 个县（市、区）中已有 1 865 个县（市、区）启动了城市医疗救助试点，建立了城市医疗救助制度，1 440 万城市贫困人口得到医疗救助制度的保障，试点县（市、区）覆盖率和贫困人群覆盖率分别达到 65.16％和 64.26％，远远超出了《意见》设定的试点目标①。

2. 我国医疗救助制度安排、政策特征和国外经验借鉴

2.1 我国城市医疗救助制度安排及政策特征

2.1.1 医疗救助管理体系

《关于建立城市医疗救助制度试点工作意见》规定各省、自治区、直辖市和试点县（市、区）要成立由当地政府分管领导任组长，民政、卫生、劳动保障、财政等部门负责同志参加的“城市医疗救助试点工作协调小组”，负责指导和协调本地区城市医疗救助试点工作。民政部门要牵头研究拟定城市医疗救助政策，建立健全城市医疗救助管理有关规章制度，认真组织实施；卫生部门要加强医疗服务行为监管；劳动保障部门要配合做好医疗救助制度试点与城镇职工基本医疗保险制度的有关衔接工作；财

① 城市医疗救助试点工作评价研究报告. HPSP 项目资助. 2007

政部门要研究制定城市医疗救助基金管理办法，加强对医疗救助基金的管理和使用情况的监督检查。

各地依据《意见》要求均建立了“政府领导、民政牵头、部门协作”的管理体制，在民政低保机构牵头下建立了“区民政—街道办—社区”的管理系统，由民政部门组织救助的实施。部分试点地区还由人大、卫生、民政等部门以及社区居民组成了民主监督委员会，负责监督管理工作。

2.1.2 医疗救助筹资机制

《意见》要求各地建立城市医疗救助基金。通过财政预算拨款、专项彩票公益金、社会捐助等渠道建立基金。地方财政每年安排城市医疗救助资金并列入同级财政预算，中央和省级财政对困难地区给予适当补助。城市医疗救助基金纳入社会保障基金财政专户，专项管理、专款专用，不得提取管理费或列支其他任何费用。民政、财政、监察、审计等部门要加强对基金使用情况的监督检查，发现问题及时纠正，并及时向当地政府和有关部门报告。要定期向社会公布医疗救助基金的筹集和使用情况，接受有关部门和社会监督。对虚报冒领、挤占挪用、贪污浪费等违法违纪行为，按照有关法律法规严肃处理。《关于加强城市医疗救助基金管理的意见》规定了基金来源：（1）地方各级财政每年根据本地区开展城市医疗救助工作的实际需要和财力状况，在年初财政预算中合理安排用于城市医疗救助的资金；（2）地方各级民政部门每年从留归民政部门使用的彩票公益金中按照一定比例或一定数额提取用于城市医疗救助的资金；（3）鼓励社会各界自愿捐赠用于城市医疗救助的资金；（4）城市医疗救助资金形成的利息收入；（5）按规定可用于城市医疗救助的其他资金。上级财政对经济困难的试点县给予资金支持，具体补助金额由财政、民政部门确定。中央财政对困难试点地区给予适当支持，具体补助金额由财政部、民政部根据各地城市医疗救助人数和财政状况以及工作成效等因素确定。

各地均建立起政府财政、彩票公益金为主，社会捐助为辅，省、市、区各级财政分担，中央财政适度补贴的筹资体系。各试点地区地方政府救助资金的筹集采取了不同的筹资标准，部分地区根据辖区低保人口数筹资，部分地区根据低保救助金按比例筹集，部分地区则根据贫困人群医疗服务需求筹资。

2.1.3 医疗救助对象与分类

《意见》规定了医疗救助对象主要是城市居民最低生活保障对象中未参加城镇职工基本医疗保险的人员，已参加城镇职工基本医疗保险但个人负担仍然较重的人员和其他特殊困难群众。低保对象人员的组成主要是"三无对象"、失业人员以及特困职工及其家属，绝大多数人员没有资格或能力参加基本医疗保险，不能享受相应的基本医疗保障。而且低保对象患病率又远远高于普通人群，绝大多数低保对象就是因为家庭成员患有大病而造成贫困，因而将低保对象纳入医疗救助对象缓解了低保对象没钱看病问题，可能使部分低保对象由此走出困境。同时低保对象是通过政府救助才能维持基本生活的贫困群体，已成为我国城市贫困群体的代名词，将低保对象纳入救助对象能被社会广泛认可。

《意见》规定：各地除了把城市低保对象作为医疗救助对象外，还将其他有特殊困难的群众纳入救助范围，具体条件由地方政府民政部门会同卫生、劳动保障、财政等部门制定并报同级人民政府批准。《意见》之所以这样规定主要是考虑了以下因素：一是城市低保边缘户尽管不能享受低保待遇，但是生活仍然比较贫困，可能因病致贫。二是已参加城镇职工基本医疗保险但个人负担仍然较重的低保户疾病经济负担可能影响其家庭基本生活。三是城市中"残疾人""老年人"和"未成年人"家庭以及其他特殊困难家庭，需要给予更多的关爱和照顾。由于我国地区经济发展不平衡，各地医疗消费水平和财政状况差异较大，因而把哪些特殊困难群众纳入救助范围，各地还要从本地实际出发，深入调查研究，进行科学测算和论证，合理确定救助范围。

根据《意见》要求，目前各试点地区在其基础上结合当地实际，逐步将城市"三无"人员、残疾人、60岁以上老年人以及孕产妇、流动人口等特殊困难群众、城市低收入人群以及其他因病致贫家庭纳入医疗救助范围。61%的地区依照《意见》要求将城市低保中未参加基本医疗保险的对象纳入救助范围，除此以外，还将虽然参加了基本医疗保险但负担仍然很重的低保对象纳入，17%的地区纳入了低收入人群，62%的地区纳入了特殊困难群体，但其中23%的地区未明确规定特殊困难对象的具体条件。

2.1.4 医疗救助标准

《意见》要求科学制定救助标准。对救助对象在扣除各项医疗保险可支付部分、单位应报销部分及社会互助帮困等后，个人负担超过一定金额的医疗费用或特殊病种医疗费用给予一定比例或一定数量的补助。具体补助标准由地方政府民政部门会同卫生、劳动保障、财政等部门制定。对于特别困难的人员，可适当提高补助标准。县级以上地方政府民政部门、卫生部门共同协商，确定为当地救助对象提供医疗救助服务的医疗卫生机构，原则上参照当地城镇职工基本医疗保险甲类用药目录、诊疗项目目录和医疗服务设施目录制定医疗救助对象医疗服务标准。

全国绝大多数试点地区分对象按一定比例补助需方，更多的试点地区在有限的救助资金下实行了大病救助为主的模式，并设置起付、封顶和共付比例进行限制。各地一般通过定额救助的形式开展门诊救助，包括发卡、发券和门诊减免等多种形式。各省市也普遍对贫困居民实行政策性减免，大部分由医疗机构承担减免费用，少数地区由政府承担部分费用。不少地区还开展了其他形式的医疗救助，如临时救助，多作为辅助救助方式。部分试点城市还采取资助贫困居民参加医疗保险的救助形式。

2.1.5　医疗救助基金管理

《关于加强城市医疗救助基金管理的意见》要求切实加强城市医疗救助基金的管理，城市医疗救助基金全部用于补助救助对象符合规定的医疗费用，不得从基金中提取管理费或列支其他任何费用。

城市医疗救助基金纳入社会保障基金财政专户，专项管理，专款专用。试点县（市、区）财政部门在社会保障基金财政专户中建立城市医疗救助基金专账，用于办理基金的汇集、核拨、支付等业务。试点县（市、区）民政部门设立城市医疗救助基金专账，用于办理基金的核拨、支付和发放业务。

试点县（市、区）财政预算安排资金按季或按月划拨至本级财政部门城市医疗救助基金专账。经批准用于城市医疗救助的彩票公益金应及时由财政专户划拨至城市医疗救助基金专账。县（市、区）财政部门收到上级补助资金之后及时全额划拨至城市医疗救助基金专账。社会各界的捐款及其他各项资金按属地化管理原则及时交存同级财政部门城市医疗救助基金专账。

城市医疗救助基金年度收支计划由地方民政部门报财政部门，后报同级人民政府批准后执行。民政部门定期向同级财政部门和上级民政部门报送收支计划执行情况。

《关于建立城市医疗救助制度试点工作的意见》和《关于加强城市医疗救助基金管理的意见》要求规范申请、审批程序。救助对象本人向社区居民委员会提出申请城市医疗救助的书面材料并提供有关证明材料；街道办事处（乡镇人民政府）对上报的申请表和有关证明材料进行审核；县级政府民政部门对街道办事处（乡镇人民政府）上报的有关材料进行审批。城市医疗救助补助资金由县（市、区）民政部门委托给街道办事处或乡镇人民政府发放，或由县（市、区）民政部门通过银行、邮局等直接支付给救助对象，也可以采取其他社会化发放方法。医疗机构直接减免救助对象的医疗费用可由财政部门或民政部门核拨给医疗机构。有条件的地方，应逐步实行国库集中支付。

各地严格按意见要求加强医疗救助基金的管理，部分地区还组成医疗专家小组对各地医疗费用情况进行定期与不定期的抽查；定期将医疗救助费用的发生情况向社会公布，确保专项资金的安全运行。

2.2 国外典型国家医疗救助制度政策特征

发达国家的医疗救助制度实施多年，积累了丰富的经验，对我国医疗救助的开展有着很好的借鉴作用。

2.2.1 国家医疗保险体系下的英国医疗救助

英国医疗救助政策坚持有能力承担医疗费用者必须自己支付，没能力承担费用的才可以获得救助的原则。判断人们支付能力的标准包括收入标准和居民的健康状况。因此英国一般久居护理之家的患者因为健康状况较差，可享受救助的资产标准最高，老年人其次，其他人较低。

英国医疗救助的对象主要是老年人、身体欠佳者、享受任何一项政府津贴者、税收抵免者、低收入者。救助政策详细规定了享受各种资助的资格条件，如“NHS（国家医疗服务体系）低收入方案”可以为低收入者提供相关 NHS 自费费用资助，资助数量取决于申请者的收入状况和应付费用，有费用全免和部分免除两种形式，如果家庭有成员享受收入救助、养老金补助或待业收入津贴，则可以全部免除 NHS 相关自费费用，其他情况则部分免除。同时经常需要支付处方费者还可通过购买预付凭证节省费用。英国医疗救助有严格的审批机制和约束机制，一旦查出弄虚作假者，将处以 5 倍的罚款。①

2.2.2 社会医疗保险体系下的德国医疗救助②

和其他社会救助一样，德国的医疗救助主要针对一般低收入家庭和特殊困难家庭，救助对象主要是加入医疗保险有困难的人群，通过政府资助帮助其享受医疗保险待遇，如失业者的医疗保险费由劳动局支付，养老金领取者的医疗保险费由养老保险机构承担。雇员的子女和无工作的配偶不需要交保险费，也可以享受医疗保险待遇。对高龄、残疾、生育等特殊需

① 英国卫生部网（www. dh. gov. uk）

② 杨红燕. 世界各国主要医疗保障模式比较分析. 2004 环球资讯网（http://snweb.com/）

求者，救助标准比一般标准高50%。投保人的收入一旦超过一定水平，就不再享受医疗救助。

2.2.3　商业医疗保险体系下的美国医疗救助①

医疗救助是美国最重要的医疗保障项目之一，于1965年通过国会立法并添加到社会保障法中。由联邦政府负责制定总体原则，由各州来管理，自行决定医疗救助的服务类型、数量、时间和范围、医疗救助的申请、医疗救助的资格、申请者的财产标准和收入计算方法，所以各州的医疗救助计划有很大的差异。资金来源于联邦政府和各级地方政府，是政府为符合特定条件的人群提供的经济资助。医疗救助有强制性和选择性两种形式，强制性针对绝对贫困人群，主要是享受未成年儿童家庭救助项目者、贫困家庭的儿童、孕妇，领养儿童资助受益者、特殊的受保护群体等。选择性救助条件各州自行决定，一般是贫困的儿童、妇女；收入水平在贫困线以下但达不到强制性救助标准的老年人、盲人、残疾人；州补充保障收入受益者；一些特定收入水平以下的在职残疾人；一些特定疾病患者；因病致贫者等。社会救助实行供方偿付制度，各州按服务项目直接向医疗服务提供者支付卫生保健费用，或者各州通过各种预付方式支付费用。患者在医院里不会因货币支付能力差而被拒之门外。联邦政府对各州的补助率主要取决于各州与全国人均收入水平的差异。富裕的州得到的补助率较低，收入低的州得到的补助率则较高。

2.2.4　储蓄医疗保险体系下的新加坡医疗救助②

医疗基金是新加坡政府为帮助贫困人群支付医疗保健费用而特别建立的一种捐赠基金，为那些尽管有医疗储蓄和医疗保障仍不能支付医疗费用的人提供最后的帮助。新加坡政府为医疗基金项目首次投入2亿新元，以后每年追加1亿新元扩展基金，投资所得每年分派给公立医院，专门协助他们支付医疗费用。每家公立医院都设有由政府任命的医院医疗基金委员会，负责审批申请并发放基金。国民必须向救助基金委员会提出申请，经过调查核实后，才能获得医疗救助。

除发达国家外，一项对低中收入国家的调查结果显示，在非洲、中东、拉丁美洲和加勒比海以及美洲等35个国家中，已有18个国家制定了

---

① 美国医疗照顾与医疗救助网（www. cms. hhs. gov）

② 杨红燕. 世界各国主要医疗保障模式比较分析. 2004 环球资讯网（http://snweb. com/）

官方文件，要求对贫困者实行医疗费用减免。

2.2.5 菲律宾的医疗救助①

菲律宾是一个发展中国家，贫富差距较大，贫困人口占全体人口的比例相对较高，贫困医疗救助难度较大。菲律宾宪法（1987）规定：国家应该采取综合措施改善居民健康，应确保基本物品、卫生和其他社会服务以支付得起的成本满足全体人民的需要。特别要优先保证病人、老年人、伤残人士以及妇女与儿童的需要。否则，国家政策将确保向穷人提供免费医疗。由此可见，菲律宾从法律角度确保了贫困医疗救助的地位。在确定贫困身份后，政府为其提供免费医疗保险卡。目前，政府补偿穷人的保费为每人每年 1 200 比索。中央政府与地方政府共同为其支付保险费用。但根据地方经济状况的不同，中央政府与地方政府共享的保费率有所不同。贫困医疗救助提供的医疗补偿范围与其他参保人员有所不同，目前，主要覆盖住院医疗服务，只有在农村地区才覆盖诊所医疗服务。参保者可以自由选择政府医院实施医疗服务。菲律宾有大量的慈善医疗机构。这些机构通常向贫困人口提供免费医疗。菲律宾华人社团举办了很多慈善医疗机构，实施贫困医疗救助。

2.2.6 泰国的医疗救助②

1975 年，泰国政府设立了“低收入者免费医疗项目”。最初实施方式是政府每年向公立医院拨付一定的预算，要求它们为家庭月收入在1 000 泰铢以下的家庭提供免费服务，究竟哪些病人符合救助资格完全由公立医院职员自行决定。一年之后，泰国政府改变了做法，直接向符合资格的受益者颁发所谓的“低收入卡”（类似于我国现在的“医疗救助证”），从而把目标定位的工作从公立医院解脱出来。医疗救助对象必须在一家公立卫生机构（一般是在社区附近的卫生中心或者区级医院）注册，在那里接受门诊服务，并在有需要的情况下接受转诊。政府则根据各卫生中心或医院所注册的医疗救助受益者人数，向这些机构拨付一定数量的预算。每人的医疗救助额一般会逐年增加：1996 年每人为 280 泰铢，到 2001 年上涨为 590 泰铢。1992 年，该项医疗救助计划的覆盖面扩展到未被其他医疗保障覆盖的所有老年人和在校九年义务教育生。

---

① 马进．菲律宾卫生系统对我国弱势人群医疗救助的启示．中国卫生经济，2006，1（1）：75-77

② 顾昕．泰国的医疗救助制度及其对我国的启示．中国行政管理，2006（7）：73-77

2.3 国外医疗救助制度对我国的借鉴

我国医疗救助已采取许多与国外做法一致的措施，如：减免贫困人群医疗费用、发放医疗服务补贴、控制药价、提高报销比例、使用社区卫生服务等。在制定和实施医疗救助政策过程中，我们还可以进一步借鉴这些国家的经验。

2.3.1 注重外部环境的支持

这些支持包括政策上的、财政上的和意识形态上的，如除了政府的政策和财政支持外，还有非政府组织的财政支持，包括与媒体的通力合作，建立和完善多方筹资机制。

2.3.2 重视相关机构的管理和监督

这些国家在管理和监督方面，尤其重视对医护质量的管理、药监部门的管理，药品生产和流通领域的监督以及救助人群的明确界定，以实现资金的合理使用。国内近年来对医护质量的管理、药监部门的管理等方面也比较重视，但这方面的工作仍需进一步加强。

2.3.3 重视将医疗保险、医疗救助体系和基层卫生服务供给有机结合

对于一个医院来说，来自贫困医疗救助的费用可能只占医院总收入很少一部分，医院不会对贫困医疗救助予以高度重视来提高效率和质量，所以可以考虑将社会医疗保险、贫困医疗救助打包，使之有机结合，提高影响力。这样有利于医院提高效率和质量，改善医疗救助资金利用效率。

3. 我国城市医疗救助政策设计和实施

目前，我国城市医疗救助试点工作按预期的目标和任务正有条不紊地开展。根据《意见》精神，各省、自治区、直辖市都选择了不少于1/5的县（市、区）进行试点，其中北京、辽宁、上海、浙江、江西、湖北、青海、宁夏等8个省份在所有县（市，区）全面铺开。试点地区的选择一般根据各地政府重视程度、工作基础、经济发展水平等因素确定，对于已开展城市医疗救助工作的县（市，区），基本都已纳入试点范围。

为进一步贯彻落实《意见》精神，各省、自治区、直辖市都出台了城市医疗救助制度试点工作的实施意见或办法。各试点县（市、区）也

根据《意见》和省、地市级的文件精神和要求，制定了具体的实施意见或办法。

3.1 医疗救助政策设计和实施经验①

从我国城市医疗救助试点工作两年多的开展过程中，在医疗救助政策设计和实施方面，自中央到地方，都有不少宝贵经验，均值得进一步在全国范围内推广和借鉴。

3.1.1 民政部门作为社会救助的主要实施部门，利用其社会救助的网络体系来实施医疗救助，大大提高了医疗救助效率

医疗救助制度是一种单向的政府行为，其性质中的救助性和社会性与民政部门的工作职责和特点不谋而合。所以，医疗救助应属于民政部门的职能范围，由民政部门来开展医疗救助工作，才能更好地发挥其效果。

从实践上来看，民政部门基层组织结构以及所管辖的低保人群为医疗救助的开展提供了绝好的平台。由于民政部门长期从事贫困人群救助工作，便于有针对性地设计医疗救助方案以及为医疗救助的开展进行宣传，并能够在短时间内动员各方力量，将医疗救助这一技术性强、工作量大的工作承担，短短两年时间内，全国试点地区的城市医疗救助管理机制、运行机制以及筹资机制基本得以建立。只有依靠民政部门牵头，进行组织和管理，同时财政、卫生、医保等部门有效配合，共同实施，医疗救助在我国才能更有效的制度化，并发挥更大的社会效益。

3.1.2 “分类纳入，分类救助”有利于提高救助效率，促进救助公平

不少地区试点政策中明确提出“分类救助”的指导原则。由于救助对象多样性，其实际疾病经济负担有较大差异，决定了医疗救助需求的多样性，根据其差异制定不同的起付线或救助比例，既较好地保障了“三无”等特困对象卫生服务的利用，又满足了各类人群对救助的不同需求，促进了救助的结果公平。实践证明，“分类纳入，分类救助”的救助思想和理念得到了广大救助对象的认可和赞同：救助应该是有差别的，应该向最弱势、需求最迫切的人群倾斜。

---

① 城市医疗救助试点工作评价研究报告．HPSP 项目资助．2007

3.1.3 大病救助为主，门诊救助为辅的救助模式符合救助对象的实际需求

在目前我国医疗救助资源还严重不足的情况下，选择大病救助为主的医疗救助模式是符合广大贫困人群实际救助需求的，是对有限救助资源的合理利用。

但是，从疾病发展规律来看，在有条件的地方开展常见病和慢性病救助也是非常必要的，贫困居民对常见病和慢性病有着更大的卫生需求；而且相对于重大疾病的住院救助，对常见病和慢性病的救助具有更好的成本效果和更高的成本效益，也能更好地体现救助的公平性。借助 UHPP 项目支持，青海省西宁市进行了有益的尝试。西宁市在实施住院救助的基础上，每年投入 40 多万依托城市社区卫生服务中心对贫困人群的高血压、糖尿病进行定额救助和管理，既有效缓解了慢性病人的疾病经济负担，又降低了重大心脑血管疾病如脑中风、脑栓塞等发生率，取得了良好的社会效益和救助效率。

《意见》要求“随着城市经济社会的发展和居民收入的增加，逐步完善城市医疗救助制度”。所以，在现阶段医疗救助资金有限条件下，应当首先开展大病救助，兼顾常见病和慢性病救助，并随着条件成熟，逐步加大常见病和慢性病救助力度，有条件的地方可以尝试开展公共卫生的救助，将有助于城市医疗救助发展和社会健康公平的实现。

3.1.4 医前和医中救助的方式明显提高了贫困人口对医疗卫生服务和救助服务的利用

医疗救助本身是以帮助贫困人群利用卫生服务为目的的，但医后救助却以贫困对象实际医疗消费为前提，限制了真正困难群体对医疗救助的利用。而医前救助的实施，减少了贫困对象因为没有医疗费用垫付能力而无法利用卫生服务、最终不能享受医疗救助的情况，提高了贫困人口对卫生服务和救助服务的利用率。

全国城市医疗救助试点之前，UHPP 项目在成都和沈阳探索建立了“医疗机构事前垫付，项目救助办公室定期结算，救助对象只缴纳自付部分”的医前救助模式。全国试点之初，各地民政部门低估了城市贫困人群的实际困难程度，本着“低标准起步，量入为出”的原则，谨慎防范医疗救助资金的崩盘，普遍建立了事后报销的救助方式。医疗救助制度实际运行后，越来越多的试点地区发现事后报销的救助方式限制了贫困人口对卫生服务的利用，许多地区进行了改革。如大连实行了医前救助，对持有保障证和市级以上医院诊断书等证明且急需治疗的城乡救助对象，核发《医

前救助通知书》，患者可据此在相关医院直接享受 5 000 元、3 000 元、2 000元不等的医疗服务，患者只需支付超出部分费用。治疗终结后，由医疗机构与管理部门结算标准内的医疗费用。

3.1.5 降低或取消医疗救助起付线，合理设定救助封顶线，适当提高救助比例，有助于提高救助利用率和改善实际救助效果

我国城市医疗救助试点广泛吸纳了城镇职工基本医疗保险的管理框架，对医疗救助实行共付制，并设置了起付线、封顶线。然而，医疗救助制度有别于医疗保险，它处于现有医疗保障体系的最底层，发挥着“兜底”作用，其目标在于帮助缺乏购买力的贫困居民利用基本卫生服务，促进健康公平，医疗救助的性质决定了其应该优先保证贫困人群中最困难、最需要救助的人群，而起付线、封顶线和共付比恰恰限制了最贫困的人群对医疗救助的充分利用。

《意见》指出：“实事求是，因地制宜。从实际出发，医疗救助水平既要与当地经济社会发展水平和财政支付能力相适应，又要尽量帮助城市贫困群众解决最基本的医疗服务问题。”在有条件的地区降低或取消医疗救助起付线有助于保障贫困居民对卫生服务和医疗救助的利用，而适当提高救助比例和合理设置封顶线会提高救助资金的使用效率，提高救助对象的保障水平，使他们不仅能够利用救助资金去看病，而且尽量能够看好病，体现救助的有效性。

目前国内已经有不少地区开始了这方面的探索，如北京、上海、湖北、宁夏、青海等地对城乡“三无对象”“五保户”以及老年人、残疾人、儿童等给予重点照顾，对上述人员取消或降低起付线，提高补助金额或按月给予定额的医疗费用补助，有效保障了这部分人群对基本卫生服务的利用。

3.1.6 民政部门主导，多部门协作的管理机制是医疗救助顺利开展的保障

城市医疗救助是一项综合性强、技术性高的工作，涉及救助服务和医疗服务两方面的提供和利用，必须以相应的卫生服务机构为载体来实现，这些特点决定了医疗救助必然需要多部门的共同合作。2005 年国务院《意见》中明确指出，各省、自治区、直辖市和试点县（市、区）要成立由当地政府分管领导任组长，民政、卫生、劳动保障、财政等部门负责同志参加的“城市医疗救助试点工作协调小组”，加强对城市医疗救助的领导。

实际试点过程中，各试点地区普遍建立了城市医疗救助试点工作协调

小组，对试点地区的顺利开展发挥了重要作用。针对当前具体操作层面普遍存在的定点医疗机构与民政部门进行医疗费用结算时程序繁琐，以及民政部门对定点医疗机构行为监管力度不强，无法保障救助资金的使用效率问题，不少地区充分发挥协调小组的作用，通过部门合作给予了很好的解决。

3.1.7 社会团体和组织募捐的医疗救助资金或直接开展的医疗救助活动，是民政部门医疗救助工作的良好辅助

《意见》指出："多方筹资，多种方式，量力而行。通过发动社会力量资助、城市医疗救助基金给予适当补助、医疗机构自愿减免有关费用等多种形式对救助对象给予医疗救助。实施医疗救助既要量力而行，又要尽力而为。"医疗救助不仅仅是政府的责任，也需要社会力量共同参与。在目前医疗救助资金有限，工作人员紧张的现实下，各试点地区积极吸纳社会资源进入医疗救助领域，在民政医疗救助主体下，开展多种形式的社会帮扶和互助，丰富了贫困人群救助内容，缓解了政府筹资压力。如上海的城市医疗救助体系除了有政府提供的医疗救助外，还有各种社会慈善团体，如"上海市慈善基金总会""市红十字会"等，以及市总工会和企业单位积极参与医疗救助事业。市政府用有限的财政资金吸引了无限的社会力量，参与到医疗救助事业中来。

3.2 城市医疗救助政策设计和实施中的问题①

3.2.1 医疗救助资金筹集不足，限制救助的实施和开展，在一定程度上影响了贫困居民医疗救助可及性

由于我国目前筹集的医疗救助资金不足，只能将资源首先提供给贫困人群最急需救助的医疗领域，即大病医疗救助，在医疗救助制度中还通过合理的病种范围、封顶线和补偿比例等进行限制。这些关卡必然会将一部分有需要的贫困人群排除在医疗救助之外。病种范围狭窄、封顶线过低，补偿水平低等问题并不是医疗救助制度本身造成，而是受到筹资水平限制。

3.2.2 医疗救助制度设计中技术性问题尚未解决，造成医疗救助资金利用率低

由于部分地区对医疗救助对象卫生服务需求缺乏深入细致的基线调

① 城市医疗救助试点工作评价研究报告．HPSP 项目资助．2007

查，对医疗救助资金需求心中没底，医疗救助制度中可以合理存在的关卡，究竟应该如何设置，在不同社会经济条件地区尚无统一做法。为防止资金超支，不少地方制度设计时往往过于谨慎，造成有限的救助资金出现大量结余，降低了救助水平和受益面。我们可以通过探索提高制度设计能力，逐步解决这个问题。

3.2.3 医疗救助工作人员和工作经费的缺乏严重影响了医疗救助的进一步开展

医疗救助工作对基层来说是一项专业性很强的新业务，要经过受理申请、审核、公示、救助金发放等操作程序，大大增加了基层民政部门的工作量，但基层民政部门从事这项工作的人员普遍不足，多数地区没有安排专职人员。此外，多数县（市、区）财力状况困难，没有安排工作经费或安排不足，造成现有的民政工作人员和配置很难适应越来越多、越来越重的工作压力和经费压力，严重制约了工作的开展。

3.3 典型城市医疗救助政策内容及政策分析

3.3.1 长沙医疗救助制度①

长沙市和岳麓区选择了治疗费用最为昂贵、负担最为沉重的 8 类重大疾病以及社会危害性较大的精神病进行救助，尤其是将一次性住院 7 天以上重大疾病纳入拓展救助病种范围，救助病种范围略高于全国平均水平，形成了大病住院救助为主，大病门诊救助为辅，精神病人药物救助为特色的综合救助模式。并根据救助对象的困难程度，对城市“双定”、未参加医保的低保对象、享受医保的低保对象和其他困难群众实行分类救助。城市“双定”毫无经济来源，可以享受全额医疗救助的待遇，而低保精神病人则直接由定点医疗机构提供免费的药物和相关的诊疗服务。低保家庭和其他特殊困难家庭实行按比例救助。救助形式也由事后救助发展成事后救助为主，事前救助为辅。

2006 年 5 月，岳麓区根据精神病人药物救助的方案，调整原有精神病住院救助方式，出台《长沙市岳麓区社会精神病人药物救助实施细则》，由市区政府共同投入 60 万元，以每年 5 万元价格向长沙市精神病院购买辖区精神病人的诊疗和药物治疗服务，治疗所需药品由区政府委托医疗机构集中采购，区政府根据药品实际使用量按采购价与医疗机构按月结算。

---

① 民政部. 湖南省长沙市岳麓区城市医疗救助调研报告. 2006

医疗机构组成专家巡诊队每月深入社区向城区内的社会精神病人提供免费的药品和诊疗服务，社区、卫生、残联、公安等部门给予相应协助，进一步完善和规范了医疗救助制度。

3.3.2 大连市医疗救助制度[①]

大连市自2002年开始，率先在全国范围内实施以重大疾病救助为主、减免与低价售药为辅的救助模式。2006年年底，救助内容包括门诊救助、住院救助、医疗减免、特殊人群救助。住院救助包括所有病种，但是八类重大疾病和一般疾病救助程度不同。

大连市医疗救助的主体是重大疾病救助，由市区财政出资，民政局统一管理，与医疗机构统一结算，面向全市八万多没有医保的低保人群。市民政局将重病救助范围由原来的3类扩大到各类传染病、精神类疾病、红斑狼疮和高危孕妇分娩抢救等8类。同时大连市实行了医疗减免，以门诊减免为主，还包括住院、疾病控制机构和妇幼保健机构的部分项目。在门诊治疗时免收挂号费、诊察费，门诊和住院常规检验、CT、MRT、彩超检查均按30％减免。疾病控制机构对特困居民免收再就业时的首次体检费，对其子女免收计划免疫接种劳务费。妇幼保健机构对特困女居民的孕期保健免收产前检查费。各类机构减免费用自己承担，无政府补偿。2003年，市民政局还通过社会招标的办法，组织全市医药销售企业，建立了覆盖全市城乡的低价药品供应网络。困难居民凭《保障证》办理“购药优惠卡”，可常年低价购买105种常用药品，价格比市场价低40％～60％。

大连市没有套用医疗保险的设计模式，一直坚持救助零起付，保证最困难人群，提高救助公平性，值得借鉴推广。大连市创新式地与药品销售企业合作，使自我医疗的患者也能得到医疗救助。不仅能够覆盖更多的贫困人群，而且让药品销售企业让利多销，体现了医疗救助事业的社会广泛参与和多方面筹集救助资金。

大连市沙河口区医疗救助呈现出“多样纳入，分类救助”的特点，沙河口区在无医保的低保户基础上，将有医保的低保人群、低收入人群等其他家庭也纳入救助范围，并且根据家庭经济情况给予不同的起付线和救助比例，体现了医疗救助公平性，同时扩大了救助覆盖面。沙河口区还积极拓展救助内容，包括社会慈善救助和民政重病致困救助。当地慈善总会由政府出资举办，广向社会募捐，每年拿出一笔资金，为全区“三无”老

---

① 民政部. 大连市城市医疗救助调研报告. 2006

人、遗属老人办理了慈善医疗救助卡，适用于看门诊。该区还于2005年开始对部分没有医保的救助对象提供医前救助，在提高救助可及性同时提高了医疗救助资金使用效率。

3.3.3 广州医疗救助制度①

广州医疗救助体系由基本医疗救助和大病医疗救助两部分组成，慈善医疗救助作为重要补充，建立起了以慈善医院为基础的医疗救助运行模式，对于东部经济发达地区，具有较强的借鉴性。

广州市的基本医疗救助实行事后救助，居民凭就诊单据到民政部门报销，每月46元，每季度报销一次，少不补，多不报。基本医疗救助没有定点医疗机构，对门诊缺乏监督措施和一定的导向措施。

广州市慈善医院为低保人员提供大病医疗救助，实行事中救助。并且在整个过程中，注重发挥慈善组织的作用，积极运用慈善捐款等方式提供制度外的临时性救助。

广州的大病医疗救助完全依靠市级慈善医院（广州慈善医院），在广州还有众多的区级慈善医院和慈善门诊，为低保人群中的特困人群发放慈善医疗救助卡，提供免费服务，大大提高了医疗救助的公平性。慈善门诊的费用大部分来自慈善捐款，是基本医疗救助制度的重要组成部分。各级慈善医疗机构在医疗救助体系中发挥着重要作用。

广州的大病医疗救助全部集中在广州市慈善医院，由广州慈善会慈善医疗管理办公室统一管理，区级没有定点的大病医疗救助单位。根据大病医疗救助的规模，实行市级统一管理较为适宜，有利于形成集团购买的优势，降低服务的价格。并且由专业人员管理可以有效地监控医疗机构医疗费用，大大降低了救助资金的支出。

3.3.4 上海市医疗救助制度②

3.3.4.1 通过政府医疗救助制度与各种医疗保障制度的对接，较好地减轻了贫困人口的疾病经济负担

目前上海市医疗保障不断向下拓展，对于大病的职工开展医疗互助互济，对高龄老人和青少年给予保障，与此同时，民政医疗救助体系也不断向上延伸，将低收入家庭纳入救助对象范围，因此，民政的医疗救助制度与医保局和其他团体的医疗保障制度实现了较好的对接，多个层次的医疗

---

① 民政部. 城市医疗救助试点工作评价广州市城市医疗救助调研报告. 2006

② 民政部. 城市医疗救助试点工作评价上海市城市医疗救助调研报告. 2006

保障紧密衔接，使得贫困人口的大病经济风险有了多元的保障。

3.3.4.2　将低收入家庭纳入城市医疗救助对象，一定程度上缓解了低收入家庭的大病经济负担

2005年10月以前上海城市医疗救助的对象范围为："三无"人员、家庭人均月收入低于320元（上海市城镇最低生活保障线）的低保家庭，以及其他特殊贫困人员。但考虑到边缘贫困群体，一些低收入家庭患大病后，享受不了相应的救助补偿政策，面临严重的疾病经济负担，因此在2005年10月的《关于进一步加强医疗救助工作的通知》文件中，将低收入家庭也纳入医疗救助对象范围，即人均月收入低于上海市最低生活保障标准150%（480元/月）以下的家庭。

低保家庭和低收入家庭在享受医疗救助政策方面有所区别，低保家庭中因患大病、重病，在享受基本医疗待遇和其他补贴以及各种互助帮困措施后，个人负担医疗费仍有困难的人员就可以享受医疗救助的补偿待遇。但是低收入家庭的医疗救助只限于三种大病，即患尿毒症透析、精神病和恶性肿瘤。

3.3.5　武汉市医疗救助制度①

2006年武汉市江岸区调整救助方案，把救助人群扩大到低保边缘人群，增加大病救助种类，开展事前和事中救助，建立病情确认制度。

3.3.5.1　以社区卫生服务中心为依托的定点医疗救助提高了医疗救助的知晓率和利用率

武汉市江岸区为了方便群众享受普通医疗救助服务，将区中心医院——武汉市第八医院（二甲）和辖区16个社区卫生服务中心纳入定点医疗救助机构，将救助服务延伸到贫困居民家门口，一定程度上方便了困难群众对医疗救助的利用。社区卫生服务中心以其方便、快捷、经济的卫生服务为城市医疗救助创造了良好的平台。

3.3.5.2　加强部门协作，打造合作平台，引导多方力量共同开展城市医疗救助工作

武汉市江岸区对于普通医疗救助采取政府补偿（80%）和机构让利（20%）相结合的方式，实行政府救助为主，医疗机构政策减免为辅的方式，引导医疗机构参与贫困人群的医疗救助，提高了普通医疗救助的持续性开展。武汉市卫生局积极协助，先后出台文件要求各大医院设立专门的救助病床200张，并向医疗救助对象提供慈善免费手术300台，由困难群

① 民政部. 城市医疗救助试点工作评价武汉市城市医疗救助调研报告. 2006

众向民政部门申请，民政局根据救助对象实际需求予以分配，卫生局监督医疗机构执行。该区还引导医疗机构发放慈善就医卡等多种形式参与对贫困人群的医疗救助，扩大医疗救助资源。

4. 医疗救助政策制定

4.1 问题界定

即问题的“诊断”阶段，通过诊断了解其症状，查明其病因。在制定医疗救助政策时，各地需对当地救助人数、救助病种、资金需求等项目进行摸底调查和测算。调查内容包括本地区城市低保人数（含已参与城镇职工基本医疗保险的人数和未参加城镇职工基本医疗保险人数）、本地区城市低保边缘群体人数、其他因病致贫，因病返贫的困难群体人数、患病种类、发病率、门诊就诊情况、患病住院情况、各病种门诊、住院医疗费用支出情况、医疗费用报销情况、社会帮扶情况、医疗资源情况（医院数量、人员、设备、医疗服务及药品价格）、相关政策情况、医疗救助需求情况。

比如江西省为全面掌握城市困难群众患大病的基本情况，下发了《关于做好城市困难群众患大病情况调查摸底工作的通知》，及时部署了在全省开展城市困难群众患大病情况的调查摸底工作。各地组织专门力量，深入街道（乡镇）、社区居委会对城市低保对象中患大病的人数、家庭数、疾病种类、患病时间、困难程度、治疗费用开支、是否参加医疗保险等情况等进行全面调查，初步建立了城市医疗救助对象的家庭备案制度。

政策问题的诊断包括政策问题的症状分析和原因分析两方面。问题的原因有主观原因和客观原因、主要原因和次要原因、直接原因和间接原因，近期原因和远期原因等，只有弄清原因，才能对症下药找出解决问题的方案。

4.2 目标确立

确立目标时必须注意以下几个问题：（1）目标的针对性。必须针对贫困居民实际卫生问题，切中问题的要害，准确地选中解决问题的突破口。（2）目标的可行性。既要高于现实水平，又必须是在现有政策资源和环境条件下通过一定努力可以实现的。（3）目标的系统性。不能只考虑该目标本身，而应着眼于整个医疗保障制度，全面考虑。（4）目标的规范性。目标必须反映广大人民群众的根本利益和愿望，符合社会的道德规范和行为准则。(5) 目标的具体性。政策目标是定性与定量的结合形态，它必须是具体明确的。概念、时间、条件与数量等方面都要清晰界定，凡可能量化的目标应尽可能量化，以建立具体的衡量标准。

我们在制定医疗救助政策时应确定医疗救助的目标，以切实解决贫困群众就医问题，目标应具体、可行。

4.3　方案设计

方案设计就是针对政策问题，依据政策目标，设计实现目标的各种可能性方案的过程。

收集资料后通过资料审查、资料分类、资料登录、资料汇总后进行资料分析，统计指标可以包括患病率、自付医疗费用、因病致贫、因病返贫家庭比例、疾病谱、前十位死因顺位等指标。在资料分析基础上根据贫困居民就医现状和既定的医疗救助政策目标，提出多个政策方案，制定科学的政策。

4.4　方案抉择

预测各方案后果并进行方案选择。政策方案抉择有如下一些标准：能最大限度地实现政策目标；消耗的政策资源尽可能少；实现政策目标的风险程度尽可能小；政策方案实施中产生的副作用尽可能小。

从制定的多个医疗救助政策方案中按上述标准选择适宜的医疗救助政策，将政策方案具体化，确定实现政策目标的各种措施，如政策界限的规定和相关机构的设置、人员配备和物资经费的保证，等等。

参考文献

刘苓玲. 各国社会医疗救助制度及其对建立我国城市贫困人口社会医疗救助的启示. 人口与经济，2006，1：64-70

时正新，廖鸿主编. 中国社会救助体系研究. 2002

http://www.mca.gov.cn/artical/content/200441494758/2004723104724.html

美国医疗照顾与医疗救助网（www.cms.hhs.gov）

英国国民卫生服务网（www.nhs.uk）

www. dh. gov. uk，英国卫生部网

Viroj Tangcharoensathien，Waranya Teokul and Lalita Chanwongpaisarn.

Challenges of Implementing Universal Health Care in Thailand [A]. in Huck－ju Kwon (ed.), Transforming the Developmental Welfare State in East Asia [C]. New York: Palgrave, 2005: 1257-282.

第6章 医疗救助筹资

本章要点

➢我国已经建立起中央、省、市、县（市、区）各级财政分担为主，彩票公益金和社会各界捐助等其他社会投入为辅的城市医疗救助筹资体系，医疗救助筹资总量日趋增加，筹资渠道日趋稳定。

➢我国医疗救助筹资水平相对低下，且地区之间差异大。总体上以县（市、区）本级财政投入为主，省级财政补助为辅，地市级财政为补充。地方财政投入模式存在一定差异。

➢在分析医疗救助资金影响因素基础上确定了医疗救助资金测算公式和步骤，结合我国实际数据对我国各省进行综合医疗救助和住院医疗救助所需资金进行了测算。

➢中央政府在医疗救助中应发挥投资主体的作用，中央转移支付要以政策激励为导向，地方各级政府也要加大投入力度，还需探索多渠道筹集资金的办法，包括社会筹集、国际援助、发行福利彩票等。

1. 我国医疗救助筹资政策概述和国外经验借鉴

1.1 我国城市医疗救助筹资政策

我国城市医疗救助试点工作开展以来，地方各级政府高度重视，积极投入，纷纷建立起中央、省、市、县（市、区）各级财政分担为主，彩票公益金和社会各界捐助等其他社会投入为辅的筹资体系，医疗救助筹资总量日趋增加，筹资渠道日趋稳定。

国务院《关于建立城市医疗救助制度试点工作意见》要求各地建立城市医疗救助基金，通过财政预算拨款、专项彩票公益金、社会捐助等渠道建立基金。地方财政每年安排城市医疗救助资金列入同级财政预算，中央和省级财政对困难地区给予适当补助。该《意见》规定基金来源：（1）地方各级财政每年根据本地区开展城市医疗救助工作的实际需要和财力状况，在年初财政预算中合理安排用于城市医疗救助的资金；（2）地方各级民政部门每年从留归民政部门使用的彩票公益金中按照一定比例或一定数额提取用于城市医疗救助的资金；（3）鼓励社会各界自愿捐赠用于城市医疗救助的资金；（4）城市医疗救助基金形成的利息收入；（5）按规定可用于城市医疗救助的其他资金。中央财政对困难试点地区给予适当支持，具体补助金额由财政部、民政部根据各地城市医疗救助人数、财政状况和工作成效等因素确定。

1.2 我国医疗救助资金筹资来源

1.2.1 政府筹资

1.2.1.1 中央筹资

2005 年中央财政补助中西部困难地区城市医疗救助资金 3 亿元，补偿地方筹资不足，2006 年增长到 4.8 亿元，增长了 60%。中央财政根据各试点省财政能力情况，确定补助数额，分别下拨①。

1.2.1.2 地方省、市、区（县）各级筹资

地方财政筹资方式可分为以下三种模式：

一是各区县财政部门根据上年度末享受城市低保待遇的人数，按照每人每月城市最低生活保障标准一定比例安排医疗救助资金，列入区县财政预算。大部分地区按城市最低生活保障标准 15%的比例筹资，如北京；有的地方为 10%，如郑州②。政府财政根据辖区最低生活保障资金支出总额按比例投入的方式，能够保障医疗救助资金随经济发展后最低生活保障资金的增长而同步增长，相对于其他的定额投入方式，为未来救助资金的增长预留了一定的增长空间，适应了医疗救助的发展。

二是各级地方政府根据当地的实际情况，按总人口每人若干元或按每低保对象（医疗救助对象）每人若干元的标准列支医疗救助预算资金。如长沙市财政每年按全市总人口每人 1 元的标准列支了医疗救助预算资金。

①② 城市医疗救助试点工作评价研究报告. HPSP 项目资助. 2007

各区、县（市）则根据财力及人口的实际情况分别按 2 元/人或 3 元/人的标准安排救助资金；浙江全省各地医疗救助专项资金基本按人均 3 元标准列入当地财政预算，有不少地方如杭州市本级、宁波江北区等地达到了人均 17 元。福建省省级财政根据县（市）经济水平不同分别按每低保对象每人每年 20～80 元的标准给予补助①。这种模式把筹资标准机械地界定为按人头投入，缺乏必要的自然增长机制，不能满足随经济发展而扩展救助对象或提高救助水平的需要。即使不扩展救助对象或提高救助水平，随着医疗救助政策深入发展和居民申请救助自主意识的增强，医疗救助资金供需矛盾将日益尖锐，势必影响医疗救助发展。

三是按照贫困人群疾病需求安排救助资金。如辽宁省目前保障 152.5 万人，平均门诊率和住院率分别按 50%、6%，门诊和住院救助水平分别按年人均 50 元、2 000 元测算，全省年需医疗救助资金 22 115 万元。西安市按住院治疗每人每年平均救助 2 000 元，长期卧床和长年服药人员每人每年平均补助 500 元，推算出全市每年需住院救助资金 484.2 万元、医药费补助资金 484.3 万元，合计 968.5 万元②。这种从救助需求角度出发确定筹资额度的模式能够在事先保证医疗救助水平情况下进行预测，不仅能有效提高资金使用效率，降低救助基金风险，同时还能保证医疗救助资金随经济水平和医疗费用的增长、医疗救助对象的扩大、医疗救助水平的提高同步增长，是最为科学的方式。

各级财政投入比例根据各地社会经济情况不同有所差异。江西省城乡医疗救助资金，均按照省、市、县（市、区）5∶2.5∶2.5 的比例筹集城市医疗救助资金，省财政按照城市低保对象人数每人每年补助 100 元，市、县两级各按照 50 元予以配套安排。2006 年市政府安排特困居民医疗救助资金 4 000 万元，市财政 2 000 万元，各区县（市）政府配套 2 000 万元③。

山西省各级财政部门于每年年初根据本地区开展城市医疗救助试点工作的实际需要和财力情况，按照省、市、县（市、区）三级财政 4∶4∶2 比例负担的原则，在年初预算中合理安排城市医疗救助资金，并列入当年财政预算。其中省财政根据试点县低保对象的 5%需要救助，按每人平均 2 000 元计算，负担 40%④。

以上两省在省内遵循同样的省、市、县筹资比例，由于我国省内各地、县经济水平和财政能力差异很大，这种统一的筹资比例无疑加大了财政能力相对低下的市、县的财政负担，不能有效保证基层政府医疗救助筹

①②③④　城市医疗救助试点工作评价研究报告．HPSP 项目资助．2007

资的及时到位，影响了医疗救助的可持续发展。

而部分地区根据基层政府财政能力不同，上级财政实行不同的补助标准。福建省对享受一般转移支付的县（市、区）和实际人均财力相当于一般转移支付县水平的县（市、区），按每人每年80元的标准给予补助；对人均财力在1.5万～2万元之间的县（市、区），按每人每年50元的标准给予补助；对人均财力2万元以上的县（市、区）以及市辖区，按每人每年20元的标准给予补助①。省级财政补助资金通过专项转移支付形式补助给有关县（市、区）。这种模式通过专项转移支付提高了基层财政的医疗救助筹资能力，能够保证医疗救助的可持续发展。

1.2.2 彩票公益金中提取一定比例医疗救助资金

由于政府财政能力限制，从目前相对稳定的彩票公益金中拿出一定比例的资金投入到医疗救助中，能够扩展医疗救助筹资渠道，提高医疗救助基金规模，弥补政府财政能力的不足，在有稳定彩票公益金的地区不失为一个政府筹资渠道外相对稳定的渠道。例如，北京从福利彩票所筹福利金中提取15%用于城市特困人员的医疗救助。武汉按地方福彩公益金的10%比例投入②。

1.2.3 社会各界捐助等多渠道筹集资金

该渠道是前两种渠道的补充形式，相对前者，缺乏稳定性，但在前两者相对不足的情况下还是能够起到一定的弥补作用。比如部分地区医疗机构自愿减免医疗费用，设立贫民医院、爱心医院，发动社会力量资助、媒体义务宣传；部分地区协调市慈善总会和区县慈善机构，从募集资金中安排一定比例用于慈善医疗救助；部分试点县（市、区）还积极引导和支持红十字会和慈善协会等社会团体以各种形式参与城市贫困群众的医疗救助工作。

1.3 各地特色做法

昆明市五华区财政局制定了《五华区城市特困居民医疗救助资金管理暂行办法》，规定了医疗救助资金的筹集、管理和使用。其医疗救助资金主要来源：（1）区财政预算安排；（2）动用福利彩票公益金历年结余；（3）动用残疾人就业保障金历年结余；（4）省、市专项资金补助；（5）广泛动员社会各方面力量，积极争取社会捐助。医疗救助资金每年由区财政

①② 城市医疗救助试点工作评价研究报告．HPSP项目资助．2007

预算资金、福利彩票结余资金、残疾人再就业结余资金分别按5∶3∶2的比例予以保障。省、市如有专项补助资金或社会捐赠资金，区财政局可视区级财力情况相应调减区级预算安排或其他资金安排。2005年9月区财政就拨出医疗救助专项资金70万元。2006年纳入财政预算的医疗救助专项资金70万元，省级拨款30万元[①]。

浙江省杭州市资金来源于各级财政每年安排的资金、社会捐赠款、利息收入等。医疗救助所需资金纳入财政主渠道，慈善等社会捐赠款作为补充。其中市财政局将老城区所需救助资金列入预算并拨入市民政局和市劳动保障局，根据核准的救助额给予保障。城区以外的其他区、县（市）所需资金由区、县（市）财政根据当地户籍人口数，按人均不低于3元的标准纳入财政预算[②]。

江西省城市医疗救助资金主要通过财政预算拨款、福利彩票公益金、社会捐助等多渠道筹集。城市医疗救助资金按照省、市、县（市、区）5∶2.5∶2.5的比例筹集（21个国家重点扶持县按照省、县7.5∶2.5的比例筹集）。省财政按照城市低保对象人数每人每年补助100元，市、县两级各按照50元予以配套安排；各市、县（市、区）将所需配套资金列入财政预算，与省级下拨的医疗补助资金统筹使用。城市医疗救助资金年度支出率不得少于资金总额的90%[③]。

1.4 国际医疗救助筹资经验分析

世界各国医疗救助筹资以政府筹资为主，不同层级政府财政在不同国家负担的比例有所不同。

英国是国家医疗保险制度的典型代表，政府通过税收等方式筹措医疗保险基金，以财政预算安排国民健康保险支出，包括医疗救助[④]。德国医疗救助主要针对加入医疗保险有困难的人群，采用的形式是由政府资助其享受医疗保险待遇，如失业者的医疗保险费由劳动局支付，养老金领取者的医疗保险费由养老保险机构承担。雇员的子女和无工作的配偶不需要交保险费，也可以享受医疗保险待遇[⑤]。

美国医疗救助制度的所有费用都由联邦政府和州政府共同承担。资金来源主要是政府的财政预算，也包括社会募捐和特别捐税补助，但政府的财政支持是社会医疗救助资金的最主要来源。联邦政府承担每个州医疗救

①②③④ 城市医疗救助试点工作评价研究报告. HPSP项目资助. 2007

⑤ 杨红燕. 世界各国主要医疗保障模式比较分析. 2004 环球资讯网（http://snweb.com/）

助项目的一部分医疗救助费用，担负比例称作联邦医疗救助百分比。每年由州人均收入水平与整个国家人均收入水平相比较而决定，联邦对人均收入水平较高的州偿付比例较小。依据的公式是：$P=100-45\times S^2/N^2$。其中：P 是联邦政府的资助率；N 和 S 分别是全国与各州的人均收入。如果一个州的人均收入等于全国的平均水平，联邦政府的配套率就是55%。对大多数人均收入高于全国人均收入水平的州，50%是最小的配套率，对人均收入低于全国人均收入水平的州，83%是最大的配套率。此外，联邦政府还负担各州 50%的管理费①。

2003 财政年度，联邦医疗救助百分比有 12 个州为 50%，密西西比最高为 76.62%，平均百分比为 56.6%。2000 年，平衡预算法案将哥伦比亚地区的联邦医疗救助百分比从 50%提高到 70%，将阿拉斯加州的联邦医疗救助百分比由 50%提高到 59.8%。2000 年的收益改进和保护法案进一步提高了阿拉斯加州 2001 至 2005 财政年度的联邦医疗救助百分比。为了缓解经济不景气状况下各州面临的财政困境，2003 年通过的就业和成长税收减免修正法案，对各州联邦医疗救助百分比的计算作了临时调整，使得联邦医疗救助百分比增长了 2.95 个百分点。联邦政府对各州享受州儿童健康保险的儿童进行更高比例的偿付，这些举措将所有州的联邦医疗救助百分比均值从 56.6%提高到约 70%②。

医疗基金是新加坡政府为帮助贫困人群支付医疗保健费用而特别建立的一种捐赠基金，意在为那些尽管有医疗储蓄和医疗保护仍不能支付医疗费用的人提供最后的帮助。新加坡政府为医疗基金项目首次投入 2 亿新元，以后每年追加 1 亿新元扩展基金，只有这些捐赠基金的利息收入才可用于支付贫困人群的卫生保健费用并分配到各家公立医院，那些不能支付住院费用的患者可以申请医疗基金的帮助，每家公立医院都设有由政府任命的医院医疗基金委员会，负责审批申请并发放基金③。

对于贫困人口，菲律宾中央政府与地方政府共同为其支付保险费用。但根据地方经济状况不同，中央政府与地方政府共享的保费率有所不同。目前，政府补偿穷人的保费为每人每年 1 200 比索。大城市和经济状况好的小城市地方和中央各承担 50%，经济状况相对较差的小城市刚开始实施时地方仅承担 10%，随着医疗救助的不断深入，地方财政逐渐增加投

① 毕芳，任苒．美国医疗救助制度沿革及其对我国的启示．中国卫生资源，2007（10）1：41-43

② 美国医疗照顾与医疗救助网（www.cms.hhs.gov）

③ 李小华．国外医疗救助政策比较．卫生经济研究，2006（10）：7-10

入责任，每年增加 5%，至第十年地方和中央各承担 50%。政府还积极鼓励非政府慈善组织参与贫困人口的医疗救助。如德国的传教士医院、华裔青年联谊会以及马尼拉唐人街慈善基金等，他们或是向贫困人口直接提供免费医疗，或是筹措资金为贫困人口购买必要的药品，在一定程度上减缓政府贫困医疗救助的财政压力，增加贫困人口获得医疗服务的可及性①。

2. 我国医疗救助筹资分析

2006 年民政部在积极争取中央财政增加城市医疗救助资金投入同时，通过通报、督办等手段督促地方各级财政特别是省级财政加大城市医疗救助资金投入力度。在积极督促地方增加财政投入的同时，还加大宣传力度，广泛动员社会力量，通过慈善机构、单位和个人多渠道筹措救助资金，以弥补财政投入的不足。

2.1 医疗救助筹资水平

2.1.1 筹资总额

自 2005 年城市医疗救助试点工作开展以来，我国各级政府已累计投入预算资金 29.7 亿元，其中中央政府安排 7.8 亿，地方各级政府筹集 21.9 亿元。2005 年 31 个省、市、自治区安排医疗救助资金 8.4 亿元，2006 年各级政府在进一步扩大试点的基础上，财政投入力度进一步加大，全国共筹集城市医疗救助资金 21.09 亿元，其中 2006 年新增预算资金 18.3 亿元。中央安排资金 4.8 亿元，较 2005 年 3 亿元增长 60%，地方筹集资金 13.5 亿元，较 2005 年 8.4 亿元增长 60%，具体情况见表 6—1②。

表 6—1　2006 年我国城市医疗救助筹资情况

	筹资额度（亿元）	同级财政支出（亿元）	占同级财政支出比例（%）	比 2005 年增长幅度（%）
中央财政	4.8	22 222	0.02	60
地方财政	13.5	16 151	0.08	60
总计	18.3	38 373	0.05	60

数据来源：民政部 2006 年医疗救助汇总表。

① 马进．菲律宾卫生系统对我国弱势人群医疗救助的启示．中国卫生经济，2006，1（1）：75-77

② 城市医疗救助试点工作评价研究报告．HPSP 项目资助．2007

从全国范围来看，2006年31个省、市、自治区中有25%的省份医疗救助资金投入超过6 000万元，其中江西、上海、辽宁3省筹资额度超过了1亿，3省资金总额占到全国城市医疗救助资金预算总额的26.9%。近一半的省（市、区）城市医疗救助资金地方投入不足3 000万元，其中以西部省份为主；西部地区大部分省（市、区）筹资总额不足2 000万元。见图6—1。

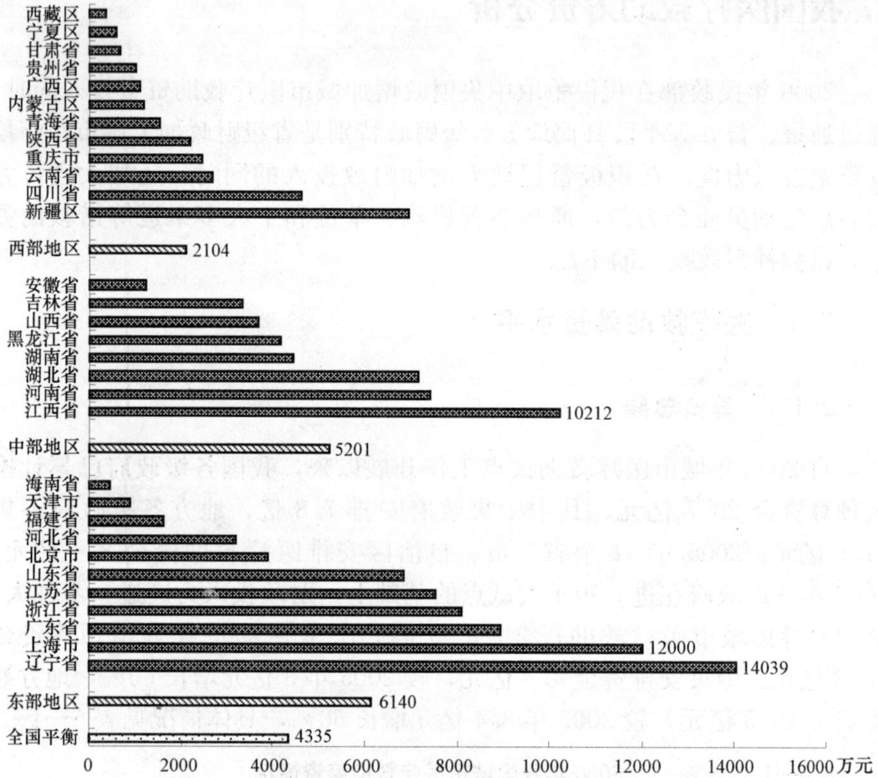

图6—1　2006年全国各省安排的城市医疗救助资金

数据来源：民政部2006年医疗救助汇总表。

2.1.2　人均筹资额

相对于医疗救助筹资总额，以覆盖人群为基数，医疗救助的人均筹资额度能够更好地反映当前的筹资水平。

2006年全国中央和各级地方政府筹集城市医疗救助资金总计18.3亿，覆盖低保困难群众1 440万人，各级财政平均为每位城市低保人员投入医疗救助金127元，低于全国城市地区的次均门诊费用219元，仅为全国城市地区次均住院费用的 1.8%，为同期城镇职工基本医疗保险 1 019.4 元的人均筹资额度的 12.5%，而城市医疗救助覆盖人群健康状况更为恶劣，卫生服务需要更为迫切，有着更大的资金需求，医疗救助资金明显不足（见表 6—2）①。

表 6—2　　全国医疗救助人均筹资水平比较　　单位：元

医疗救助人均筹资额	2005 年职工人均工资	职工基本医疗保险人均筹资额	次均门诊费用	次均住院费用	最低生活保障平均月标准
127	20 079	1 019.4	219	7 606	162

注：不含西藏地区。

数据来源：民政部 2006 年医疗救助汇总表．民政部网站；2005 年度劳动和社会保障事业发展统计公报．第三次国家卫生服务调查。

从地区分布来看，各地区地方财政（不含中央财政）筹资水平之间存在明显差异，东部地区经济较为发达，人均投入最高，达 176 元，明显高于西部地区人均 82 元的筹资标准，中部地区人均医疗救助经费最少，仅为 73.4 元，见图 6—2。从理论上分析，各地地方财政医疗救助筹资水平应受到各地地方财政筹资能力的限制，但实践表明财政能力相对高的中部地区地方财政医疗救助筹资水平却比西部地区稍低，分析其原因，这与我们国家最近几年注重西部开发，对于西部地区卫生工作强调较多，当地政府较重视，在财政相对困难的情况下仍投入较多资金进行医疗救助有关。可见我们在进行医疗救助筹资时，不能片面强调财政困难，应在财政能力允许范围内尽可能筹集较多的资金用于医疗救助。

从省际间来分析，各省筹资水平之间也存在明显差异，浙江省人均筹资水平最高，达到了 867.4 元，重庆市人均筹资水平最低，仅有 31.1 元。全国 30 个省市（不含西藏）中 1/2 的省市人均筹资水平低于 150 元，其中黑龙江、江西、河南、重庆等 14 个省、市的人均筹资水平低于全国平均水平（见表 6—3）。

2.2 医疗救助筹资结构

2.2.1 筹资结构概述

遵循"多方筹资、多种方式"的原则，医疗救助试点地区普遍建立起了以各级财政预算、彩票公益金投入为主体，社会捐助或慈善为补充的筹

① 城市医疗救助试点工作评价研究报告．HPSP 项目资助．2007

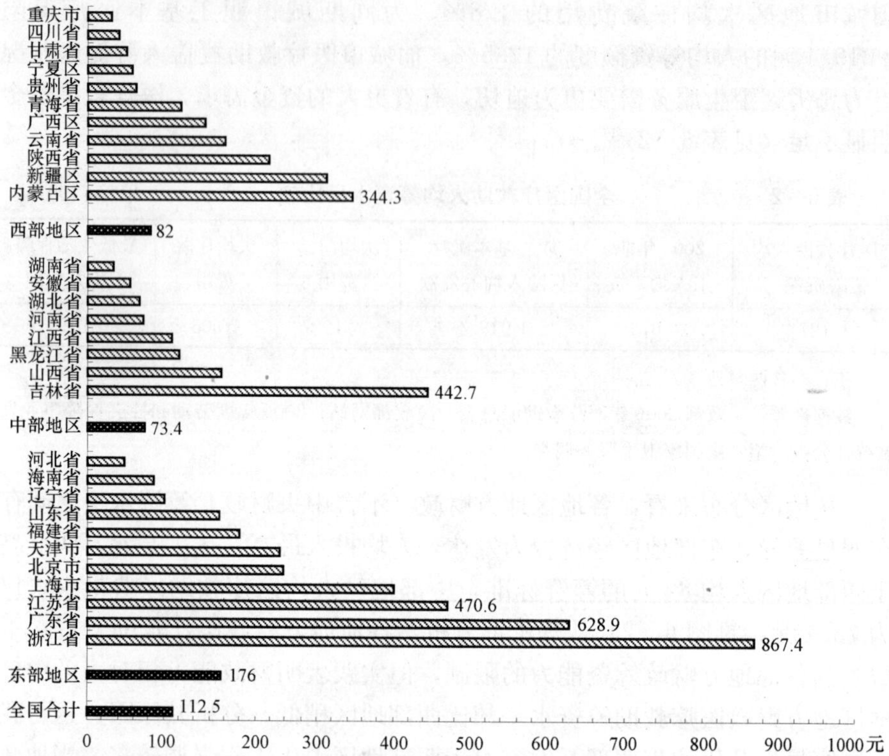

图 6—2　2006 年全国各省人均医疗救助筹资额度（不含中央财政）

数据来源：民政部 2006 年医疗救助汇总表。

表 6—3　　2006 年全国各省医疗救助人均筹资水平分布

2006 年人均筹资水平	省、市、自治区数	占全国比例（%）	累计比例（%）	具体省、市、自治区
50 元以下	4	13.3	13.3	重庆、湖南、四川、河北
50～100 元	7	23.3	36.7	甘肃、安徽、宁夏、贵州、湖北、河南、海南
100～150 元	4	13.3	50.0	辽宁、江西、黑龙江、青海
150～200 元	5	16.7	66.7	广西、山东、山西、云南、福建
200～300 元	3	10.0	76.7	陕西、天津、北京
300～400 元	2	6.7	83.3	新疆、内蒙古
400～500 元	3	10.0	93.3	上海、吉林、江苏
500～600 元	0	0.0	93.3	—
600～700 元	1	3.3	96.7	广东
700 元以上	1	3.3	100	浙江

数据来源：民政部 2006 年医疗救助汇总表。

资体系。由于城市医疗救助尚处起步阶段，吸纳、利用社会资金尚处摸索阶段，目前各地的医疗救助资金主要来源于各级政府财政预算投入。

我国医疗救助资金总体上以县（市、区）本级财政投入为主，省级财政补助为辅，地市级财政为补充。2006 年全国地方各级政府财政共投入城市医疗救助资金 13.5 亿元，如表 6—4 所示。其中县（市、区）本级财政合计投入 5.6 亿，占到 2006 年投入总额的 41.2%，其次为省级财政投入 4.5 亿元，占投入总额的 33.8%，地级市投入相对较少，共计 3.4 亿元，约占投资总额的 25.1%。

表 6—4　　2006 年我国城市医疗救助地方财政筹资结构

	筹资额度（亿元）	占地方财政筹资总额比例（%）
省级	4.5	33.8
地（市）级	3.4	25.0
县（市、区）	5.6	41.2
小计	13.5	100

数据来源：民政部 2006 年医疗救助汇总表。

对上海、广州、武汉、长沙等 10 个地区的调查也显示，各地都建立起政府财政投入为主，其他渠道作为补充的筹资模式，不同层级财政按比例筹集资金，大部分城市市、区财政为 1∶1 的比例，市、区财政投入的比例以上海最高，为 1∶0.5，长沙最低，为 1∶3。同时各地还积极引入其他资金投入方式作为补充，例如广州市 27%的资金来源于福利公益金；武汉市江岸区 5.5%的资金来源于彩票公益金①；上海也鼓励社会团体、慈善机构等社会力量参与医疗救助。

2.2.2　筹资结构省际比较

从省际来看，全国 31 个省、市、自治区除北京市所有医疗救助资金全部由各县区本级财政承担外，其余各省省级财政都给予了一定投入。但省际之间各级财政筹资比例存在较大差异。约 70%的省、市、自治区以县（区、市）本级财政投入为主，但宁夏、河南等 5 个省、市、自治区主要依赖省级财政的支持，省级财政比例达到 50%左右，江苏、湖南等 5 个省、市、自治区则重点依赖地市级财政的投入（如图 6—3）。

从东中西部三个地区来看，东部地区省级财政预算占总额的比重较小，只有 25%，而地（市）级和县（市）区级财政预算分别占总额的

① 城市医疗救助试点工作评价研究报告．HPSP 项目资助．2007

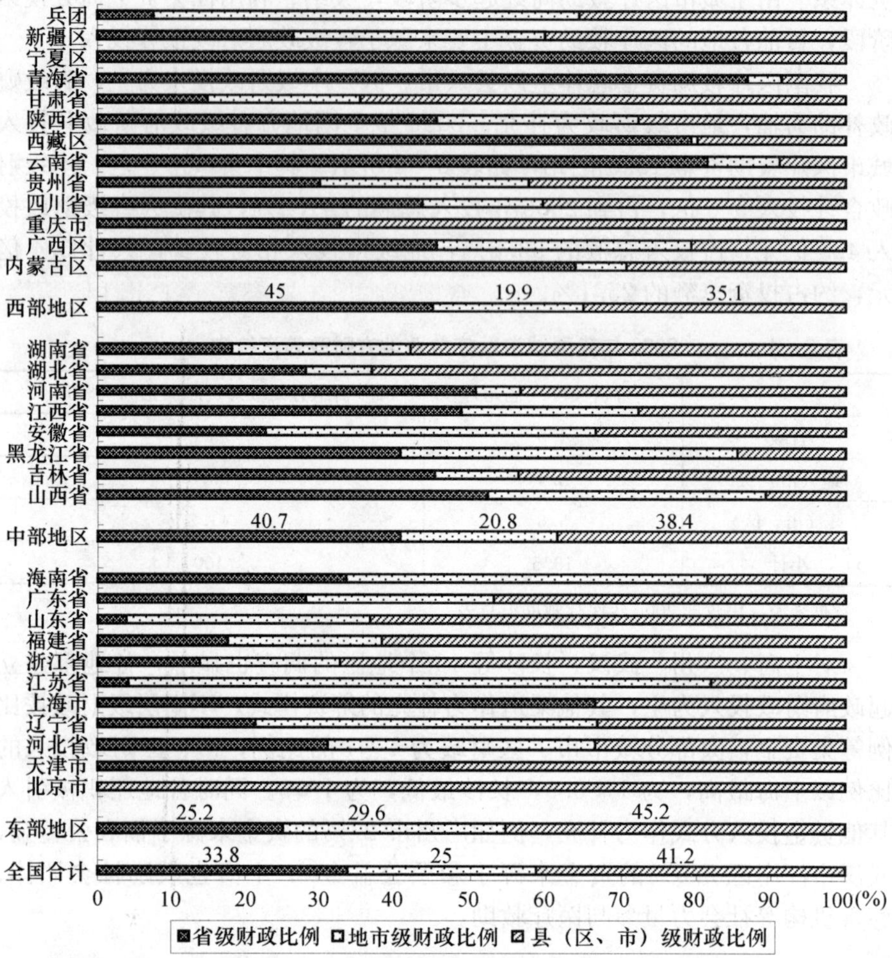

图 6—3　2006 年全国各省医疗救助资金构成

数据来源：民政部 2006 年医疗救助汇总表。

30%和 45%。中部地区省级财政预算占总额比重较大，为 41%，地（市）级和县（市）区级财政预算则分别占总额的 21%和 38%。西部地区省级财政预算占总额的 45%，地（市）级和县（市）区级财政预算各占总额的 20%和 35%。

东部地区经济发达，基层政府财政能力较强，能够更多地投入社会事业发展。而我国财政体制改革后，中、西部地区基层政府多为“吃饭财政”，经济基础薄弱，财政能力有限，只有更多地依靠上级财政的专项资金，我国不同地区筹资结构基本合理，在一定程度上减轻了财政能力相对低下的中西部地区基层财政投入负担，保证了筹资的可持续增长。

2.3 医疗救助资金使用情况

截至2006年年底，地方各级政府累计筹集医疗救助资金21.9亿元，实际支出救助资金15.4亿元，医疗救助资金实际利用率70.5%，其中2005年全国筹集城市医疗救助资金8.4亿元，其中61.8%的资金得到了利用。2006年各地医疗救助投入不断增加，全国地方财政共筹集救助资金13.5亿元，各试点地区通过调整救助方案，方便困难群众对医疗救助服务的利用，逐步提高了医疗救助资金使用效率，全年累计使用救助资金10.2亿元，资金利用率达到了75.8%，较2005年提高了14个百分点。

从全国范围来看，中、西部地区救助资金利用率分别达到了85%和108%，明显高于东部地区的45%。31个省份中有8个省份的医疗救助资金利用率低于50%，但大部分省份资金利用率超过了60%。由于各省、直辖市、自治区具体救助方案不同，救助执行力度存在差异，导致各地医疗救助资金利用率存在明显差异，部分中西部省份医疗救助资金如果没有中央财政的支持将出现透支，而福建省全年医疗救助资金使用尚不足10%（见图6—4）。

2.4 医疗救助资金流向

从2006年医疗救助资金使用情况看，1/4的住院患者使用了超过3/4的医疗救助资金，3/4的门诊患者实际使用医疗救助资金尚不到资金总额的1/4。

2006年全国各试点地区累计救助贫困人口211.1万人次，支出医疗救助金10.2亿元，其中住院救助45.8万人次，占全年医疗救助服务量的21.7%，但资助住院救助资金占到了实际使用资金的76.3%，约为7.8亿元，同期门诊救助165.2万人次，占全年医疗救助服务量的78.3%，实际使用救助资金仅占医疗救助总支出的23.7%（见图6—5）。

2.5 典型地区医疗救助筹资现状分析

我国各城市医疗救助筹资标准不同，各级财政筹资比例也存在一定差异，具体筹资标准见表6—5。

2.5.1 长沙

从2002年提出医疗机构“两减一免”基本医疗救助的政府零投入，到2003年10万元“贫病救助基金”的建立，到2005年市、区财政按人

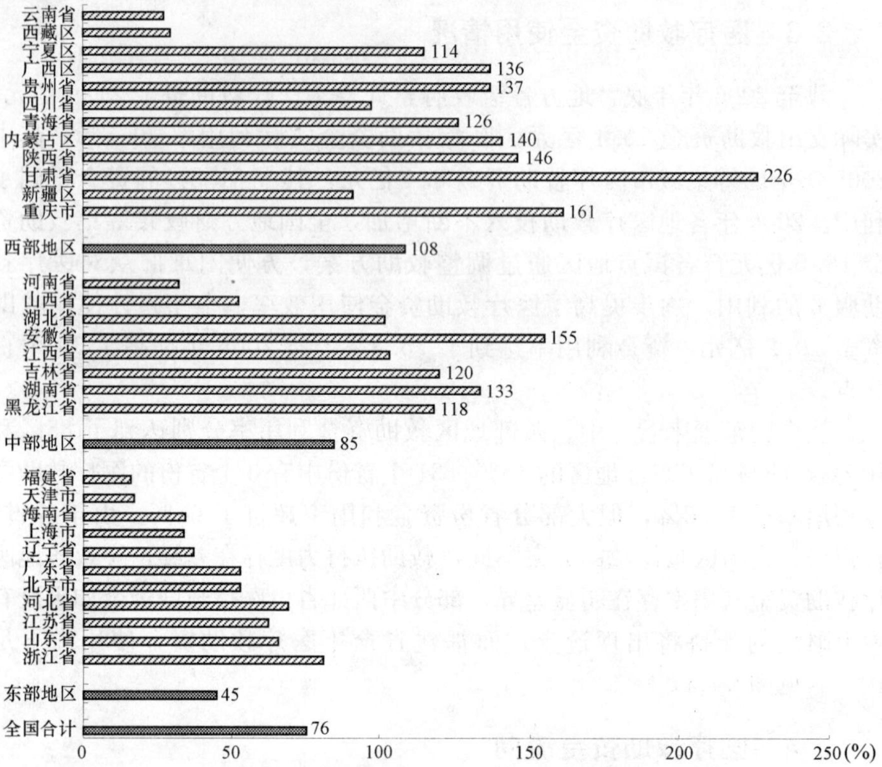

图 6—4　2006 年全国各省市医疗救助资金利用率

数据来源：民政部 2006 年医疗救助汇总表。

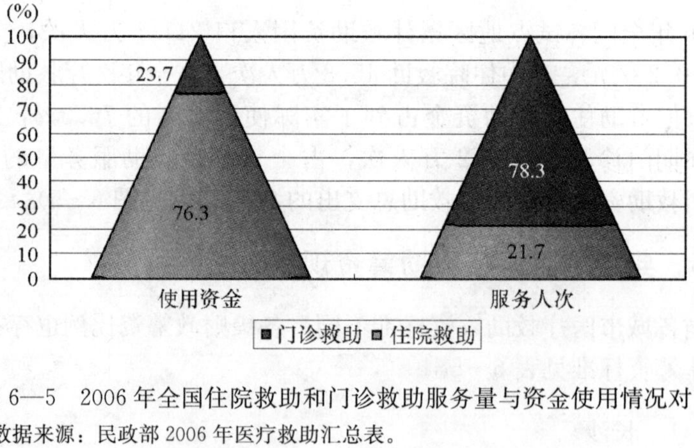

图 6—5　2006 年全国住院救助和门诊救助服务量与资金使用情况对比

数据来源：民政部 2006 年医疗救助汇总表。

头投入 157 万元，再到 2006 年大病救助 160 万元和精神病人的药物救助 40 万元，岳麓区的医疗救助资金逐年增长，但筹资渠道单一，社会力量

表 6—5 典型地区医疗救助筹资标准

城市	医疗救助筹资标准
长沙	由市、区财政按照 1∶3 比例筹集救助资金，市、区根据辖区户籍人口分别按照 1 元/人和 3 元/人标准投入
大连	医疗救助资金按照上年度享受城市最低生活保障居民的人数、年人均 500 元的标准筹集，由市和各县（市）区分担；市级救助资金根据各县（市）区经济水平不同实行不同补助比例，比例为 70％或 50％
广州	按低保标准增加 14％的比例安排城乡医疗救助金；社会福利彩票公益金地方留成部分中提取 20％的比例安排医疗救助金；社会各界捐助等渠道筹集资金；市区财政按照 4∶6 的比例配套
上海	2006 年城市医疗救助最低生活保障居民人均筹资 275 元，该年市级财政资金 8 000 万归城乡统筹使用，同时各区财政按照 1∶0.5 提供配套资金
武汉市江岸区	市、区两级财政分别按照各自承担的上年度城市最低生活保障资金支出总额的 5％比例投入；市、区两级民政部门分别按照当年地方福利彩票公益金的 10％比例安排医疗救助资金
重庆市南岸区	上级财政 100 万，区财政 100 万（低保人口为基数，人均筹资救助金额 54.8 元），专门设立了 1 000 万元的红十字基金，补贴医疗救助定点医院的医疗费用减免和低价药品供应

资料来源：民政部城市医疗救助试点工作评价城市医疗救助调研报告．2007。

参与有限，一直依靠政府财政独立支撑，尽管政府投入有了较大提高，但筹资水平依然偏低。从资金筹集总额看，2006 年岳麓区筹集资金最多，全年筹集大病救助资金 160 万元（含市财政 40 万元），精神病专项救助基金 40 万元，合计总共 200 万元，其中区财政投入 152 万，占 2005 年财政支出的 0.25％①。

2.5.2 大连

大连市政府自 2002 年以来，每年预算 2 600 万作为大病救助资金，占 2006 年财政一般预算支出的 0.12％。全市 2006 年低保人群 94 284 万，其中无医保的 75 427 万为大病救助覆盖对象，平均筹资额度为 344 元，为低保户最低生活标准 280 元的 1.2 倍。

2006 年沙河口区政府预算大病医疗救助资金 290 万，其中 90 万以 5∶5 比例配套预算给市民政局规定的八种重大疾病救助，其余 200 万为

① 民政部城市医疗救助试点工作评价长沙医疗救助调研报告．2007

沙河口区重病致困救助资金。总额占当年区国内生产总值的0.4‰，当年财政支出的0.6%，覆盖全区低保人口数17 122人，人均筹资额169元①。

2.5.3 广州

广州市医疗救助资金筹集渠道合理，基本医疗救助主要筹资渠道是政府筹资，市区财政按照4∶6的比例配套。广州市2005年大病医疗救助资金为3 000万，其中市级财政为1 000万，区县级财政1 200万，福利彩票公益金800万。政府投入是大病医疗救助长期稳定的投入，社会慈善捐助主要作为慈善医疗机构的硬件建设和临时性救助。

医疗救助筹资水平相对较低。2005年广州市城乡医疗救助总支出2 492万元，全年一般财政预算支出为4 384 122万元，仅占0.057%。广州荔湾区2005年医疗救助总投入约226万元，占当年财政支出的0.113%②。

2.5.4 上海

医疗救助资金实行政府资助和社会筹集相结合，专款专用。自2006年开始，市财政对医疗救助的年预算经费为8 000万元，各区财政按照1∶0.5提供配套资金4 000万元。区民政局根据各街道每月审批通过的救助对象申请的救助金总额将医疗救助经费拨给街道，由街道以现金的形式发放医疗救助补助金。由于市民政局按照每季度各区上报的医疗救助人数，以及上一季度医疗救助资金使用情况对区民政局实行“动态拨款”，同时各区（县）医疗救助金按1∶0.5的比例配套。当前一季度区民政医疗救助资金出现赤字后，只要资金按照规定合理使用，下一季度市民政局会先补足赤字差额，并继续拨给下一季度的资金。若年度出现赤字，市民政局将在对未来救助资金的需求进行测算的基础上，与财政部门进行沟通，在下年度申请更多的预算资金。如2005年救助基金出现了赤字，因此从2006年开始，市财政对医疗救助的年预算经费进一步加大到8 000万元，各区县的配套资金筹集比例仍然不变。上海市医疗救助筹资的一个显著特点就是“财政兜底”，上海市医疗救助资金有着强有力的财政资金保证，并且会随着民政部门实际救助资金使用需求的增长而追加。这与全国其他很多城市按照救助资金的多少进行医疗救助的模式完全不同。在财

① 民政部城市医疗救助试点工作评价大连医疗救助调研报告．2007

② 民政部城市医疗救助试点工作评价广州医疗救助调研报告．2007

政部门强有力的支持下，上海医疗救助的筹资就有稳定性和可持续增长性①。

2.5.5　武汉市江岸区

武汉市和江岸区建立了以市、区地方财政预算为主，地方福利彩票公益金提成为辅，社会定向捐赠资金和其他资金投入相扶持的多渠道、多层次的筹资体系。根据制度设计，医疗救助资金将用于以下三个方面：一是“三无”人员定额救助；二是普通医疗救助对定点医疗机构的补偿；三是重大疾病医疗的现金救助。

江岸区财政和彩票公益金投入稳定及时，是当前医疗救助资金的主要来源，社会资金投入相对随机但发展潜力巨大，是未来医疗救助筹资的重要来源之一，为建立未来政府主导，社会力量广泛参与的医疗救助体系奠定了基础。政府财政根据辖区最低生活保障资金支出总额按比例投入的方式，适应了医疗救助的发展，提高了救助政策的可持续性。

从 2006 年江岸区医疗救助资金筹集看，医疗救助资金完全由市、区财政和社会福利彩票公益金构成，尚无社会资金的参与，但在实际救助过程中定点医疗机构以政策性减免、免费手术服务以及发放慈善医疗卡等多种形式给予了支持。2006 年全区共筹集医疗救助资金 400 万元，其中本级资金 267 万元（城乡），市级配套安排医疗救助专用基金 133 万元。从筹资来源看，区本级救助基金主要由以下 3 部分构成：一是区财政根据上年度城市低保资金总额按 5％比例安排的救助资金 243 万元，占区本级总资金的 91％；二是区财政按农村人口 1.5 元/人的标准投入 1.85 万元；三是区福利彩票公益金 10％的提成 22 万元②。

从资金筹集总额看，2006 年江岸区共筹集医疗救助资金 400 万元，区本级筹资 267 万元，其中区财政投入 245 万，占区 2005 年财政支出的 0.35％。

2.5.6　重庆市南岸区

根据《南岸区城市医疗救助制度试行办法》的规定，城市医疗救助资金主要来源为：上级拨入的专项资金；区财政每年预算安排的资金；慈善捐赠；城市医疗救助基金形成的利息收入；按规定可用于城市医疗救助的其他资金。

---

① 民政部城市医疗救助试点工作评价上海医疗救助调研报告．2007

② 民政部城市医疗救助试点工作评价武汉医疗救助调研报告．2007

尽管南岸区建立了城市医疗救助基金，但基金来源主要由政府财政投入，缺乏社会力量的参与，筹资渠道单一。2006年共筹集医疗救助资金200万，其中区财政投入100万元，占区财政支出的0.06%。以人均筹资水平（救助目标人群为基数）来看，救助目标人群47 043人，人均筹资额度仅为42.5元。而同期中部地区长沙市人均筹资额为95.3元，东部地区大连市人均筹资额为273.9元[①]。

3. UHPP项目医疗救助资金筹集及使用情况分析

3.1 医疗救助资金的筹集

医疗救助项目资金指UHPP项目DFID专项资金和当地政府配套资金。根据两国政府达成的协议和项目总体要求，每个项目市DFID资金50万英镑，政府配套资金600万人民币，共计1 200万元（人民币），每个项目区资金共计600万元。在三个资助年内，每个项目区每年用于补助贫困人口的医疗救助资金总额为200万元。为了保证医疗救助项目可持续发展，DFID资金将逐年减少，政府配套资金相应逐年增加，其中DFID资金占每年资金比例为70%、50%、30%，政府配套资金占每年资金比例为30%、50%、70%。每年DFID资金和项目市区政府配套资金各占总额的比例见表6—6。在每个项目年度初，项目市、区地方的医疗救助配套资金，按规定时间全额拨付到贫困人口医疗救助专用账户，经中央项目办审核后，DFID应拨付的年度资金即可拨付。此外，项目要求各项目市区积极挖掘资金来源，建立多渠道、多元化可持续筹资机制，以保证贫困人口医疗救助项目可持续性发展。

表6—6　　项目区医疗救助资金构成和年度使用计划　　单位：万元

资金	救助实施第一年	救助实施第二年	救助实施第三年
DFID救助资金	140	100	60
政府配套资金	60	100	140
总 额	200	200	200

数据来源：UHPP项目办成都、沈阳完工报告。

3.2 医疗救助资金可持续性

UHPP项目的成功就在于它良好的持续性，避免以往项目的“盆景

① 民政部城市医疗救助试点工作评价重庆医疗救助调研报告. 2007

现象”，即随项目终结而终结的现象。UHPP项目医疗救助活动的可持续性表现为两种类型，一类是全面延续型，另一类是并轨延续型。

成都市武侯区属于全面延续型。该区2005年6月2日转发武侯区中英城市社区卫生服务与贫困救助项目工作领导小组《关于城市贫困与弱势人群医疗救助第三年度实施方案的通知》（成武府办发［2005］55号），正式实施《武侯区中英城市社区卫生服务与贫困救助项目城市贫困与弱势人群医疗救助第三年度实施方案》。其救助方案是UHPP项目的全面延续。不过其资金来源进行了调整。文件规定“（UHPP项目结束以前）2005年8月1日—2006年7月31日的医疗救助资金共240万元，包括UHPP项目资金60万元、市政府配套资金37.5万元、区政府配套资金102.5万元和区政府社保救助专项资金40万元。（UHPP项目结束后）自2006年8月1日—2007年7月31日的医疗救助资金共200万元，包括区政府配套资金160万元和区政府社保救助专项资金40万元”。

成都市锦江区属于并轨延续型，该区2005年5月17日以《转发中英城市社区卫生服务与贫困救助项目锦江区城市贫困与弱势人群医疗救助并轨方案的通知》（锦府办［2005］87号）的形式，开始实施UHPP贫困医疗救助项目与成都市政府“社保救助机制”［《成都市人民政府批转市劳动局等部门关于对我市城镇困难人员实行医疗补助意见的通知》（成府发［2004］68号）］并轨，几乎完全借鉴UHPP项目经验。表明UHPP贫困医疗救助项目也得以较为全面的延续。政府对医疗救助资金的安排也作了明确安排，见表6—7。

表6—7　　成都市锦江区医疗救助资金构成和年度使用计划表 单位：万元

医疗救助项目资金	并轨第一年（2005年8月1日—2006年7月31日）	并轨第二年（2006年8月1日—2007年7月31日）
英方资金	60	0
市政府配套资金	37.5	0
区政府配套资金	102.5	200
区政府社保救助专项资金	125	125
总额	325	325

数据来源：《成都市锦江区人民政府办公室关于转发中英城市社区卫生服务与贫困救助项目锦江区城市贫困与弱势人群医疗救助并轨方案的通知》（锦府办［2005］87号）。

3.3　资金使用情况

四个项目区资金总体使用情况达到了UHPP项目的基本要求，但各项目区有所差别。

成都二个年度医疗救助资金总支出为 637 万元，占预算资金的 79.7%，其中，武侯区医疗救助资金使用率较高，达 91.3%，锦江区为 68.0%。

从支出项目资金使用绝对数量看，门诊医疗支出水平最高，其次是家庭病床，第三是住院医疗，其后分别为二轮救助支出、家庭合同支出、儿童保健支出、儿童计划免疫支出和孕产妇支出。

从支出项目资金使用率变化看，增长最快的是住院医疗，虽然第一年度住院医疗仅支出 7 890 元，使用率仅为 4.1%，但第二年度在扩充有关住院救助项目后迅速增长为 77 万元，使用率迅速增长到 299.8%；增长幅度最大的是家庭病床，第一年度为 41.1%，第二年度为 479.6%；增长幅度超过 100%的还有二轮救助支出、家庭合同支出；儿童保健支出、门诊医疗、儿童计划免疫支出增长幅度居中，孕产妇支出增长幅度最低（见表 6—8）。

表 6—8　成都两个项目区各年度各类救助费用利用率　单位：%

类目	武侯区		锦江区		合计	
	第一年	第二年	第一年	第二年	第一年	第二年
门诊资金利用率	27.1	74.5	38.9	95.8	34.3	86.5
住院资金利用率	4.1	299.8	—	—	4.1	299.8
家庭病床资金利用率	49.5	671.3	29.9	135.5	41.1	479.6
儿童计免资金利用率	12.9	105.2	3.9	3.5	9.6	53.5
儿童保健资金利用率	14.9	184.8	6.5	5.6	11.5	93.7
孕产妇资金利用率	10.2	32.6	0.3	0.7	5.9	13.1
家庭合同资金利用率	50.5	919.4	105.3	90.6	79.9	150.1
二轮救助资金利用率	—	20.8	38.3	275.4	38.3	166.3
两年救助支出/400 万	—	91.3	—	68.0	—	79.7

注：武侯为临界贫困。

资料来源：山东大学卫生管理与政策研究中心．成都市 UHPP 医疗救助实施效果及机制创新评价研究报告，2005 年。

沈阳两个年度的医疗救助资金总支出为 726 万元，占预算资金的 90.7%，和平区和铁西区医疗救助资金使用率分别为 88.0%和 93.5%。

从支出项目资金使用绝对数量看，沈阳的救助资金主要集中在住院医疗、门诊医疗和二轮救助，慢性病管理支出居中，而预防保健包括儿童保健支出、儿童计免支出和孕产妇支出，都非常低。三项预防保健服务支出，第一年度和第二年度均未超过 3 500 元。

从支出项目资金使用率变化看，使用率较高的也是住院医疗、二轮救助支出、门诊医疗和慢性病管理。而儿童保健支出、孕产妇支出和儿童计免支出的资金使用很低，无论第一年度和第二年度均不足 5%。沈阳的救助资金使用偏重医疗，尤其是偏重大病医疗风险。总体上，医疗救助的综合性相对较差（见表 6—9）。

表 6—9　　沈阳两个项目区各年度各类救助费用利用率　　单位：%

类目	和平区		铁西区		合计	
	第一年	第二年	第一年	第二年	第一年	第二年
门诊资金利用率	19	0.66	9	0.48	13.47	56.15
住院资金利用率	37	143	50	144	43.39	143.27
儿童计免资金利用率	3	1	5	2	3.57	1.48
儿童保健资金利用率	3	4	1	0.00	1.55	1.0
孕产妇资金利用率	4	4	5	5	4.19	4.39
慢病管理资金利用率	—	—	100	116	100	116
二轮救助资金利用率	132	344	289	360	210.54	351.75
两年救助支出/400 万	—	87.96	—	93.45	—	90.71

资料来源：山东大学卫生管理与政策研究中心．沈阳市 UHPP 医疗救助实施效果及机制创新评价研究报告．2005 年。

4. 我国城市医疗救助适宜筹资数额及来源分析

4.1　我国医疗救助资金测算的基本原则

资金测算与资金补偿关系密切，为了保证医疗救助资金的正常运作，应该坚持“收支平衡、略有结余”的原则。预期支出的测算是项目设计与实施的重要环节，需要考虑的因素包括：目标人群、风险储备金、医疗救助的服务内容和项目、保险因子、医疗价格上涨、结合当地政府财政支付能力确定合理的补偿比等因素进行科学测算。

4.2　医疗救助资金测算内容及方法

以门诊和住院为例，对医疗救助资金需求进行测算。

4.2.1　门诊医疗补偿费

门诊医疗补偿费＝目标人口×年人均门诊次数×次均门诊费用×保险

因子×医疗救助门诊补偿比

对常见病门诊医疗补偿费测算必须具备以下数据：目标人口即当地规定的医疗救助对象数目，通过抽样或普查获得数据；年人均门诊次数即救助对象平均每年门诊次数；次均费用即医疗救助对象每次门诊平均费用；补偿比即拟对门诊费用补偿的比例。

4.2.2 住院医疗补偿费

住院医疗补偿费测算的基本要素包括：医疗救助的目标人口数、目标人口在不同机构的住院率、不同机构住院费用水平、保险因子、增长系数、补偿比例等。

测算的基本步骤如下：

首先开展基线调查，了解困难群众服务利用率和费用水平。采用入户调查的方式对困难群众的健康状况、患病情况、就诊情况、住院情况及意愿方面进行调查；通过对医疗服务机构住院病例的抽样调查，了解费用水平。在没有开展基线调查的地区，也可以借鉴其他地区的调查结果。

测算服务利用率。根据入户调查的资料测算特困人口住院服务利用率。

年住院率＝年住院人次数/调查人口数×100％

测算费用水平。即采用机构病例调查获取不同机构次均住院费用（或床日费用）的数据（利用“住院病例调查表”）。次均住院费用是指在不同卫生机构住院时平均每次医药费，即调查病例医药费用总额/调查的住院人次。

预期住院费用补偿比。住院费用补偿比即为救助机构对救助对象发生在救助范围内的住院费用的补偿比例。

估计保险因子。当医疗服务由零补偿变为有补偿，由低补偿变为高补偿时，“补偿”这一因素会对医疗服务的供需双方医疗服务行为带来影响，其结果是医疗费用增加，保险因子就是用来测量这种增加幅度的。美国兰德公司的研究，对于住院服务而言，若补偿比由0％增加到10％或80％时，保险因子在1.01～1.93之间。许多学者选择1.2～1.4的保险因子用于住院医疗补偿费的测算，因特困家庭的医疗需求受经济因素制约更加严重，故应选择1.4。

估计增加系数。增加系数主要用来反映医药价格的上涨、人们对卫生服务需求的自然增长，以及由于医疗卫生服务技术条件的改善所引起的服务费用的增加，在此我们建议用过去两年的次均住院费用之比或平均床日费用之比作为增加系数。贫困地区医药费的增加系数在1.30～1.35之间。

最后测算补偿费。

测算公式为：次均补偿费＝次均费用×增加系数×保险因子×补偿比；人均补偿费用＝次均补偿费用×就诊率（住院率）；总补偿费＝人均补偿费×特困人口总数。

可利用表 6—10 进行测算。

表 6—10 医疗救助费用测算表

项目	次均费用 (1)	保险因子 (2)	增加系数 (3)	补偿比例 (4)	次均补偿费 (5)＝(1)×(2)×(3)×(4)	住院率 (6)	人均补偿费 (7)＝(5)×(6)

4.2.3 风险救助金测算

风险储备金定为住院医疗补偿费的10％，则风险系数为1.1。

医疗救助金＝住院医疗补偿费×1.1＋门诊医疗补偿费

4.2.4 在资金测算过程中需要考虑的问题

由于医疗救助的实施会降低特困人口对医疗服务价格的敏感性，促进更多的服务利用，因而在测算中需加入保险因子；

由于测算时使用上年度服务费用水平，而市场价格的变动可能会导致下年度卫生服务费用水平的变化，因此，需增加增长系数；

由于测算是一种预测，许多的因素存在一定的风险，为应付超常风险等原因造成的资金亏空，在纯补偿金之外还需要筹集专用风险储备金，该基金主要针对住院费用补偿而言；

如果救助内容包括预防保健项目，在测算资金需求时要根据预防保健内容和补偿比测算该项资金需求，计入总救助资金需求中；

还应该增加管理费用的测算。

4.3 我国各省住院医疗救助基金需求模拟

根据以上原则和步骤，我们以省为单位，对城市医疗救助住院费用补偿所需资金进行了测算。

我们以城市低保对象为分析范围，暂且不考虑低保边缘户的问题。各省份城市低保对象总人数在《中国民政统计年鉴》中可以查到，而且这些年来随着低保工作的制度化，其人数变动不大。我们以 2005 年低保人数为测算依据。

我们以两周患病率和年住院率为患病概率的指标。第三次国家卫生服务调查给出了2003年年底各省份抽样城市这两个指标的数据。由于低保人群的两周患病率和年住院率均比平均水平高，我们选择其中数额较大的数据，并假定2005年各省份这两个指标的平均水平不会超过2003年抽样调查的高值。

我们以2005年卫生部门所属综合医院的人均门诊和住院费用作为测算依据。使用这一数据完全正当，因为居民门诊和住院服务的主要利用机构就是卫生部门所属的综合医院。

我们假定，低保人群门诊和住院费用的自付率均为20%。保险因子为1.4，根据以上标准，我们进行测算的结果见表6—11综合医疗救助估算费用栏。就全国而言，所需资金仅为187.8亿元。不同省份医疗救助资

表6—11　　城市综合型医疗救助的筹资水平估算　　单位：亿元

地区	综合医疗救助估算费用	住院医疗救助估算费用	实际地方筹资额	地区	综合医疗救助估算费用	住院医疗救助估算费用	实际地方筹资额
北京	2.3	0.7	0.4	湖北	8.5	3.6	1.0
天津	1.8	0.5	0.1	湖南	14.5	3.6	0.5
河北	7.8	1.6	0.4	广东	4.2	1.3	1.0
山西	5.5	0.8	0.5	广西	3.1	0.6	0.2
内蒙古	7.0	1.5	0.2	海南	1.2	0.3	0.1
辽宁	12.9	2.2	1.4	重庆	7.1	1.7	0.3
吉林	8.5	2.7	0.4	四川	12.7	3.7	0.6
黑龙江	16.9	5.3	0.4	贵州	5.2	0.9	0.2
上海	6.8	3.1	1.4	云南	5.7	1.4	0.3
江苏	4.6	1.3	0.8	西藏	0.1	0.0	0.0
浙江	0.9	0.3	1.0	陕西	6.5	2.2	0.4
安徽	7.0	2.1	0.2	甘肃	1.8	0.6	0.2
福建	1.5	0.5	0.3	青海	1.2	0.5	0.3
江西	7.0	1.8	1.1	宁夏	2.0	0.6	0.1
山东	5.3	1.3	0.7	新疆	5.5	2.9	0.7
河南	13.1	2.3	0.9	总计	187.8	51.9	16.2

数据来源：《中国民政统计年鉴》（2006年）；《中国卫生统计年鉴》（2006年）；卫生部统计信息中心编．中国卫生服务调查研究：第三次国家卫生服务调查分析报告．北京：中国协和医科大学出版社，2004．214～215、314～315

金需求差异很大。如东北三省医疗救助资金需求较大，负担较重，而部分经济发达地区如浙江、广东相对负担较轻。如果只进行住院救助，医疗救助费用估算见表6—11住院医疗救助估算费用栏。除浙江省外，其他各省地方财政实际筹资离需求还有一定差距。可以看出，建立城市医疗救助体系所需资金，部分省份的财政能力是可以承受的。当然中央财政能够对财政困难的省份给予一定的支持，把医疗救助建设成为一个运作良好的医疗保障制度，也是很有必要的。

4.4　建立我国医疗救助多渠道筹资机制

根据社会主义市场经济以及公共财政的要求，政府应向人民提供必要的公共产品，包括公共卫生产品和部分准公共产品，同时，政府有责任维护社会公平，包括维护全体公民的健康公平性。为了适应社会主义市场经济的发展要求，以及构建和谐社会和建设以人为本的小康社会的要求，我们应进一步明确政府在卫生领域的责任，不容有任何居民因缺乏金钱而无法获得必要的基本医疗卫生服务。因此我们应明确政府在医疗救助筹资中的责任，确保社会主义卫生事业的可持续发展。

4.4.1　建立稳定和制度化的财政资金渠道

4.4.1.1　中央政府要在医疗救助中发挥投资主体的作用[①]

长期以来，我国的社会福利和社会服务事业一直由地方政府承担，缺少在全国范围内的再分配调节机制，已经导致地区之间经济和社会发展极不平衡的局面，长期下去必然会影响可持续发展。我们必须认识到，在缺乏有效的公共财政机制的情况下，完全依靠地方政府负责筹集救助资金，结果必然导致政府缺位或不到位：在地方政府面临多种发展选择而又财政拮据的情况下，为贫困人群提供医疗救助很难成为优先的选择。同时，在经济相对落后的地区，社会互助的资金渠道极其微弱，而财政投入是唯一的资金渠道。因此，只有中央政府在社会福利领域中发挥更加积极的资源配置作用，才能保证城市医疗救助制度的建立和健全；相反，如果继续单纯依靠地方政府的财政和经济能力，则不仅不能最终建立起一个有效的和可持续发展的城市医疗救助制度，势必还会导致更大程度的区域发展差异，对我国的协调发展形成障碍。因此，为保证城市医疗救助制度的运行具有稳定和可靠的资金来源，中央政府必须扮演更加积极的角色，增加财

① 徐月宾. 中国城市医疗救助模式比较和实施评估研究报告. UHPP第二轮应用性研究课题

政转移投入，使这项制度的资金得到保障。

从另一个角度来说，增加中央的财政转移支付力度既有物质基础，也是体现政府责任的具体表现。过去20多年的经济高速增长为政府制定和实施再分配性的社会政策创造了一定的物质条件。增加转移支付的力度不仅可以使改革开放和经济发展的成果惠及贫困地区及其贫困人口、体现社会公平的价值理念，也是对劳动力素质和人民生活质量的投资，从长远来看，对促进经济发展有重要的意义。可以说，在全社会建立起有效的利益共享机制是保证社会稳定和协调发展的重要因素，也是政府最重要的职能之一。从长远来说，对可持续发展也是有利的。

4.4.1.2　中央的转移支付要以政策激励为导向

与城市最低生活保障制度一样，中央政府只对中西部贫困地区给予资金补贴，而东部地区则完全依靠自己的力量筹资。虽然这一做法的再分配作用更明显，但不利于鼓励地方政府投资社会福利的积极性。因此，中央的财政转移要从补贴转向政策激励的方式，即通过中央转移支付激励地方政府提供配套资金。在确保贫困地区能够建立起最基本的医疗救助制度的基础之上，鼓励经济发达地区建立更高水平的各种社会保障制度。事实上，就医疗保障制度来说，即使在经济发达地区，也是远远不够的。

此外，建立一个有效的、能够覆盖所有政策对象的城市医疗救助制度，单纯依靠部门文件，甚至法律法规，是不够的。中央政府应该通过积极的财政或经济激励政策调动地方政府对这项政策的积极性和主动性，这对制度实施是非常重要的。中央政府可以借鉴2000年以来城市最低生活保障制度迅速推开的经验，通过增加财政转移支付来激励地方政府对医疗救助投入的积极性。

4.4.1.3　加大各级财政投入力度，进一步提高城市医疗救助水平

中央要加大医疗救助的支出，特别要加大对中西部地区的救助资金补助。地方各级政府也要克服全部依赖上级政府的“等靠要”思想，应按照医疗救助的实际需求，调整财政支出结构，加大医疗救助资金的投入，特别是省级财政都要安排城市医疗救助资金。可以组织专家深入调研后确定各区（市、县）财政支出中多大的比例投入医疗救助基金，确定其下限，然后根据当地救助对象需求确定救助资金需求，不足部分由上级财政转移支付解决，上级财政能力有限的由中央转移支付解决。

4.4.2　多方筹措资金，实现资金增值、保值

在积极督促地方增加财政投入的同时，我国还需探索多渠道筹集资金的办法。在筹资机制上，以政府投资为主，同时充分利用民间力量多方筹

集医疗救助资金。包括社会筹集、国际援助、发行福利彩票等。应发动全社会的力量，将非政府组织（如慈善机构）参与和社会捐赠、发行福利彩票等手段制度化与规范化，要实行宽松的支持性的政策，减少不必要的行政干预。另一方面还要在税收方面予以支持，如可以实行纳税人收入中愿意捐赠医疗救助金的实行税前征收并免征个人所得税等优惠政策，必要时也可以发行医疗救助彩票等扩大医疗救助资金来源①。

参考文献

刘苓玲．各国社会医疗救助制度及其对建立我国城市贫困人口社会医疗救助的启示．人口与经济，2006（1）：66-70

朱胜进，李崇岩，王克春．关于城市贫困人口医疗救助的思考．中华医院管理，2005（21）7：479-481

高和荣．建立健全我国城乡弱势群体医疗救助制度．中国社会科学院研究生院学报，2007（1）：133-136

马进，周云，方修仁，张重华．关于上海市弱势人群医疗救助的若干思考．中国卫生资源，2006（9）1：31-33

顾昕．城市医疗救助体系建设的战略选择——从救济型向发展型模式过渡．学习与实践，2006（8）：104-110

美国医疗照顾与医疗救助网（www. cms. hhs. gov）

英国国民卫生服务网（www. nhs. uk）

英国卫生部网（www. dh. gov. uk）

① 徐月宾．中国城市医疗救助模式比较和实施评估研究报告．UHPP第二轮应用性研究课题

第7章 医疗救助服务包的设计

本章要点

➢在设计医疗救助服务包时，要考虑被救助人群的特征，可获得的资金数量及当地卫生机构的卫生服务提供能力。在确定具体的医疗救助服务内容时，首先要遵循成本效益原则。

➢医疗救助服务包的内容不是一成不变的，随着经济社会发展水平和医疗救助对象的变化，医疗救助服务包也应当相应调整。

➢医疗救助在大病救助的基础上，还应包括基本门诊医疗服务，特别是主要慢性疾病的门诊医疗服务。在目前公共卫生筹资体制下，医疗救助的内容还可以包括部分预防保健服务，主要是孕产妇保健和儿童保健等内容。

➢我国医疗救助服务包内容随着医疗救助制度的发展而不断变化，从最初的以对医疗服务实行减免为主，发展到目前包括门诊和住院服务，部分预防保健服务和慢性病服务在内的综合的医疗救助服务。

设计合理、可行、有效的医疗救助服务包是保证医疗救助制度充分发挥其救助功能的重要内容之一。本章从分析医疗救助服务包设计的基本原则入手，结合国际经验，论述医疗救助服务包的主要内容和评价原则。在此基础上，介绍我国各地区正在实践的医疗救助服务包设计的主要内容，实施效果及存在的问题。最后，提出医疗救助服务包设计的政策建议，以促进城市贫弱人群医疗救助项目健康和可持续发展。

1. 医疗救助服务包设计的基本理论和原则

1.1　医疗救助服务包的设计要符合救助人群的特征

卫生保健的公平性要求政府采取措施，努力降低社会人群在健康和卫生服务利用方面存在的不公正的和不应有的社会差距，使每个社会成员均能达到基本生存标准。为实现卫生保健的公平性，政府应特别关注贫困、残疾、老年、妇女和儿童等弱势人群，保证这些人群获得必须的，可负担的医疗保健服务。而这些人群正是医疗救助制度所关注的对象。因此，在设计医疗救助服务包时一定要充分考虑救助对象的特征，以满足贫弱人群的基本卫生服务需要，提高卫生服务的可及性，消除卫生服务利用的障碍为主要目标。发达国家的医疗救助都注重对弱势人群的保护。英国尽管有免费的国家卫生服务体系能保障所有人口的基本卫生服务需求，但其还对贫弱人口实施医疗补助，为老年人、残疾人、妇女、儿童提供各种不同资助。英国医疗救助的对象主要是老年人、身体欠佳者、享受任何一项政府津贴者、税收抵免者和低收入者。德国的社会医疗保险体系本身就承担着弱势人群向其他人群转移风险的功能，德国的医疗救助主要针对一般低收入家庭和特殊困难家庭，对高龄、残疾、生育等特殊需求者，救助标准比一般标准高30％[①]。

在设计针对脆弱人群的医疗救助服务包时需要通过调查研究，了解贫弱人群的基本卫生服务需要，主要分析救助对象的健康状况，如死亡率、患病率、发病率等反映疾病负担的指标。分析其卫生服务利用的状况，明确影响卫生服务利用的障碍，从而在设计医疗服务服务包时能够做到有的放矢，实现资源的有效利用。

1.2　医疗救助服务包内容取决于医疗救助制度可获得的资金数量

作为公共产品的社会救助，政府应承担绝大部分责任。美国、法国、英国、加拿大、韩国、泰国的医疗救助资金的来源主要是政府的财政预算，也包括社会募捐和特别捐税补助，但政府的财政支持是社会医疗救助

① 李小华，董军. 国外医疗救助政策比较. 卫生经济研究，2006（10）：17-19

资金的最主要来源[①]。各国的医疗救助都是作为对医疗保险体系或全民福利的进一步补充，都是定位于为现行保险体系或福利制度仍不能保障其基本健康需求的人群提供帮助，所以各国的医疗救助为贫弱人口提供的仅仅是最低、最基本的医疗服务保障，是医疗保险的一种补充，但其保障水平要低于医疗保险。低水平的医疗救助标准使政府能将有限的资金用于满足更多的弱势人群的基本医疗需求，扩大受惠面，提高卫生服务可及性旨在帮助弱势人群，标准较低。这样能使政府将有限的资金用于满足更多的弱势人群的基本医疗需求上，提高卫生服务可及性，既防止“搭便车”情况的发生，又有助于防止依赖医疗救助的懒汉思想，这是各国医疗救助具体政策设计的基本思路。

在我国公共财政制度还不完善，政府财政能力有限的情况下，政府财政对医疗救助的补助也是有限的。因此在设计服务包时必须充分考虑资金的可获得性和可持续性，坚持量入为出的原则。

1.3　医疗救助服务包的设计要与当地可供利用的卫生资源相适应

在设计医疗救助服务包时要考虑当地卫生资源的配置情况，各级卫生系统应在机构设置、人员、资源等各方面有能力提供服务包中包括的所有卫生服务。泰国的医疗救助制度除了给予低收入者以充分的医疗保障之外，还非常注重医疗资源的合理配置，在农村地区建立了公立卫生中心，从而为民众提供价格低廉的医疗服务。在20世纪80年代和90年代初期，泰国政府实施了医疗服务发展计划，大力投资于社区医疗卫生服务体系。到1999年，全国每5 000人就拥有一个大约有3～4名卫生技术人员的公立卫生中心（相当于我国的社区卫生服务站），每2万～10万人口有一个拥有大约30个床位的区级医院，在75个省中分布了92个省级医院[②]。泰国的经验与我国目前倡导的以社区卫生服务中心作为医疗救助的主体医疗机构的理念是一致的。但随着居民收入和健康水平的不断提高，医疗救助的内容可能会更加复杂，更高级别和层次的医疗机构可能会逐渐成为医疗救助的服务提供主体。

---

① 刘苓玲．各国社会医疗救助制度及其对建立我国城市贫弱人口社会医疗救助的启示．人口与经济，2006（1）：65-70

② 顾昕．泰国的医疗救助制度及其对我国的启示．中国行政管理，2006（7）：73-77

1.4　医疗救助服务包所包括的医疗服务项目要遵循成本—效益原则

医疗救助制度实际是免费医疗制度，救助的出发点是被救助者“没有义务只有享受”。因此，医疗救助的水平只能是最低限度的医疗需求[①]。这也决定了在设计医疗救助服务包时不可能纳入所有的医疗服务项目。考虑到医疗救助可获得的资金数量、保障程度，在设计医疗服务救助服务包时应遵循成本—效益原则和济贫原则，选择基本的、必须的卫生服务项目[②]。这也是世界银行向中低收入国家推荐基本卫生服务包时所遵循的原则。它所推荐的基本卫生服务包包括：（1）公共卫生及社区干预：艾滋病及性传染病干预计划、扩大计划免疫、学校卫生保健计划；发放避孕药品、疟疾预防；（2）临床干预：结核治疗、性传播疾病治疗、儿童疾病的整合管理、计划生育和孕产妇保健。可以看出，世界银行所推荐的基本卫生服务包的内容几乎包含了所有的公共卫生服务内容及基本的医疗服务项目。这对于我国在设计医疗救助服务包时是值得参考和借鉴的。

1.5　医疗救助服务包不是一成不变的，而是动态发展的

医疗救助服务包应该随着社会经济的发展而适当调整，所确定的服务内容不是一成不变的，而是动态变化的。随着我国基本社会医疗保险制度的不断完善，一些纳入到基本医疗保险中的服务项目可能不再作为医疗救助的内容。如随着我国政府财政能力的提高，公共财政制度的完善，计划免疫、儿童保健、孕产妇保健等纯公共卫生服务将全部由政府免费提供，这样目前我们建议应包括在医疗救助服务包中的预防保健服务将不再成为医疗救助的内容。并且，随着我国经济和社会发展水平的不断提高，救助对象和救助水平也应是动态调整和变化的。正如目前澳大利亚政府实行的医疗救助制度，它是将所有人群都纳入到救助范围内，根据收入不同而获得不同水平和不同内容的医疗救助服务。总之，在设计医疗救助服务包时要充分考虑当地社会经济发展水平，救助对象的特征，可获得的救助资金数量等因素，遵循动态、调整的理念，设计既符合目前贫弱人群的需要，又能在将来随着社会经济发展变化而相应调整的医疗救助服务包。

---

① 周绿林，李绍华. 医疗保险学. 北京：人民卫生出版社，2003

② 刘远立，程晓明，孟庆跃等. 贫弱人群医疗救助基本服务包的设计. 中国卫生经济，2002，22（6）：14-15

2. 医疗救助服务包的主要内容

2.1 重病大病医疗救助

提高贫弱人群抵御重大疾病的能力始终是医疗救助的主要目标之一，这也是民政部门实行社会救助的主要内容之一，为患有重大疾病的贫弱人群提供物质或经济上的救助，体现了济贫和救急的理念。因此，医疗救助制度作为社会救助的一部分，在设计医疗救助服务包时也应考虑如何利用有限的救助资金使贫弱人群免于重大疾病的伤害。一般来讲，目前可以享受医疗救助的重病大病的病种大致可分为：慢性肾功能衰竭并进行定期血透、腹透者；恶性肿瘤或再生障碍性贫血；中晚期慢性重型肝炎及并发症等。

2.2 基本的门诊服务

如前所述，世界银行根据成本效益的原则所推荐的基本卫生服务包的内容以公共卫生服务和基本医疗服务为主。而在我国，由于受救助资金的限制，目前在城市和农村，都存在救助项目单一、救助病种普遍较少的问题。很多地区只对大病（住院）有救助，并且在开展大病救助的地区，一般只限于几种或多则十几种病的救助，在大病的种类中只占极少部分，救助范围狭窄，客观上限制了特困人口对医疗救助的利用①。根据三次国家卫生服务调查搜集的数据，平均而言，在全国的城市中，自我感觉患病但因为经济困难而放弃门诊服务者的比例，在 1993 年仅仅为 1.8%，但到 1998 年这一比例就迅速增加到 16.1%，而到了 2003 年年底更是达到 20.7%②。因此在设计医疗救助服务包时不应该仅限于大病救助，而是有必要覆盖基本的门诊服务。各国的医疗救助服务包基本包括三种形式：一是医疗费用的支付；二是医疗保健服务；三是家庭护理。菲律宾的医疗救助方案目前对贫弱人口只提供住院医疗服务救助，但是对于农村贫弱人群政府也为其提供免费的门诊医疗服务③。英国的全民健康保险制度为了保障医疗服务的公平性，还对贫弱人群和老年人实施医疗救助，主要是免除

---

① 雷振华. 宁夏世行贷款项目特困人口医疗救助面临的问题及对策. 中国农村卫生事业管理，2004（10）：15-18

② 顾昕，高梦滔，姚洋. 诊断与处方：直面中国医疗体制改革. 北京：社会科学文献出版社，2006. 18～91

③ 马进，张重华，方修仁，沈琦琦. 菲律宾卫生系统对我国弱势人群医疗救助的启示. 中国卫生经济，2006，25（1）：75-77

全民健康保险计划中一些需个人出资的费用，一般包括处方费、牙医费、视力检查费、配镜及修理费、接受NHS治疗的路费、NHS假发及相应麻醉和手术材料费①。

2.3 预防保健服务

预防保健服务对贫弱群体面临的许多卫生问题而言，是目前成本效果最好的干预性措施。几乎所有实施医疗救助制度的国家在设计其服务包时都将预防保健服务纳入其中②。预防保健服务主要包括：（1）针对改善贫弱人口不良生活习惯的健康教育活动；（2）贫弱家庭儿童的计划免疫服务；（3）生殖健康保健服务；（4）精神卫生服务。计划生育和生殖健康保健服务不仅对家长具有重要的意义，对其子女也非常重要。在这方面，有效地计划生育和生殖健康保健服务有助于打破代际间的穷—病—穷的恶性循环。

2.4 对特殊疾病的医疗救助

中国迅速发生的社会经济变革，使得精神疾病的发生率逐年增高，贫弱人口尤为如此。贫弱人口感到紧张、压抑的比例大大高于非贫弱人口。普遍认为，中国的精神卫生服务供给与需求之间有很大的差距，诸如精神病医院这类的专业化机构数目很少。与此同时，普通医院和初级卫生保健机构的设备不足以提供精神卫生服务，这是一个特殊领域。在该领域中，许多社区卫生服务中心缺乏训练有素的医务人员。鉴于精神卫生服务的范围很广，为城市社区卫生服务与贫困救助项目设计的精神卫生服务规划必须同精神卫生专家、社区保健专家、城市社区卫生服务与贫困救助项目主管及项目试点区领导协商制定③。

另外，随着我国人口老龄化进程的加快，慢性病成为导致许多家庭因病致贫的主要疾病，因此需要考虑将慢性病管理也纳入到医疗救助服务包中。将慢性病的管理列为主要服务项目之一，是基于下述原因：第一，心脏病、糖尿病、高血压等慢性病已经构成了贫弱人口的严重疾病负担，成为他们的主要死因之一。第二，这些病人如得不到妥善管理，这些疾病可

---

① 刘苓玲．各国社会医疗救助制度及其对建立我国城市贫弱人口社会医疗救助的启示．人口与经济，2006（1）：65-70

② 李崎．发达国家弱势人群医疗救助制度对我国的启示．卫生经济研究，2004（10）：30-31

③ 刘远立，程晓明，孟庆跃等．贫弱人群医疗救助基本服务包的设计．中国卫生经济，2002，22（6）：14-15

导致严重伤残和死亡。这对贫弱家庭具有灾难性的影响，在家庭主要劳动力的健康受到影响的情况下尤其如此。第三，到医院医治慢性病是非常昂贵的，对贫弱家庭来说是一个严重的经济负担。全面性的疾病管理规划应包括一系列的服务，如风险评估、行为监视、药品管制、转诊服务、康复服务。在目前医疗救助资金有限、救助制度有待完善的情况下，应该有重点的选择对城市贫弱人群影响较大的部分慢性疾病纳入到医疗救助服务包中，在选择时主要依据两方面的指标：一是患病率指标，选择那些患病率高的慢性疾病，如高血压，糖尿病等；二是医疗费用指标，选择部分医疗费用高的疾病，如心脑血管疾病。家庭护理作为慢性病管理的有效措施之一，也应成为医疗救助的内容。韩国的医疗救助服务包中并没有包括针对老年人开展的慢性病管理和家庭护理服务，这在一定程度上成为贫弱人口获得卫生服务的一个主要障碍，从而也影响了医疗救助制度的实施效果①。

在目前我国公共卫生服务还不能完全由政府免费提供的情况下，在设计医疗救助服务包时可以考虑将必须的预防保健服务，如计划免疫、孕产妇保健等公共卫生服务纳入到救助方案中，但随着我国政府对公共卫生服务干预和投入的不断增加，预防保健服务应逐渐退出医疗救助内容，而将有限的救助资金用于保证弱势人群获得基本的医疗卫生服务或者免于重大疾病的伤害。

3. 医疗救助服务包的评价方法

3.1 医疗救助服务包评价的基本原则

3.1.1 成本—效益原则

成本—效益原则是世界各国在设计不同的医疗救助制度时所遵循的普遍原则。这一原则的根本要求是在卫生资源有限的情况下，根据成本最小化而效益最大化的原则，保证为贫弱人群提供尽可能多的必须的卫生保健服务。

3.1.2 动态评价原则

医疗救助服务包的内容不是一成不变的，应该随着社会经济水平的发

① Shin, Y. -J., *Policy context of the poor progress of the pro-poor policy: A case study on the Medical-Aid policy during Kim Dae-jung's Government (1998—2002) in the Republic of Korea.* Health Policy. 2006. 78: 209-223

展，贫弱人口健康状况改善而适时调整，这就要求政府应该建立一套动态的监测机制，定期收集反映社会经济发展水平、健康状况改善等方面的指标，根据指标的变化情况或适当提高救助水平，或调整救助内容。韩国的医疗救助制度建立于1977年，到1992年时，医疗救助只为贫弱人口提供每年180天的免费住院服务，但到1995年，救助水平提高到210天，到2000年，随着国家健康保险的不断发展，已经提高到为贫弱人口每年免费提供365天的住院服务。世界各国为了保障医疗救助项目的可持续发展。特别是为了顺应医疗体系的变革，抑制医疗费用的快速增长，各国的医疗救助政策也在不断作出相应调整，严格限定了救助者资格，加强了费用的控制和管理。美国的“Medicaid”项目为了控制医疗费用上涨，近年来各州对某些服务实施起付线、共付保险或共同付费方式，然而孕妇、18岁以下的孩子及住院病人、预计大部分收入将用于住院的患者以及急救服务和计划生育服务不在此列①。

3.1.3 评价方法和指标的简便易行和可操作性原则

目前我国实施的医疗救助制度基本上是在国家宏观政策的指导下，根据地方的具体情况而制定的符合地方实际的医疗救助内容，筹资、补偿方案。因此，医疗救助制度的评价主体主要也是由各地负责。所以在评价医疗救助服务包的内容是否有效合理时，应该考虑到各地医疗救助制度实施方的能力，设计的评价方法应具有可操作性，指标简便、科学，数据易于收集。同时评价方法简便易行也易于各地间的比较分析。

3.2 医疗救助服务包评价的主要内容和指标

贫弱人群健康状况的改善程度是评价医疗救助服务包设计是否合理有效的根本标准。因此，评价贫弱人群的健康状况的改善程度的一些指标也自然成为评价医疗救助服务包是否有效的标准。但是在实际评价医疗救助服务包时一般采用一些可以测量的，反映健康状况改善的过程指标进行评价。主要采用的过程指标主要包括以下三个方面：

第一，卫生服务利用率的评价指标。主要指标包括卫生服务利用率方面的指标，如就诊率、应住院而未住院的比例、两周患病率、慢性病发病率等指标。主要分析通过医疗救助，贫弱人群是否提高了对卫生服务的利用率，是否降低了应住院而未住院的比例。也就是说医疗救助是否提高了贫弱人口的卫生服务可及性。而同时根据卫生服务利用率指标的评价结

① 李小华，董军．国外医疗救助政策比较．卫生经济研究，2006（10）：17-19

果，可以对医疗救助的内容、救助水平、补偿机制进行适当调整。

第二，减轻疾病负担的程度。评价医疗救助服务包内容是否合理有效的另外一个标准是医疗救助是否真正减轻了贫弱人口的疾病经济负担。可以通过分析医疗费用支出占家庭消费支出的比例得以反映。医疗救助的根本目的是消除贫弱人口因经济原因而造成的卫生服务利用上的障碍，因此，在设计医疗救助服务包时应该尽可能的不设置起付线，对某些成本效果好的卫生服务项目政府应该免费提供。

第三，被救助对象的满意度。医疗救助制度所提供的卫生保健服务应符合贫弱人群的卫生需要，以解决贫弱人群在卫生服务可及性方面的障碍为目的。因此在评价医疗救助服务包的内容时应考虑被救助对象的满意度，所设计的内容是否符合被救助对象的实际卫生服务需要。在具体评价时，可通过问卷调查的形式，了解被救助对象对救助内容的认识，是否明白救助内容的正确含义、是否符合他们的实际需要，以及他们认为哪些医疗服务内容还应该包括在救助服务包内。但在评价时不能完全根据被救助对象的主观偏好作为衡量救助服务包是否合理有效的主要指标，这些指标只能是作为调整医疗救助服务内容的参考。

4. 我国医疗救助服务包的实践

4.1 医疗救助服务包设计的发展历程

医疗救助服务包是随着我国医疗救助制度的发展而不断发展变化的。我国的医疗救助制度是在最低生活保障制度的基础上逐渐发展起来。1997年，我国着手建立最低生活保障制度，各地在落实相关政策的过程中，将减免部分医疗服务费用作为最低生活保障制度的重要组成部分，这是我国医疗救助制度所提供的主要救助服务。随着城镇职工基本医疗保险的试点与推广，贫弱人群的因病就医问题凸现出来，得到国家的重视，医疗救助制度建设提上了政府议事日程，部分地区在开展城镇职工基本医疗保险的同时，开展了贫弱人群的医疗救助工作，大部分地区的医疗救助是在2000年以后逐渐发展起来的。归纳起来，我国医疗救助服务包的发展过程可以分为探索阶段、发展阶段和完善阶段三个阶段。

4.1.1 医疗救助服务包的探索阶段

1997—2000年是医疗救助的初期阶段，由于各项规章制度尚不完善，具有很大的灵活性，人为的因素比较多，医疗救助制度没有形成系统的制度。这一阶段的医疗救助内容以各种医疗费用减免为主，另外，以慈善捐助的形式补助负担特别大的危重病人也是医疗救助的重要内容。

4.1.2　医疗救助服务包的发展阶段

2000 年以后，医疗救助工作进入迅速发展的阶段，开展医疗救助的地区迅速增多。这一阶段的主要特点是制度化建设加强，各地纷纷建立了较为规范的医疗救助制度，明确了救助对象、救助标准、救助内容，救助服务包逐渐规范，以大病为主，实施门诊救助的地区逐渐增加。2003 年，中英城市社区卫生服务与贫困救助项目试点城市沈阳和成都市还进行了全新的探索，在实施门诊救助的同时，增加了孕产妇保健、儿童保健、健康管理、慢性病的系统化管理等内容，加强了预防性公共卫生服务的提供。表 7—1 列出了部分地区医疗救助服务包发展变化的主要内容。

表 7—1　　医疗救助发展阶段的各地服务包的主要内容

城市	医疗救助服务包的主要内容
银川	2001 年：《城市最低生活保障户种特殊人员救助办法》 仅根据医疗费用多少，提供住院救助 2003 年：《宁夏回族自治区城市居民最低生活保障实施办法》 减免门诊挂号费用
广州	2002 年：根据医疗费用多少，对部分大病实行医疗救助
南京	2002 年：《关于城市居民最低生活保障对象中患病对象实行医疗救助的暂行办法》 实行大病医疗救助
武汉	2002 年：《武汉市城市居民最低生活保障对象基本医疗救助（暂行）办法》 门诊救助：检查费，住院床位费，普通门诊挂号费 三类救助对象实行大病医疗救助
大连	2002 年：《大连市特困居民重大疾病医疗救助暂行办法》 大病医疗救助
沈阳	2003 年：《沈阳市铁西区贫弱人群医疗救助计划与实施方案》 门诊救助：规定补偿额度，不规定具体项目 住院救助：根据费用补偿 孕产妇保健，儿童计划免疫，儿童系统保健，高血压、糖尿病、精神病系统化管理

4.1.3　医疗救助服务包的完善阶段

2005 年，国务院出台了建立城市医疗救助制度试点工作意见的通知，提出了开展医疗救助试点。在此意见中，对医疗救助服务包的内容并没有作出明确的规定，但各地根据实际情况开展医疗救助，救助的服务包逐渐明晰，各地确立了以大病为主体，兼顾门诊和预防保健的医疗救助服务包。这一阶段，医疗救助服务包不断调整，增加了救助的病种、提高了救助的比例，一些地区还将精神病等特殊疾病纳入救助范围，充分体现医疗救助注重社会效益的管理理念。中英城市社区卫生服务与贫困救助项目试点城市西宁、银川进一步探索了预防保健＋门诊救助＋住院救助的医疗救助模式，充分利用社区卫生机构提供家庭健康管理、母子保健一条龙等公共卫生服务。

表 7—2 所列的北京及上海是中国医疗救助工作开展较早的城市，其医疗救助服务包的发展过程较全面地反映了中国医疗救助方案的发展过程。其救助服务包变化的主要原因有两方面：一是随着医疗救助实践的不断深入，各级政府对医疗救助的内涵有了更深层的认识，从而相应的扩大了医疗救助的服务内容；二是医疗救助资金的不断增加，能够让医疗救助制度通过为社会脆弱人群提供更多的医疗救助服务内容成为可能。

表 7—2　　上海、北京医疗救助服务包的发展过程

城市	探索阶段	发展阶段	完善阶段
上海	1990 年：门诊救助，以费用为补助标准，不规定具体的服务项目；住院救助，只确定补助额度，不确定具体的服务项目	2001 年：门诊大病和住院大病救助，没有确定具体的服务项目	2005 年：门诊大病和住院救助，以费用为救助标准
北京	1997 年：住院床位 50%减免，手术 20%减免，大型检查 20%减免	2001 年：大病医疗救助，以费用为救助标准 2004 年：救助病种扩大到慢性病和常见病	2005 年：纳入部分预防保健服务，如孕产妇产前检查，住院分娩和产后访视等

资料来源：民政部．城市医疗救助试点工作手册（未发表）．2005。

上海市民政局、上海市卫生局、上海市财政局关于印发《上海市城市贫困市民急病医疗困难补助办法》的通知，http://www.shmzj.gov.cn/gb/shmzj/node8/node15/node55/node229/node277/userobject1ai8016.html

4.2　目前我国医疗救助服务包的主要内容及特点

2005 年以后，我国医疗救助迅速发展，开展医疗救助地区、覆盖的人群、医疗救助的投入等迅速增加，服务包的范围不断扩大，进入相对稳定的建设时期，目前各地实践的医疗救助服务包的主要内容包括住院服务、门诊服务、预防保健服务等。

4.2.1　住院服务

住院服务是我国医疗救助服务包的主体，超过99%以上的试点地区提供住院救助。在提供住院救助服务的地区，分为两种情况：一是限定了病种，救助的病种主要是一些重大疾病，例如急性心肌梗塞、脑中风（急性期）、慢性肾功能性衰竭、恶性肿瘤、急性坏死性胰腺炎、急性重症肝炎、严重脑外伤、危及生命的良性脑瘤、血液病、重症精神病、消化道出血、心力衰竭、呼吸衰竭等，数量从十几种到三十多种不等；二是对病种不做限制，只要住院费用超过起付线，就可以按照报销方案得到一定的救助。

住院服务，特别是重大疾病的医疗救助，是我国医疗救助的主要内容，这一点从医疗救助资金的使用上得到很好的体现，2006年全国各试点地区累计救助贫弱人口211.08万人次，支出医疗救助金10.23亿元，其中住院救助45.83万人次，占全年医疗救助服务量的21.71%，但资助住院救助资金占到了实际使用资金的76.34%，约为7.81亿元，同期的门诊救助165.25万人次，占全年医疗救助服务量的78.29%，实际使用救助资金仅占医疗救助总支出的23.66%[①]。

4.2.2　门诊服务

实施门诊医疗救助地区的比例明显低于住院救助，大约在65%左右[②]。门诊救助大致分为以下两类：一是实行普惠制，门诊救助病种不做限制，主要通过定额、限额或政策性减免实施救助。例如中英城市社区卫生服务与贫困救助项目试点地区西宁、银川的救助对象每月可以得到5元的定额补助；部分地区采取限制报销额度的方法，例如每季度报销的门诊费用不超过一定数额，多不报、少不补；另外一些地区还采取优惠减免的方法。另一类是限定病种的门诊服务，主要集中在慢性病或需要长期维持性治疗的疾病，诸如高血压、糖尿病、慢性肾衰的透析、恶性肿瘤的放疗或化疗等，多为定额救助，每月按照固定数额补助。

同时，虽然部分地区的住院救助或门诊救助规定了救助病种，但是为了对某些特殊情况给予救助，并没有对救助病种完全限制，救助方案留有一定的余地，特别指出可以救助某些特殊情况。例如特别困难的救助对象、花费巨大但是没有在救助病种范围之内等。采取这种做法保证了救助方案能够适应某些特殊情况，那些特别贫弱的人不受病种限制，得到及时的救助，提高大病医疗救助的公平性。

---

①②　民政部．城市医疗救助试点工作评价研究报告．2007年1月

4.2.3 预防保健服务

预防保健、公共卫生服务是我国医疗救助服务包的薄弱环节。仅在成都、沈阳、西宁、银川等极少数地区将家庭保健（家庭病床）、儿童保健、孕产妇保健、计划免疫、健康教育、健康档案等预防保健服务列入救助服务包。在世界银行向低收入国家推荐的基本卫生服务包中，预防保健服务、治疗效果好的传染病控制等基本卫生服务是主体。部分地区也将慢性病病人的系统化管理纳入救助服务包。通过社区卫生服务机构或救助定点单位按照系统化管理的要求，定期随访病人，检测病情进程，提供合理的治疗措施。提供预防保健服务在中英城市社区卫生服务与贫困救助项目的试点地区得到广泛应用。

在中英城市社区卫生服务与贫困救助项目的推动下，成都、沈阳等四个地区建立了预防保健救助加“小病”门诊救助加“大病”住院救助的服务包。预防保健和门诊救助的投入与住院救助的投入量相当，调整了救助服务包的结构，使服务包能够满足救助对象基本需求的同时，将有限的救助资金向经济成本效果好的预防保健服务倾斜。

4.2.4 其他特殊疾病或服务的医疗救助

除了上述几个共同点之外，部分地区还根据各地实际情况，将某些特殊情况纳入医疗救助服务包。例如将精神病的系统化管理、孕产妇的住院分娩、退伍军人患有的某些特殊疾病等。这些服务内容对于解决各地存在的特殊情况具有重要的社会意义。

4.3 典型地区医疗救助服务包的评价

西宁市是中英城市社区卫生服务与贫困救助项目（UHPP）在 2003 年开始的试点地区之一。在充分参考 UHPP 项目第一批试点城市沈阳和成都市的经验基础上，其医疗救助服务包的设计已经相对完善。本部分以该市为例，简单分析了其医疗救助服务包设计过程，基本内容和主要特点。并与 UHPP 项目第一批试点城市，沈阳市和成都市的医疗救助服务包的内容进行简单比较。

西宁市的医疗救助服务包是在项目提供的国际及国内的技术援助的支持下设计的，在设计医疗救助服务包的过程中，首先进行基线调查，了解贫弱居民的基本卫生服务需求和健康状况，其次是根据现有的救助资源状况，确定服务内容的原则设计服务包。确定服务包的基本原则包括：（1）最低保障原则，医疗救助是保障贫弱居民的基本卫生服务需求；

(2) 有效原则，保证医疗救助能够发挥其救助效果，得到救助的人能够减轻经济负担，覆盖率是次要指标；(3) 经济效益原则，救助那些干预措施效果明显的疾病，保证救助资金的有效利用；(4) 政治可行性原则，即服务包的救助内容能够得到政府及贫弱居民的认可，社会效益好。同时西宁市吸收了先期启动的成都、沈阳两市的经验，制定了相关的救助服务包，具有突出基本医疗服务、可灵活调整和内容全面等特点。

4.3.1　突出预防保健、门诊等基本医疗服务

西宁市的医疗救助服务包充分强调了预防性服务，因为这些服务项目对贫弱群体面临的许多卫生问题而言是最为经济划算的干预性措施。从资金的分配看，有超过一半的费用用于门诊等基本医疗服务，并且在服务包的提供过程中强调了利用社区卫生服务机构。充分强调预防保健等基本卫生服务主要基于以下几点考虑：一是通过基线调查发现，贫弱居民的健康水平明显低于普通居民，发病率偏高，同时存在着有病不去就医的现象，根据疾病的发展规律和一般情况，疾病处于初期的治疗效果最好，为了提高贫弱居民卫生服务的利用率，及时发现和解决贫弱居民的健康问题，通过补偿基本医疗服务，促进贫弱居民就医，是提高健康水平的第一步。二是贫弱居民的文化水平普遍偏低，贫弱人口中与非贫弱人口中受过高中以上教育的比例分别为25%和44%，明显低于非贫弱人口，获得有效信息的能力有限，因此，在救助服务包中充分强调健康教育，主要从慢性病的系统化管理中提高贫弱居民的认知程度，改变不良的行为和生活习惯，达到以最少的投入，取得最好的效果的目的。三是针对影响人群健康水平最关键的指标开展救助，孕产妇及儿童保健水平的高低直接影响到整个国家的卫生服务水平和健康水平，这是世界卫生组织等国际组织评价卫生水平的最直接的指标，而贫弱人群的孕产妇死亡及婴儿死亡的概率非常高，通过救助可以大大降低两类人群的死亡率。

4.3.2　根据实施情况，灵活调整医疗救助的服务内容

西宁市在分析医疗救助项目实施情况的基础上，于2006年年底对医疗救助的服务内容做了调整，将部分精神性疾病纳入到医疗救助服务包中。调整医疗服务包的主要原因是：第一，随着西宁市社会和经济的不断发展和UHPP项目执行的不断完善，该市贫弱人群的数量相对降低，这为UHPP项目节省了一些救助资金，可以考虑扩大和调整医疗救助服务包的内容和补偿额度；第二，基线调查的数据表明，西宁市的精神性疾病的患病率较高，主要是轻度的精神分裂症的患者较多。由于该类患者易于

管理和治疗（在社区卫生服务中心一级就可为他们提供基本的医疗服务），并且管理和治疗费用相对较低。这一变化与本章所提出的医疗救助服务包的内容应逐渐重视对慢性疾病和精神性疾病的理念是相一致的，也为我国建立全国性的医疗救助制度提供了很好的借鉴。

4.3.3 医疗救助内容更加全面和细化

表7—3列出了西宁市和沈阳、成都两市的医疗救助服务包的主要内容。通过比较三地医疗救助服务包的内容，可以看出，西宁市的医疗救助服务包的内容更加全面、细化。虽然三市都对常见病门急诊服务提供医疗救助，但西宁市的救助内容还增加了对慢性疾病的救助，并且针对高血压和糖尿病病人提供更强的救助力度。同时家庭保健也纳入到西宁市的医疗救助内容中。在住院服务上，西宁市的医疗救助服务包根据疾病严重程度进一步细化了救助类型和额度，而在UHPP最初的两个试点城市，沈阳和成都市，仅仅是简单的规定对常见病住院服务提供医疗救助。通过比较进一步揭示了医疗救助服务包的动态发展规律，同时也表明了我国的医疗救助制度，特别是UHPP项目在进一步的发展完善。

表7—3　UHPP项目西宁市医疗救助服务包基本内容及与沈阳、成都市的比较

救助内容	西宁	沈阳、成都
常见病门急诊服务	√	√
慢性病（高血压，糖尿病）	√	—
孕产妇分娩	√	—
家庭保健	√	—
孕产妇保健	√	√
儿童系统保健	√	√
一级医院普通住院疾病	√	√常见病住院服务
一级医院特殊住院疾病*	√	—
二、三级医院住院服务	√	—

*特殊住院疾病指恶性肿瘤放疗、化疗等细胞免疫性治疗，重症糖尿病（酮症酸中毒、严重并发症），慢性肾炎合并肾功能衰竭，肺心病、肺气肿、风湿性心脏病的急性期，重症肝炎、肝硬化，三级高血压、冠心病伴有严重心律失常或心肌梗塞，慢性消化性溃疡伴有恶变。

√指服务包中包含此内容，—表示服务包中没有此内容。

资料来源：中英城市社区卫生服务与贫困救助项目西宁市实施方案．2003。

5. 完善医疗救助服务包的建议

结合国际经验和国内探索，根据制定医疗救助服务包的基本原则，要进一步完善中国医疗救助服务包应从以下几个方面入手：

第一，逐步加强对慢性疾病及精神性疾病的救助力度。随着我国公共卫生系统的发展和政府对公共卫生投入的不断增加，医疗救助应逐渐减少对计划免疫、孕产妇保健等基本公共卫生服务的救助，而将重点转向对一些费用高、治疗周期长的慢性疾病提供医疗救助。同时也应关注对精神性疾病的救助。另外，为有效地实现这种转变，在调整我国医疗救助服务包时，需要转变医疗救助管理人员的观念，逐步推进，同时还要转变贫弱居民的观念，通过提供健康教育，加强贫弱人群对慢性疾病的认识和提高其卫生服务利用，从而达到提高贫弱居民健康水平的目的。

第二，建立动态的医疗救助服务包评价和调整机制。所设计的医疗救助服务包是否真正符合救助人群的需要，是否真正发挥了医疗救助的作用，这需要在科学的评价方法的基础上，开展系统的、动态的评价。评价的目的，一方面是检验目前所确定的医疗救助内容是否合适，另一方面是为进一步调整医疗救助服务的内容提供科学的依据。

第三，注重利用基层卫生机构，适度增加基层卫生机构能够解决的基本卫生服务。门诊救助是我国医疗救助服务包的重要内容，我国提供门诊救助的试点地区正呈现增长的趋势。如何有效利用门诊救助也是设计救助服务包的关键因素。中英城市社区卫生服务与贫困救助项目在试点过程中实施社区首诊和双向转诊，很好地解决了贫弱居民基本医疗问题，同时扩大服务范围，将社区康复、中医中药等适宜技术引入服务包，大大降低过度医疗和诱导消费。

第四，选择成本效益比高的重大疾病进行救助，实现救助资金的有效利用。目前，我国医疗救助费用呈几何倍数增长，救助资金的增加可以保证各地有重组的资金调整救助方案。从大病救助服务包看，救助病种主要集中在难以治愈的重大疾病上，有限的救助资金往往难以发挥最大效益，因此，可以进一步增加经济成本效益比高的疾病纳入救助的范围，这是提高救助资金使用效率的有效措施。

第8章 医疗救助补偿

本章要点

➢医疗救助的补偿应与保险的补偿相区别，应充分根据救助对象的特殊性，来确定适宜的补偿内容、补偿途径和补偿水平。

➢根据资源的有限性和救助对象的优先卫生问题来确定医疗救助的补偿内容。目前全国大多数地区的医疗救助补偿内容不仅包括了住院服务，也把门诊服务纳入进来，而且在UHPP项目的试点城市，也对预防保健服务进行了试点，收到了很好的效果。

➢补偿途径的合理确定有助于救助对象方便、快捷的接受医疗救助服务，应根据服务包的内容，确定适宜的补偿途径和方式。从目前全国的情况看，各地采用政策性减免和定比资金救助，采用的是医中或医后救助的方式，UHPP项目对预防保健服务采用了医前救助的方式。

➢补偿水平的确定是医疗救助的核心，其受多种因素的影响。全国各地因地制宜，采取多种措施，确定和调整当地的补偿水平，包括起付线、补偿比例和封项线。UHPP项目对补偿水平的确定和适时调整进行了很好的探索。

医疗救助补偿是指医疗救助管理机构作为主要付费方，对贫困人群就医时所发生的医疗费用，根据既定的救助方案给予部分或全部的补偿，以减小贫困人群的疾病经济负担，提高卫生服务的可及性。在医疗救助运行过程中，基金筹集和费用补偿是两大主要环节。医疗救助费用的补偿直接影响了医疗救助过程中各方利益，同样还涉及医疗救助对疾病经济风险的承担能力、医疗服务提供者的补偿能力以及对医疗救助资金的控制力度。

因此研究医疗救助费用补偿，需要对补偿内容、补偿类别、补偿途径、补偿方式和补偿水平等进行探讨。

1. 医疗救助补偿基本原则

1.1 量入为出原则

量入为出是指医疗救助补偿水平要与当地经济社会发展水平和财政支出能力相适应，认真做好医疗救助资金的计划、控制、核算和分析，以确保医疗救助补偿平稳、持续进行。

1.2 补偿基本医疗服务包原则

构建贫困人口医疗服务包，根据服务包内容确定医疗救助程度和比例，满足贫困与弱势人群最基本的医疗卫生服务的需求。医疗服务内容包括以下几个方面：首先，最基本医疗服务着眼于保证贫困人口实现其基本健康；其次，最基本医疗服务应事实上已为社会绝大多数成员享有，少数的社会成员仅是因为贫困未能获得；第三，最基本医疗服务应是政府有能力承诺提供的服务。

1.3 补偿有效性原则

有效保障救助对象享有基本医疗卫生服务的权利。通过对贫弱人群的医疗救助，有效提高救助对象医疗卫生服务利用的可及性，改善救助对象的健康状况。医疗救助是保障人群健康权与生存发展权的最后一道防线，是帮助救助对象摆脱贫困或者生活极度困难的重要手段，是社会基本医疗保险制度最有效的补充。由于救助人群的特殊性，其补偿的比例应高于医疗保险报销比例，起付线要适宜，能够有利于贫困人群对救助服务的有效利用。

1.4 动态调整原则

补偿的内容和程度应随着贫困人群对医疗卫生服务需求、经济发展和基本医疗保险服务包的变化而进行相应的调整。

2. 医疗救助补偿理论基础和方法

2.1 医疗救助补偿和保险支付的区别

医疗救助补偿是由国家负责筹资为主，对特定低收入人群提供帮助和支持的项目。作为多层次医疗保障体系中的最后一道屏障，将一部分生活处于贫困状态的社会群体纳入医疗保障体系中，为他们提供最基本的医疗支持，以缓解因病而无经济能力进行医治造成的困难。医疗保险制度是筹集、开发、配置和利用卫生资源的一种制度，被保险人在获得医疗服务后，由被保险人或社会医疗保险机构向服务提供方支付费用，对被保险人所消耗的医疗服务进行经济补偿。医疗保险分担和抵御风险的功能主要是通过医疗保险费用的支付来实现的。

2.2 补偿内容

医疗救助补偿内容的选择，是对贫困居民基本卫生服务需要准确理解，以及对医疗救助目标进一步明确的过程，是对医疗救助优先点的选择和救助理念的集中体现。以大病救助为主，还是优先选择常见病、多发病进行救助，关系到医疗救助的效率与公平、广度与深度的问题。医疗救助的目标在很大程度上决定了救助补偿内容的选择。当前情况下，我国尚处于社会主义初级阶段，人口众多，经济发展水平总体还比较低，社会保障体系尚不健全，医疗保障覆盖率低，广大困难群众缺乏卫生服务保障，“看病难、看病贵”的问题尤为突出，这也就决定了我国城市医疗救助首要的目标在于帮助困难群众看得起病，享受基本的健康权利。在救助资源有限的情况下，优先救助那些疾病负担最为沉重、卫生服务需要最为迫切的对象成为民政医疗救助各试点地区的最终选择。但从成本效果而言，如果能尽早解决贫弱人群的基本卫生服务，做到疾病的早发现、早诊断和早治疗，则可避免小病拖成大病，提高资源的利用效率。所以如何确定医疗救助的优先重点和权衡各种补偿内容的利弊成为医疗救助工作的一大挑战。

2.3 补偿途径

医疗救助方式是救助实现的途径和措施，是政府、社会，包括社会慈善组织在医疗救助中履行职责和发挥作用而采取的各种方法，它们之间具有一定的替代性和互补性，既可以通过不同的途径开展救助服务，也可以用不同的运作方式，实现相同的目标。从某种意义上说，医疗救助形式的多样性，增大了救助对象获得救助的途径和可能性，有助于满足不同的医疗救助需求。当前，我国城市医疗救助采取了供需双方共同补偿的策略，一方面，各级政府对公立医疗机构发展和运行予以支持，由公立医疗机构面向全体居民提供公益性、低成本的卫生服务；另一方面，直接补偿需方，对需方的卫生服务行为予以资金支持。出于不同的考虑和实际条件的限制，各地对需方的补偿方式存在差异，部分地区采取了先期预付制，但总体上来说，按项目付费的后付制仍然是主导的补偿方式。就目前实践情况来说，主要有以下几种：

第一，按病种、分对象实施的定比资金救助。救助对象罹患相应病种，个人负担部分达到一定金额后，医疗救助机构根据实际利用的服务项目给予一定比例的医疗救助金。

第二，对救助对象定期提供医疗救助金。定期提供医疗救助金类似于最低生活保障制度，属于先期预付制，多针对特殊救助对象，具有方便、易于操作和催生合理卫生服务需求的作用。

第三，减免部分门诊医疗费用。这是医疗救助的基本形式。通过给低保和“三无”人员以及持有效困难证的人员发放门诊助医卡或慈善助医卡等方式实现。

第四，资助医疗救助对象参加当地的城镇职工医疗保险或居民医疗保险。资助医疗救助对象参加当地的城镇职工医疗保险或居民医疗保险，个人出资部分，由当地政府负责解决。

第五，二轮救助或临时救济。大病重病是各地主要的救助内容，救助对象因患大病，经城镇基本医疗保险报销后，仍难以承担家庭或个人负担的医疗费用，影响家庭基本生活的，给予一定数额的医疗救助费用补助。

第六，政策性减免。政策性减免是医疗救助最传统的形式，在目前仍然普遍存在，从减免的主体来看，可以分为医疗机构自身减免和政府减免。部分城市建立“惠民医院”（慈善医院），对救助对象在惠民医院或当地所指定的医院就诊或住院给予一定的优惠或减免，以低于服务成本的价格为贫困人群提供低费用的医疗服务。公立医院可以通过让利形式承担部分社会责任，体现公立机构的社会公益性。

2.4 补偿分类

2.4.1 按补偿水平分类

按补偿水平一般可以分为两类：（1）全额偿付，即医疗费用全部由医疗救助机构偿付，被救助对象享受免费医疗；（2）部分偿付，即医疗救助机构承担部分医疗费用，规定被救助对象需自负一定比例的医疗费用。全额补偿虽然有利于提高医疗救助的公平性，但如果救助对象费用意识差，容易出现道德损害，难以形成有效的需方制约机制。部分偿付机制便于需方制约机制的形成，但应根据救助对象的特殊性确定恰当的起付线、共付比例和封顶线。

2.4.2 按补偿对象分类

按补偿对象一般可分为两种类型：（1）向被救助对象支付费用；（2）向为被救助对象提供服务的医疗机构支付费用。向被救助对象支付医疗费用，使救助对象在接受医疗服务时，先自己向医疗机构支付费用，然后按救助有关规定从相关部门报销部分医疗费用。该方法属于间接付费型，对需方的制约力度较大，但救助机构与医疗机构不直接发生费用关系，故难以有效控制提供方的诱导需求，因而费用控制的效果较差。向提供医疗服务的机构支付费用，即救助机构按照医疗机构的服务数量与服务内容，通过不同的支付方式直接向医疗机构支付费用，属于直接付费型，对提供方的制约力度比较大，有利于合理控制医疗费用，同时操作比较简单，管理成本相对比较低。

2.4.3 按补偿内容分类

按补偿的内容可以分为以下三类：（1）对门诊医疗服务的补偿：门诊医疗服务具有服务人次多、病情比较简单、次均费用比较低的特点，因此对门诊医疗服务设置专门的补偿方式。（2）对住院医疗服务的补偿：住院医疗服务具有服务人次少、病情比较复杂、次均费用比较高的特点，因此对住院医疗服务设置专门的补偿方式。（3）对其他服务的补偿：对药品、康复、预防保健、慢性病等服务项目，根据内容设置专门的补偿方式。

2.4.4 按补偿时间进行分类

2.4.4.1 医前救助

医前救助主要是指医疗救助预付制，是指在贫困救助对象发生卫生服务需求之前便给予一定补偿，以提高贫困救助对象对卫生服务的利用，具体补偿形式有定期定额医疗补助、资助参加医疗保险或社会统筹等。方式一般是为救助对象颁发“医疗救助证”，持证人在接受医疗服务时只需缴纳自付部分，而救助金额由医疗机构同医疗救助管理机构结算。

相对其他类型，医前救助程序较为简单、易于操作、救助范围相对较广，且有效避免了医疗救助门槛费用的问题，有助于提高贫困居民的卫生服务需求和利用。但对救助资金先期发放难以保障救助资金的使用方向，资金使用效率难以保证。然而，随着城市居民基本医疗保险制度的建立，资助贫困居民参加基本医疗保险获取补偿的方式逐步成为一种发展趋势。但先期与城镇职工基本医疗保险衔接的试点探索表明，单纯的资助贫困对象参加医疗保险或社会统筹并不是实现医疗救助目标的有效途径。

2.4.4.2 医中救助

医中救助是指在贫困救助对象疾病诊断和利用医疗服务过程中根据患者疾病负担予以一定额度或比例的救助，救助形式可以是民政部门现金补偿，也可以是医疗机构根据救助方案要求予以的一定额度的先期垫付。实际执行过程中，救助部门对医疗机构的补偿往往是在医疗服务过程之后，按实际服务项目进行结算，但相对于贫困居民的补偿却已经在医疗服务利用的过程之中完成，既保障了救助资金的使用方向，又及时满足了贫困居民的救助需求，往往能够发挥较好的救助效果。

2.4.4.3 医后救助

医后救助是指受益者必须在接受医疗服务时先支付全额医疗费，然后再向医疗救助管理机构寻求部分报销，是目前最为普遍的救助方式。相对医前救助和医中救助，医后救助通过严格的程序控制，有力保障了救助资金的合理使用，但以实际卫生服务利用为前提开展救助忽略了救助对象的实际困难，形成一种“循环悖论”——医疗救助本身是以帮助贫困人群利用卫生服务为目的的，但医后救助的方式却又以贫困对象实际医疗消费的发生为前提，这种矛盾限制了真正困难群体对医疗救助的利用。

2.4.4.4 复合型救助

复合型救助，是指医疗救助部门在整个医疗卫生服务全过程，从多个角度对贫困救助对象予以资金支持和帮助。贫困居民支付能力低的问题存在于医疗服务的全过程，并非仅仅只局限于起付门槛的问题，任何一项超出其支付能力的负担都将导致医疗行为的终止，这也决定了医疗救助应该全过程、多层次的发展趋势。随着医疗救助试点的逐渐完善和城镇居民基本医疗保险的逐步开展，各地对贫困人群的卫生服务需求和实际支付能力、医疗救助的作用和运行机制都有了更深的认识和理解，依托城镇居民基本医疗保险，对贫困救助对象多层次、连续性的医疗救助模式逐步得到推崇，从而也使得补偿程序变得更为复杂。

2.5 补偿水平及其影响因素

合理的补偿水平是关系医疗救助效果和持续性的核心。补偿水平过高，如全民医疗，不利于资源的有效利用。另外，因为资源的有限性，在社会发展的一定阶段必须确定优先救助的重点和适宜的救助水平。如果补偿水平过低，则起不到实现救助、提高贫弱群体对医疗卫生服务的可及性和降低疾病经济负担的目的。所以为了很好地调节和控制补偿的水平，可以通过设定一定的起付线和封顶线、确定合理的共付比例来实现。目前全国的医疗救助大多都是采用了这种方式，只是由于各个地区的补偿水平不同，各地政府对医疗救助的给付额度设定了不同的报销起付线和封顶线，在两者之间设定了不同的报销比例。很多地方还开展了分类施救，即对不同类型的医疗救助受益者给予不同比例的费用补偿。

2.5.1 补偿水平

2.5.1.1 起付线

起付线是保险学中的一个概念，是指在保险赔付过程中设定一个需要完全由被保人自我负担的费用水平，超过这个标准的费用保险机构才予以赔付。设立起付线的主要目的在于增强被保险人的费用意识，防止“道德损害”，同时减轻保险基金压力。但对于医疗救助而言，救助对象支付能力远低于普通人群，其起付线应根据救助对象的经济能力确定，不宜太高，应低于当地医疗保险的水平。目前鉴于医疗救助资金面临的实际压力，各地在医疗救助实施之初普遍设置了救助起付线，但随着医疗救助试点的深入和发展，各地逐渐认识到起付门槛对救助服务利用的阻碍，逐步开始降低或取消起付标准。起付线的设置可分为3种类型：年度累计费用起付线法、单次就诊费用起付线法、单项目（一般为特殊医疗服务项目）费用起付线法。在现阶段，无论是医疗保险，还是医疗救助，大多采用的是年度累计费用起付线。

设置起付线的优点是如果起付线定得比较合理，则起付线以下的医疗费用由病人自负，有利于增强救助对象的费用意识，限制一部分非必需的医疗需求，减少费用浪费现象。设置起付线的缺点是：(1) 起付线的合理确定难度比较高，起付线过低，可能起不到约束需方的目的，难以有效控制医疗费用，但若起付线过高，又可能超越部分被救助对象的经济承受能力，限制其正常的基本医疗需求，从而影响基本医疗保障水平；(2) 起付线以下的费用全部由救助对象自负，可能使救助对象在患一般疾病时不及时就医，导致小病拖成大病，反而增加医疗费用支出。对于超出起付线的消费者，又会出现需求“反弹”，过度消费医疗服务。此外，制定起付线时还需考虑低收入人群的支付能力或同时采用最高自付限额的方法。

2.5.1.2 封顶线

封顶线又称为最高偿付限额，是与起付线正好相反的费用分担方法，指救助机构为救助对象规定一个救助支付的最高偿付限额即封顶线。在封顶线以下的医疗费用由救助机构支付，封顶线以上的医疗费用由救助对象自付或由其他途径支付。这种方法能够较好地控制救助资金的支出，但对发生大额医疗费用的患者不能发挥分担疾病负担的作用。设置封顶线的根据是：（1）在社会经济发展水平比较低、资金有限的情况下，低水平、广覆盖的社会救助只能保障享受人群广、费用比较低、各方都可以承受的基本医疗；（2）有利于限制被救助对象对高额医疗服务的过度需求，以及医疗服务提供者对高额医疗服务的过度提供；（3）有利于鼓励救助对象重视卫生保健，防止小病不治酿成大病。但从救助的本质看，大病、重病的经济负担大，是最应救助的部分，但封顶线的设立把救助对象的这一巨大风险又还给消费者，不利于有效救助。

2.5.1.3 共付比例

在医疗救助方案设计中，救助报销比例的作用至关重要，起到一个调节阀门的作用：当起付线和封顶线设置得不合理，使报销空间过窄时，可以适当调高报销比例，提高救助对象的救助水平；同样当报销空间过宽，救助资金有可能超支时，降低报销比例能够控制资金使用进度。纵观全国各试点地区的报销比例，存在两种形式，一是固定报销比例，即只要是在规定病种和报销范围内，就给予固定比例的报销额度；二是分段报销比例，即根据救助对象个人负担医药费用多少或者是救助对象贫困程度，分别给予不同的报销比例。共付比例对救助对象需求行为的影响主要与共付率的高低有关。

2.5.1.4 二轮救助

二轮救助主要针对经济特别困难、在亲属中得不到帮助且本人健康对其家庭作用大、所患疾病有治疗价值的低保人员进行的医疗项目资金的第二轮资金支付，包括门诊和住院的救助。

2.5.1.5 混合支付

由于上述几种费用支付方式各有其优缺点，因此在方案设计中，往往将几种方式结合使用，形成优势互补，以便引导合理需求，控制医疗费用的过度增长。

2.5.2 补偿水平的影响因素

2.5.2.1 筹资量

在资源有限的情况下，医疗救助的原则一般是量入为出，所以筹资量就是最终的补偿总量。在补偿的其他方面一定的情况下，筹资越多，补偿的水平越高。

2.5.2.2　补偿的人群规模

在筹资和补偿方案一定的情况下，补偿的人群规模越大，即需要补偿的人数越多，补偿的水平则相对越低。

2.5.2.3　补偿的内容

补偿的服务包的内容越丰富，则救助资金越分散，补偿水平就相对越低；反之，补偿的内容越集中，用有限的资金解决重大问题，则会相对提高补偿水平。

2.5.2.4　救助人群的经济状况

救助人群的经济状况与补偿水平的确定是密切相关的，如果救助地区的经济状况较好，救助人群的收入水平相对较高，则可以提高起付线和补偿的比例，使有限的资金用于少数贫困家庭，从而提高这些人群的补偿水平。

2.5.2.5　救助人群的医疗服务需求与利用

救助人群的卫生服务需求与利用和医疗费用是密切相关的，需求与利用越高，相对而言，在短期内医疗费用也会越高，相对医疗费用，在筹资一定的情况下，补偿的水平就会降低。

2.5.2.6　医疗费用

一般采用基线调查来测算上一年的人均医药费。对已开展医疗救助的地区，基线数据包括人均医药费和相应的补偿比。若拟在基层和较高级医疗机构的门诊和住院采用不同的补偿比，则基线数据是指各级机构的人均医药费。对于新开展救助的地区，可采用回顾性调查、救助运行前登记、低补偿比试运行和同类借用四种方法。

第一，回顾性调查。要求调查对象回忆调查前一段时间内的医药费用，一般情况下，回忆门诊费用的时限稍短（如 1 个月），回忆住院费用的时间稍长（如 6 个月）。这种方法花费较大人力、财力，且有回忆误差，较少用。

第二，运行前登记。这种方法要调查对象记录下运行前某段时间内（如 30 天）所花费的医药费用。调查者每隔一段时间去调查询问一次。最后记录下每个调查对象的就诊次数、就诊的医疗机构、门诊费用、住院费用以及自我医疗费用等。该法易遗漏，所得费用偏低。

第三，低补偿比运行。所谓低补偿比运行，时间以 3～6 个月为宜，且在各级门诊和住院部应用相同的补偿比，这样比较方便；采用低补偿比（如 30%～40%）进行试运行，这样一般不会超支。由于费用有季节波动，应注意：在 1—2 月份试行，救助对象对医疗卫生服务利用偏低，人均费用易于低估，在 7—10 月份试行，卫生服务利用一般偏高，易于高估。测算时不用试运行的第一个月数据可避免起始效应。所谓起始效应，是指救助刚开始时，救助对象还未进入正常的被救助状态，可能导致服务利用特别低的一种效应。这种方法节约费用，结果较准确，还可取得管理经验。

第四，同类借用。若能找到经济水平和医疗、交通条件相近地区的数据，并且已开展医疗救助，这种数据可进行借用，则可省去试运行。

2.5.2.7　定点医疗机构的类别

对于不同级别的医疗机构，其医疗费用是有明显差别的，三级医院明显高于二级和一级医疗机构。在目前转诊制度尚不完善的情况下，如果确定的定点机构的级别相对越高，则补偿水平相对越低。

2.5.2.8　增长系数

增长系数主要反映医药价格的上涨，人们对卫生服务需求的自然增长和由于卫生服务条件的改善所引起的卫生服务费用的增加。增长系数的测算主要有 4 种方法：(1) 比值法，即采用两年次均医药费用和年人均医药费用的比值，这种方法比较简单，但准确性和稳定性较差；(2) 处方重复划价法，即随机抽取某一年一定数量的处方用下一年的价格重新划价，计算增长比例，该方法简便易行，缺点是代表性较差；(3) 移动平均法，对人均月费用或次均月费用作移动平均的数学处理以消除偶然波动，获得比较稳定的增长系数，该方法比前两种方法准确性有所提高；(4) 数学模型法，即通过对有关因素的调查建立多因素数学模型，计算出增长系数，虽然计算比较繁琐，但准确度较高。增长系数越大，说明医疗费用增长越快，所需的补偿资金需要增加，否则就要降低补偿的水平。

2.5.2.9　保险因子

保险因子是保险学的一个概念，是反映实施保险以后对医疗服务利用的影响程度，主要受保险补偿比影响，因此也是一个反映医药费用随保险补偿比变化的敏感指标。在医疗救助补偿中，补偿的费用同样也受到保险因子的影响。保险因子与补偿比之间的关系常用下列数学式来表示：$F(R)=1+B\times R$。其中，$F(R)$ 为保险因子，R 为补偿比，B 为待定系数。保险因子的测算就是确定适宜的系数，建立补偿比与保险因子之间的换算公式。但是，实践中很难收集到较可靠的零补偿比时的人均医药费，而用非零补偿比数据获得的数学模型外推计算零补偿比时的人均医药费又会导致较大的预测误差。此外，一般认为补偿比在 20%以下时，基本不存在保险刺激作用，所以一般将 20%作为补偿比的有效起点。保险因子的测算公式修正为：$F(R)=1+B\times(R-R_0)$[①]。获得保险因子的途径主要有两种：(1) 借鉴类似地区的经验数据；(2) 通过预试验，变动不同补偿比以获得对保险因子的估测。

2.5.2.10 补偿比

补偿比的测算是救助测算的核心部分，也是最复杂部分。它不仅直接关系到救助资金的收支平衡，又与保险因子的作用大小直接相关，而且也是救助保障程度的最直接体现，因此，除了技术层面的测算因素外，也是管理部门最难权衡的决策点。其测算方法可分为两类，一是以数学模型为基础的测算法，二是粗估法。

粗估法的一般做法是：(1) 确定医药费基数、增长系数、保险因子、储备金费率、管理费率等；(2) 根据筹资的可能性确定年人均补偿费用、可能的救助人数，同时也适当考虑到救助资金到位情况；(3) 根据可筹集到的资金数量，综合平衡增长系数与保险因子，最后确定补偿比；(4) 通过调整补偿比达到可筹资金与医疗费用偿付额之间的平衡。当救助范围内有起付线、封顶线和分级支付（不同级别医疗机构设立不同的补偿比）时，需要根据起付线以下和封顶线以上部分费用以及不同级别医疗机构发生费用的分布情况对补偿比作出调整。

3. 医疗救助补偿实践

3.1 全国民政医疗救助补偿情况[②]

3.1.1 补偿内容日益丰富

2006 年，全国 1 865 个试点县（市、区）中 632 个对重大住院疾病进行了补偿，占 33.9%；1 228 个同时将重大住院疾病和常见门诊疾病纳入了补偿范围，占 65.8%，门诊救助与住院救助相结合的模式成为当前救助的主要模式；全国仅 5 个试点地区实施常见病门诊救助。

从具体病种范围上来说，我国住院救助仍然停留在高危、高花费、特殊重大病种救助阶段。各地救助病种一般为几种到几十种不等，大多数地区限定的病种都在 10 种以内，例如武汉确定 6 种重大疾病，长沙大病救助 8 种重大疾病、广州对 16 种重大疾病进行住院救助；陕西省列入大病

① 程晓明主编. 医疗保险学. 上海：复旦大学出版社，2003

② 民政部. 城市医疗救助试点工作评价研究报告. 2007

病种较广，达到 34 种。部分省市进一步扩大了补偿范围，辽宁省把所有大病都纳入救助范围，福建省及其他部分地区把所有需要住院的患者都作为了大病救助的对象。此外，不少地区在确定救助病种时，都留有一定的灵活性和诠释空间，例如长沙市将“一次性住院 7 天以上的重大疾病”作为第 8 种疾病纳入救助范围，对补偿范围进行了相对模糊的扩展。

在基本医疗门诊服务补偿方面，各地之间差异较大，概括起来可以分为以下两类：一是普惠制的门诊救助，对具体的病种不作限制，只要服务内容属于基本医疗保险服务范围都予以补偿，主要通过定额或限额现金补偿以及医疗机构政策性减免来实现，例如广州、大连、西宁、银川等城市的基本医疗救助没有固定病种，实行定额补助，武汉和长沙则采取医疗机构的优惠减免，政府补偿的方式；另一类是特定病种的门诊服务，重点集中在慢性病或个别需要长期维持性治疗的重大疾病，诸如慢性肾衰的透析、恶性肿瘤的放疗或化疗等，救助形式多为定额救助，例如上海市的“三定”门诊基本医疗救助规定了只救助部分慢性病；重庆市对城市低保对象中患 10 种特殊大病或因重病卧床不起半年以上人员，每人每年发放基本医疗救助金 600 元。

从救助对象对补偿内容的期望看，7.1％的救助对象希望只救助大病，2.7％的救助对象希望只救助小病，72.9％的救助对象希望两者兼顾、大病为主，4.5％的救助对象希望两者兼顾、小病为主，12.7％的救助对象希望两者并重。可见救助对象对大病、小病兼顾的呼声最高。

3.1.2 通过不同的途径对救助对象实施补偿

根据国务院转发的《关于建立城市医疗救助制度试点工作意见》中“实事求是、因地制宜”“多方筹资，多种形式”的指导原则，现阶段实际试点过程中，各地根据实际条件对救助对象进行了多种形式的补偿。

按病种、分对象进行定比资金救助。此种方式是目前最为常见的救助方式，绝大部分开展重大疾病救助的地区都采用了定比资金救助。在具体的实施过程中，出于方便救助对象的目的，大部分地区选择了医疗机构先行垫付，救助机构按服务项目直接与医疗机构结算的方式。

对救助对象定期提供现金资助就医。武汉市对“三无”人员定额给予 30 元/月的医疗救助；重庆市对救助对象中未参加城镇职工基本医疗保险的“三无”人员、丧失劳动能力的重残人员以及长期卧床不起的重病人员，实行年 300～1 200 元的限额救助。

城市居民医疗统筹和医疗救助相结合的救助制度。江苏省盐城市亭湖区对未参加医保的城市贫困居民以年标准 200 元为基数实行医疗统筹，其中低保对象个人缴费 30%，财政补助 70%；非低保对象个人缴费 70%，财政补助 30%；镇江市对已参加基本医疗保险的城市低保对象，年度内个人仅需自付基本医疗费用 1 000 元，超过部分由社会医疗救助基金报销；南京市高淳、溧水两县为城乡低保对象统一办理了医疗保险，每人每年投保 100 元，其中县、镇财政各负担 40%，个人负担 20%。

临时救助或一次性救助依然存在。武汉市对重病个人负担超过 630 元（一季度的基本生活费）给予临时救助；重庆市对因患救助病种范围内的重大疾病造成家庭生活特别困难的其他城市特殊困难群众给予一次性救助。

发放医疗救助 IC 卡或零利润药品卡。无锡市发放医疗救助 IC 卡，大病 6 000 元，常见病 400 元；吉林双辽市每年发放最高 50 元以下的领药卡；贵州六盘水对低保对象每年发放 200 元的零利润药品卡。

政策性减免措施普遍存在。例如大连市的政策性减免以医疗机构为主体，对低保对象免收挂号费、诊察费的同时，减免 30% 的常规检验、CT、MRT、彩超检查费用，但政府不予补偿，减免优惠部分由医疗机构承担；武汉市的政策减免则以政府为主导，要求定点医疗机构对救助对象实行“五免六减”，减免费用由政府和医疗机构按 8∶2 的比例共同分担。

不同的救助形式互为补充，共同实现在保障贫困人群基本卫生服务需求的目标。救助形式的多样化在一定程度上反映了医疗救助的社会化，体现着社会救助的发展。救助对象希望门诊或住院补偿的途径是发放救助卡或医院垫付。调查显示，在门诊和住院的补偿方式上，医疗救助对象的选择有高度的一致性，都倾向于发放救助卡和医院垫付的形式，提高医疗救助的可及性，见表 8—1。

表 8—1　贫困人群对合适的门诊救助方式的选择

救助方式	门诊		住院	
	人数（个）	比例（%）	人数（个）	比例（%）
直接发放救助卡或救助金	508	47.7	663	60.7
医院先垫付	489	45.9	222	20.3
事后报销	61	5.7	54	4.9
年初发放救助金	—	—	145	13.3
其他	8	0.8	8	0.7
合计	1 066	100.0	1 092	100.0

资料来源：民政部．城市医疗救助试点工作评价研究报告．2007。

3.1.3 充分发挥民政系统的作用，制定了不同的补偿程序

3.1.3.1 通过各种方式进行医前救助

民政部门根据居委会核实救助对象信息，组织并监督居委会发放救助资金到户；已经实现社会化发放的地区，由民政部门整理补偿名单和金额向财政部门申请，由地区财政部门通过金融机构直接发放到救助对象账户，居委会通知救助对象定期领取；资助救助对象参加医疗保险或社会统筹的地区，则由民政部门或民政部门委托财政部门直接代缴政府补偿的参保费用。典型地区代表，比如武汉市对城市“三无”人员每月30元的定额医疗救助，甘肃省每年资助城市低保居民70元购买城市居民基本医疗保险。

3.1.3.2 医疗机构先垫付的医中救助补偿程序

民政部门直接对救助对象发放救助资金，救助对象利用救助资金购买相关医疗卫生服务；或民政部门通知医疗机构按照一定额度予以垫付，并提供相应卫生服务，民政部门或委托财政部门定期与医疗机构进行结算。目前，重庆、湖北、福建、湖南、大连等诸多省市区都已建立医中救助机制。典型地区代表，如重庆市对救助对象中未参加城镇职工基本医疗保险的“三无”人员、丧失劳动能力的重残人员以及长期卧床不起的重病人员，实行年300～1 200元的限额救助，医疗机构先期垫付，民政部门定期结算。

3.1.3.3 医疗救助对象先垫付后报销的医后救助补偿程序

民政部门根据核定对象和金额，组织并监督居委会发放救助资金到户；已经实现社会化发放的地区，由民政部门整理补偿名单和金额向财政部门申请，由地区财政部门通过金融机构直接发放到救助对象账户，居委会通知救助对象定期领取。

3.1.3.4 复合型的医疗救助模式已经得到了广泛运用

目前，重庆、江苏、大连等部分省市区已经开始了复合型救助的相关实践，相对城市医疗救助，这种依托城镇居民基本医疗保险，多层次、复合型的医疗救助模式已经开始得到了广泛运用（见图8—1）。

3.1.4 补偿水平

全国大部分地区设立了医疗救助起付线：

第一，全国88.9%的试点县市区设立了门诊救助起付线。截至2006年6月，全国31个省、直辖市、自治区共728个县市区开展门诊救助，其中81个地区未设置起付线，占现已开设门诊救助试点总数的11.1%。

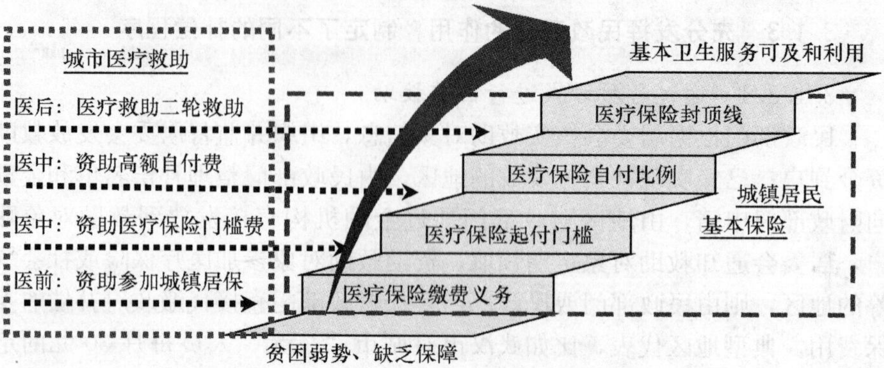

图 8—1　复合型城市医疗救助模式与补偿程序

资料来源：民政部. 城市医疗救助试点工作评价研究报告. 2007。

既设的门诊起付线中近 50%的试点地区的起付线集中在 30 元以内，另有 40%的试点地区门诊起付线超过了 100 元。从全国来看，门诊救助的起付线中位数为 42.5 元，相当于同期低保对象当月生活费（162 元/月）的 1/4，也就是说现行救助制度下 1/2 的低保对象自我支付的医疗费用达到自己当月生活费 1/4 之后将能获得一定比例的医疗补助，救助门槛依然较高。

第二，全国 70%的地区住院救助的起付标准限定在 1 000 元以内，全国平均为 1 300 元。2006 年年底统计资料显示，全国 31 个省、直辖市、自治区除上海市未对大病住院救助设置起付线以外，其余各省、市、自治区均设定了一定的住院救助起付标准，其中最低的起付线为 200 元，最高达到了 4 000 元，70%的地区住院救助的起付标准限定在 1 000 元以内。大病住院救助起付线全国平均 1 300 元，相当于低保对象 8 个月的个人收入，也就是说救助对象必须在花费自己个人半年以上收入后方能申请住院医疗救助，但往往贫困的家庭处于贫病交加的境地，长期处于入不敷出的状态，既定的救助起付线将在一定程度上阻碍他们对医疗救助的利用。此外，各地城镇职工基本医疗保险起付线也大多集中在 300～600 元之间，而现有的旨在救助困难群众的医疗救助起付线标准却高出其 1 倍，有些不切实际。有研究表明，不同地区低保人员住院补偿的起付线呈现统计上显著的差异。在东部地区，不设起付线的占 12.6%。在中部地区，不设起付线的很少，设在 801～2 000 元这一区间的区县比较多（共计 40.7%），有 25%的区县把起付线设在 3 000 元以上，也有一部分区县（占 18.6%）把起付线设在 301～500 元这一区间。西部地区起付线设定比较集中，多数集中在 301～800 元这一区间，高于 800 元的较少，约 20%设在 1～300

元这一区间[①]。

全国分别有 40.1%和 94.3%的试点地区分别设置了门诊救助和住院救助封顶线。

全国 40.1%的试点地区设置了门诊救助封顶线，平均为 2 941 元。截至 2006 年年底，全国 1 865 个城市医疗救助试点县市区中 1 009 个地区正式开展了门诊医疗救助，占到全国试点地区的 54.10%，其中有 747 个地区设置了门诊救助封顶线，约占到已进行门诊救助试点地区 3/4。从全国范围来看，门诊救助封顶线平均值为 2 941 元，中位数值为 500 元，其中封顶线低于 100 元的地区占到 10%左右。各地在设置门诊救助封顶线时，较多地选择了 300 元、500 元、600 元和 1 000 元的标准，占已开展门诊救助试点地区的 1/4。此外，尚有近 10%的试点地区提高门诊医疗救助封顶线达到 10 000 元，现有封顶线中最高可达 80 000 元，最低的为 20 元，地区之间存在巨大差距。

在实施住院救助的地区，94.3%的地区设置了封顶线，全国平均为 5 966 元。截至 2006 年，全国 1 865 个城市医疗救助试点县市区中 1 663 个地区开展了城市贫困居民的住院救助，住院救助封顶线全国平均为 5 966 元，其中 94 个地区未设置住院救助封顶线，现有封顶线最高已达 8 万元。接近 50%试点地区的住院救助封顶线在 4 000 元以内，其中 40%的试点地区的封顶线设置在 2 000～4 000 元之间，其中又以 3 000元的封顶线最多，占已开展住院救助试点地区的 1/4 左右（见表 8—2）。此外，上海、浙江、江苏和广东等经济发达省市的住院封顶线达到或超过了 10 000元，占试点地区的 15%左右。封顶线的情形也类似起付线。在东部地区，封顶线的分布在各类区间段呈现相对较为平均的分布；尤其值得注意的是，封顶线在 10 001～25 000 元的有 22.0%，而更有 17.1%的区县把封顶线订在 25 000 元以上。在中部地区，封顶线设置向下集中，主要在 2 000～3 000 元之间；在 1 万元以上者极少，没有区县制定 25 000 元以上的封顶线。在西部地区，封顶线也呈现向下集中的趋势，主要的封顶线区间也是在 2 000～3 000 元之间（占 44.7%）；然而，与中部地区有所不同，西部地区设定高封顶线的区县相对多一些。

各试点地区平均补偿比例在 20%～30%之间，东部地区的补偿比例要高于中部和西部地区。

从全国试点的情况看，大约 48%左右试点地区是固定报销比例类型，

① 顾昕. 让公共服务惠及穷人：中国城市医疗救助体系的建设. 中国行政管理，2006 (12)：83-86

表 8—2 2006 年全国城市医疗救助试点县（市、区）封顶线设置情况

住院救助封顶线	试点个数	所占比例（%）	累计比例（%）
无封顶线	94	5.65	5.65
500 元以下	2	0.12	5.77
500～1 000 元	1	0.06	5.83
1 000～2 000 元	45	2.71	8.54
2 000～3 000 元	198	11.91	20.45
3 000～4 000 元	454	27.30	47.75
4 000～5 000 元	116	6.98	54.73
5 000～6 000 元	283	17.02	71.75
6 000～8 000 元	182	10.94	82.69
8 000～10 000 元	42	2.53	85.22
10 000～15 000 元	90	5.41	90.63
15 000～20 000 元	29	1.74	92.37
20 000～40 000 元	82	4.93	97.30
40 000 元及以上	15	0.90	100

资料来源：民政部．城市医疗救助试点工作评价研究报告，2007。

其平均报销比例是 25%；二是分段报销比例，其平均报销比例是 30%左右。不同地区之间补偿的比例差异也较大。在东部地区，补偿比例在 41%～50%这一区间的区县占 1/4，补偿比例在 50%以上的比例也有 15.5%，这表明四成多的东部区县救助力度较大。在西部地区，补偿比例在 31%～40%的占 26.4%，补偿比例在 41%以上的占 34.8%。中部地区的分布有所不同，即补偿比例在 10%以下者占 20.5%，在 11%～30%之间的占 61.5%，补偿比例超过 40%的较少。

3.1.5 实际补偿水平地区之间和各省之间差异较大

2006 年，全国各省份住院人次平均救助水平为 1 778.8 元/人次。其中东部地区救助水平较高，其次是中部地区西部救助水平最低（见表 8—3）。从省际情况来看，人次平均救助水平超过 3 000 元的省份有 3 个，分别为新疆建设兵团 5 000 元/人次、浙江 4 253 元/人次、江苏 3 026.3 元/人次；人次平均救助水平在 2 000～3 000 元之间的省份有 9 个；人次平均救助水平低于 1 000 元的省份有 2 个，分别为黑龙江 793.5 元/人次、四川 665.1 元/人次。

2006 年，全国各省份门诊人次平均救助水平为 129.8 元/人次，其中中部地区救助水平最高，其次是西部地区，东部救助水平最低。从省际情况来看，人次平均救助水平超过 1 000 元的省份有 2 个，分别为西藏 2 245.6 元/人次、安徽 1 153.0 元/人次；人次平均救助水平在 300～1 000 元之间的省份有 7 个；人次平均救助水平低于 100 元的省份有 8 个，其中救助水平最低的青海为 22.5 元/人次。

表 8—3　2006 年全国不同地区医疗救助试点地区的次均利用救助水平

单位：元/人次

地区	门诊	住院
东部	108.0	2 051.2
中部	148.2	1 801.5
西部	136.7	1 513.2
全国	129.8	1 778.8

资料来源：民政部. 城市医疗救助试点工作评价研究报告. 2007。

3.2　UHPP 医疗救助

3.2.1　各项目地区分类施救，确定了丰富的补偿内容，一半以上的救助对象认为补偿内容合适

根据基线调查结果和有关报告，在项目技援专家的指导、帮助下，各试点城市项目区对救助对象的卫生服务需求、利用等基本情况进行综合分析，根据不同救助对象的优先需要和资金的有限性，进行分类施保。同时根据资金的使用情况，锦江区、和平区、铁西区进行二轮救助，武侯区实施临界贫困人员救助。各项目市实施的救助方案的具体救助内容包括儿童计划免疫、儿童系统保健、孕产妇保健、健康查体在内的预防保健服务，以及门诊、住院和家庭病床的医疗服务。

从对救助内容的评价看，平均有 50.2%的人认为救助内容合适，尚有 6.7%的人认为不合适。其中锦江和武侯两个区认为合适的比例较高，而和平区认为不合适的比例最高（见表 8—4）。

3.2.2　根据补偿内容，确定了适宜、方便的补偿途径和方式

根据补偿的内容，UHPP 项目采用多种途径进行补偿，对于成本效果较好的家庭保健服务、儿童系统保健服务和孕产妇保健服务采取全部减

表 8—4　　　　　　救助对象对救助内容的评价

项目区	合适		一般		不合适		合计
	人数（个）	构成比（%）	人数（个）	构成比（%）	人数（个）	构成比（%）	人数（个）
锦江	196	67.1	88	30.1	8	2.7	292
武侯	260	70.1	98	26.4	13	3.5	371
和平	101	25.6	243	61.5	51	12.9	395
铁西	142	42.4	172	51.3	21	6.3	335
合计	699	50.2	601	43.1	93	6.7	1 393

资料来源：山东大学．成都和沈阳市 UHPP 项目医疗救助实施效果评估报告．2006。

免的途径和医前救助的方式，而对于医疗服务，根据资金的有限性和救助对象的方便性，采用医中救助的方式，接受服务时直接进行减免（见表 8—5）。

表 8—5　　　　UHPP 项目医疗救助的补偿内容、途径和方式

补偿内容	补偿途径	补偿方式
门诊	减免部分	医中
住院	减免，定比资金救助，二轮	医中，医后
家庭健康管理	全部减免	医前
产前检查	全部减免	医前
住院分娩	减免部分	医中
产后访视	全部减免	医前
儿童系统保健	全部减免	医前
慢性病管理	减免部分	医中

资料来源：UHPP 项目市医疗救助实施方案．2004—2007。

3.2.3　各项目区因地制宜，确定了合适的补偿水平，并根据运行情况作出适时的调整

UHPP 项目的另一个重要目的是对各种救助方案进行探讨。在救助方案实施前，项目区都根据本地居民情况和医疗保险的特点，拟定了第一年度的实施方案，确定了补偿水平，经过一年的运行，发现结余资金量较多，在第二年度各项目区都分别进行了适时调整，提高了封顶线，减小了

共付比例，丰富了补偿内容，使患者享受到最大程度的救助。项目救助补偿的改变，充分体现了项目与当地卫生状况、卫生资源配置现状、人口社会经济特征和健康问题等的有机结合，实现了项目的属地化管理，保证弱势群体的就医需求。项目补偿水平的调整，还体现了医疗救助量入为出的原则，根据救助资金的利用和救助服务利用情况，适时调整救助覆盖范围和报销金额，使弱势群体更多、更好、更方便地享受医疗救助服务，避免救助资金的过多沉淀，使有限的资金发挥更大的作用。但由于各个市的贫困人口数迥异、救助资金总量相等，使贫困人口的受益程度差异较大。见表8—6至表8—8。

表8—6　　成都市两项目区UHPP项目补偿内容及补偿水平

补偿内容	锦江区补偿水平		武侯区补偿水平	
	第一年	第二年	第一年	第二年
门急诊	病人共付40%，封顶线150元/人/年	病人共付20%，封顶线150元/人/年	病人共付40%，封顶线150元/人/年	病人共付20%，封顶线200元/人/年
住院	无	无	报社保部门报销后减去起付费剩余费用的60%，封顶线800元/人/年	病人共付10%，封顶线1 000元/人/年
家庭病床	病人共付40%，封顶线800元/人/年	病人共付20%，封顶线800元/人/年		
家庭健康保健合同	48元/户/年	48元/户/年	30元/人/年	30元/人/年
计划免疫	0～3岁：40元/人 4～7岁：30元/人 0～7岁：70元/人		(1) 0～7岁：70元；0～3岁：40元；4～7岁：30元 (2) 建卡费：35元/人 (3) 管理费：新生儿及初次办理保偿12元/人，续保儿童2元/人	
儿童保健	0～5岁：50元/人	50元/人	50元/人	50元/人
孕妇保健	90元/人	90元/人	90元/人	90元/人
产妇保健	40元/人	40元/人	40元/人	40元/人

资料来源：成都市卫生局．成都市UHPP项目医疗救助实施方案．2004—2005。

表 8—7　沈阳市两项目区 UHPPP 项目补偿内容及补偿水平

补偿内容	和平区补偿水平		铁西区补偿水平		第三年
	第一年	第二年	第一年	第二年	并轨方案
门急诊	持红卡病人共付50%，封顶线60元/人/年	持红卡病人共付25%，封顶120元/人/年；持绿卡病人享受红卡病人第一年待遇	不包括路官社区、艳粉社区低保病人共付50%，封顶25元/人/年；“三无”人员共付50%，封顶线75元/人/年	低保病人共付30%，封顶线80元/人/年；“三无”人员封顶线100元/人/年	按药费的70%救助，个人负担30%，封顶为80元/人/年
住院	病人共付50%，封顶线2 000元/人/年	病人共付25%，封顶线2 000元/人/年	“三无”人员、残疾人、70岁以上老人，1 000元以内病人自付70%，1 000元至2 000元病人支付60%，2 000元以上病人支付50%，封顶3 800元/人/年	“三无”人员自付30%，封顶7 000元；转上级医院的自付30%；其他人救助的比例：同“三无”人员，住院封顶5 000元	按住院费用的50%救助，定点医院负担10%，个人负担40%，封顶线为3 000元/人/年
计划免疫	无		0～3岁：30元；		无
儿童保健	0～3岁：35元/人 0～7岁：15元/人		0～3岁：35元/人 0～7岁：15元/人		无
孕产妇保健	340元/人		341元/人		无

资料来源：沈阳市卫生局．沈阳市 UHPP 项目医疗救助实施方案．2004—2005。

3.2.4　救助对象认为补偿额度合适的比例较低

从对救助额度的评价看，平均有33.6%和36.4%的救助对象分别认为门诊和住院的救助额度合适，尚有近1/5救助对象认为救助额度不合适（见表8—9、表8—10）。从各项目地区之间的比较情况看，认为锦江和武侯的门诊救助额度和住院救助额度合适的比例最高。

表8—8 银川市UHPP项目医疗救助补偿变化情况

救助内容	2005年	2006年	2007年
门诊	每人每年60元的药品，家庭捆绑使用	扩大救助药品种类，通过招标采购，在原有243个品种的基础上扩增门诊救助用药268种，使药品达到511种	（1）增加静脉注射、静脉输液相关治疗性救助服务，支付包括物价部门明确规定的静脉输液、静脉及肌肉注射治疗费及治疗使用的相关耗材费用；（2）增加社区中药治疗服务，支付包括中草药、饮片和针灸、火罐、刮痧、中药熏洗、中医按摩治疗费用；（3）增加社区检验检查和理疗服务，支付包括血、尿常规、血糖检查、心电图、X线检查、B超检查和神灯理疗费用
住院	民政救助	规定病种的按病种付费。除外共付制：起付线300元，住院费用300～3 000元，项目支付40%；3 001～6 000元，项目支付35%；6 000元以上项目支付30%；支付最高额度3 000元	（1）规定病种的按病种付费。除外共付制：起付线200元，实际住院费200～3 000元，救助40%，自付60%；3 001～6 000元，救助45%，自付55%；6 001元以上，救助50%，自付50%；救助最高限额6 000元。（2）精神类、传染病在非定点专科医院住院治疗的救助对象可直接到救助办报销
高血压患者	120元/人	无变化	80元/人，取消人均40元的干预费用
糖尿病患者	200元/人	无变化	200元/人，取消人均40元的干预费用，增加4次血糖检查
家庭保健	10元/人/年	无变化	35岁以下，10元/人/年，用于定点机构家庭健康管理；35～59岁，15元/人/年，其中5元用于个体筛查，在普通健康管理服务的基础上，增加高血压、糖尿病病例筛查服务，全年测量血压三次、血糖一次；60岁以上，60元/人/年，其中50元用于个人健康检查，增加规定项目的健康体检服务：血糖、血脂、心电图、胸透、肝功和乙肝表面抗原、腹部B超、血压三次
产前检查	100元/人		取消
住院分娩	700元/人		纳入住院救助
产后访视	15元/人		取消
0～7岁儿童保健	60元/人		取消

续表

救助内容	2005 年	2006 年	2007 年
流动人口中 0～6 岁儿童	无	主动搜寻并建证、卡：5 元/人；基础免疫：18 元/人；加强或复种免疫：12 元/人	
二轮救助	无	患重大疾病已享受以上救助后仍有较大困难的低保人员，按照首轮救助支付比例报销，最高报销金额为 2 000 元。无任何支付能力经审议批准后适当提高报销金额	针对大病、重病或高额住院费用患者，根据年度救助资金结余情况实施二轮住院救助

资料来源：银川市卫生局．银川市 UHPP 项目医疗救助实施方案．2005—2007。

表 8—9　救助对象对门诊救助额度的评价

项目区	合适		一般		不合适	
	人数（个）	构成比（%）	人数（个）	构成比（%）	人数（个）	构成比（%）
和平	66	16.1	226	55.4	116	28.4
铁西	73	21.8	191	57.0	71	21.2
锦江	163	54.5	94	31.4	42	14.0
武侯	203	54.2	131	35.0	40	10.7
西宁	137	34.2	158	39.4	106	26.4
银川	101	25.5	146	36.6	151	37.9
合计	623	33.6	946	42.7	526	23.7

资料来源：山东大学．UHPP 项目医疗救助实施效果评估报告．2007。

表 8—10　救助对象对住院救助额度的评价

项目区	合适		一般		不合适	
	人数（个）	构成比（%）	人数（个）	构成比（%）	人数（个）	构成比（%）
和平	101	24.6	210	51.2	99	24.1
铁西	69	22.1	190	60.9	53	17.0
锦江	113	47.9	88	37.3	35	14.8
武侯	155	47.0	153	46.4	22	6.7
西宁	180	44.9	173	43.1	48	12.0
银川	142	35.8	148	37.2	108	27.0
合计	760	36.4	962	46.1	365	17.5

资料来源：山东大学．UHPP 项目医疗救助实施效果评估报告．2007。

目前，我国的城市医疗救助尚处于试点完善阶段，医疗救助补偿方式和补偿内容也处于不断调整的过程中。现阶段我国医疗卫生体制改革正处于关键时期，医疗卫生体系的结构调整以及医疗保险制度的进一步完善都必然影响城市医疗救助制度发展方向。2007 年 7 月，伴随我国城镇居民基本医疗保险试点的全面开展，资助贫困居民参加城镇居民基本医疗保险成为城市医疗救助的一项重要内容，部分地区已经开始探索以城镇居民基本医疗保险为依托，围绕辅助贫困居民利用基本医疗保险开展常规救助和二轮救助的发展模式，从而实现救助补偿范围与基本医疗保险补偿范围的一致。尤其是 UHPP 项目对补偿方式及补偿水平的探索为全国提供了很好的范例。

参考文献

王保真．医疗救助在医疗保障体系中的地位和作用．中国卫生经济，2006，1（1）：40-43

刘远立．贫弱人群医疗救助基本服务包的设计．中国卫生经济，2003，6（6）：14-15

梁鸿．上海市贫困人口医疗救助政策设计．社区卫生保健，2004，3（3）：153-157

王晓卉．安徽省新型农村合作医疗费用偿付方案评价．中国卫生资源，2006，1（1）：36-37

民政部最低生活保障司．城市医疗救助试点工作手册．2005．5

安妮．城市医疗救助对象的确定机制．中国卫生经济，2003，22（6）：12-13

孟庆跃，严非，张静等．中英城市卫生服务与贫困医疗救助项目：成都和沈阳实施效果评价．中华医院管理，2007（1）：14-17

严非，王伟，孟庆跃等．中英城市卫生服务与贫困医疗救助项目：对社区卫生服务发展的作用研究．中华医院管理，2007（1）：17-20

王桂林，孟庆跃．沈阳市和成都市贫困医疗救助项目实施效果评价．中国卫生经济，2005（12）：74-76

王健，孟庆跃，张静等．成都和沈阳医疗救助项目实施评价．中华医院管理，2007（1）：20-23

第9章 医疗救助对象界定

本章要点

➢社会福利的目标定位法包括类别化需要、补偿性原则、诊断性原则、家计审查需求四个原则，这些原则都为医疗救助对象的界定提供了可以借鉴的依据。在实际操作中还应当遵循公平性、应保尽保、有效性、动态性、需求为导向和合理确定覆盖范围等原则。

➢医疗救助对象具备疾病和经济两个特点。在界定方法上，相应的可以运用贫困线外推法和目标定位法来联合界定救助对象。

➢目前国际上医疗救助对象的界定大部分是定位于医疗弱势人群，具体操作时，既考虑人群的经济性，又都注重人群的医疗需求，特别是对特殊人群的医疗需求的考虑。澳大利亚采用累进制的方法，根据人们收入水平的差异享受相应的医疗保障，这种做法也为我国医疗救助制度提供很好的借鉴。

➢ UHPP项目方案设计中界定了六类贫困和弱势群体：下岗职工、失业者、老年人、残疾人、妇女和儿童、流动人口。在实施过程中，根据沈阳、成都、西宁和银川四个项目市社会经济特点、人群特征和卫生服务需求状况，分别确定各自的医疗救助对象。

➢我国城市医疗救助对象的界定除了要考虑经济因素外，也应当充分考虑特殊人群的医疗服务需求，不断完善城市医疗救助对象的界定标准；加强城市医疗救助对象的确定与管理，保证救助对象的公平纳入和剔除。

城市医疗救助政策制定中一个关键的环节就是要确定对什么人进行救

助，即医疗救助对象的界定问题。本章从社会福利理论和现实操作中应遵循的原则出发，分析国际上医疗救助对象的界定标准，结合国内当前城市医疗救助的开展情况，以中英城市社区卫生服务与贫困救助项目为基础，重点介绍项目开展过程中的实际医疗救助对象界定，并对完善我国城市医疗救助对象的界定、管理提出建议。

1. 基本原则

1.1　目标定位原则

目标定位方法是国际上大多数国家执行的社会福利原则。目标定位就是社会政策受益者资格认定的问题。“目标定位”简单而言就是确定一项社会保障政策的受益对象的方法。吉尔伯特提出的目标定位方法包括类别化需要、补偿性原则、诊断性原则、家计审查需求四个原则①，石磊玉和张欢在“城市贫困人群分类救助研究”报告②中指出“目标定位”政策值得中国在社会保障体系、尤其是社会救助体系建设中借鉴，同时根据目标定位的四个原则分别分析了目标定位与医疗救助。

类别化需要。就是指在某一类别的群体中所有人均具有共同的需要，而这种需要在现有社会制度或经济安排下无法满足。这类人群可以是全体居民，也可以仅指某类群体。应用此原则分析我国城市医疗救助对象，可以判断城市中很多群体如未成年人、部分老人等都没有纳入基本医疗保障范围，但他们都有医疗保障的需要，对于其中无力承担医疗费用的人应该纳入医疗救助范围。

补偿性原则。就是指目标定位集中给予那些对国家和社会作出了明确贡献的群体成员。根据此原则分析我国城市中确实也存在伤残军人、退伍军人、军烈属、见义勇为者等人群，他们中无力支付医疗费用的应该纳入医疗救助范围。

诊断性划分。是指由专家或者权威部门对个人情况作出了某种判断，以确定其是否需要给予特定的社会福利。应用此原则，在我国城市人群中存在身体或者精神缺陷的残疾人也占一定比例，这部分人中无力支付医疗费用的应该纳入医疗救助范围。

---

① 吉尔伯特编．社会福利的目标定位．北京：中国劳动社会保障出版社，2004

② 石磊玉，张欢．城市贫困人群分类救助研究．中英城市社区卫生服务与贫困救助项目研究课题．2006

家计审查需求。是指依据个人的经济状况进行的目标定位，它可以仅限于收入（称之为“收入调查”），也可以包括收入和财产调查。我国城市低保体系已经应用此原则来确定最低生活保障对象。除了要考虑家庭的经济状况外，在医疗救助中还应该考虑家庭的卫生服务需求。

由上面目标定位原则与医疗救助的分析我们发现，四个原则是相互联系的，而且家计审查需求原则在确定医疗救助对象中是基础，符合我国社会救助的要求。

1.2 现实原则

医疗救助对象的界定是医疗救助活动开展的难点和首要问题，在医疗救助活动中，医疗救助对象的界定、确定、管理还应当遵循以下原则：

第一，公平性原则。体现的是医疗救助对象纳入和剔除的标准，即在医疗救助纳入和剔除过程中，所有人都应该遵守同一个标准，没有例外。

第二，应保尽保原则。主要针对医疗救助对象的范围覆盖问题。医疗救助作为对贫困和弱势群体的最低安全保障，应当将符合救助条件的所有人群纳入医疗救助范围。

第三，有效性原则。有效性原则可以作为应保尽保原则的互补原则，是指在医疗救助对象纳入过程中，避免将真正需要救助的人群剔除救助范围，即避免“假阴性”；同时，避免将不需要救助的人群纳入救助范围，即避免“假阳性”。

第四，动态性原则。体现在救助对象的确定与管理上，即在医疗救助过程中，随着贫困和弱势群体经济、健康等条件的变化，应根据救助条件或标准及时纳入或剔除，保证救助的公平性。

第五，需求为导向原则。体现在医疗救助过程中，要将需要医疗救助的人员纳入救助范围，尤其是针对有特殊需求的救助对象开展相应的救助，不能将其排除在外。

第六，确定合理覆盖范围原则。合理确定覆盖范围是指医疗救助资金有限的情况下，根据贫困人群的特征和健康状况，合理划定优先救助范围，保证最弱势群体得到最大程度的救助。

2. 医疗救助对象界定的理论基础和方法

2.1 医疗救助对象的定位

医疗救助制度是医疗保障制度和社会救助制度的重要组成部分，所以医疗救助对象也应具备两种制度的特点，定位于医疗弱势人群。

弱势群体的含义，学术界有多种界定，但公认的弱势群体是指在社会的各方面，如经济上、政治上、文化上及心理上等处于底层或较为脆弱的特殊社会群体。从形成原因上划分，可以分为生理性弱势群体和社会性弱势群体。前者包括残疾人等由于生理缺陷造成的弱势群体；后者包括下岗职工等由于社会原因造成的弱势群体。从表现形式上划分，弱势群体又可以分为住房、医疗、教育等方面的弱势人群。医疗救助对象就属于医疗上的弱势人群。

医疗弱势人群的具体内涵是指由于经济原因无法获得基本医疗服务的一类人群。这里的概念并没有包括地域等其他可能影响医疗服务获得的因素，所以只是一个针对医疗救助特点的、相对狭义的概念，而不是指广义上的不能获得基本医疗服务的所有人群。

从上述概念中引申出医疗救助对象的两个特点：（1）有基本医疗需求；（2）由于经济原因无法支付基本医疗费用。

具体到医疗救助对象包括的人群，可以从不同的角度考虑。从经济状况角度考虑，应该包括：（1）贫困人群。这类人群的生活水平仅能维持在生存状态，没有多余的支付能力获得基本医疗服务，而且这类人群往往也没有任何其他形式的医疗保障。更关键的是，贫困人群的健康问题比一般人群更为严重，有研究指出，在贫困人群中，有 1/3 的人患有疾病，同时导致贫困的原因调查显示，患病仅次于无法就业，位于致贫原因的第二位①。所以，贫困人群的医疗需求比一般人群更为强烈，而他们自身却恰恰缺乏支付能力，因此成为医疗弱势人群的主体，是医疗救助的主要对象。（2）收入虽然高于贫困人群，但因患大病而致贫的人群。这类人群虽不是贫困人群，但由于患大病造成沉重的经济负担导致家庭入不敷出，成为暂时性贫困人群。在一段时间内，这类人群也需要医疗救助的保障。

从医疗保障角度考虑，应包括：（1）没有其他形式医疗保障的人群。医疗救助制度在医疗保障体系中起着“兜底”的作用，对于其他医疗保障制度覆盖不到的人群，医疗救助制度应该将他们纳入保障范围。这部分人主要是指城镇贫困人口、无业人口和流动人口。（2）经其他形式医疗保障制度报销后，仍需负担大额医疗费用而致贫或返贫的人群。这类人群一般拥有城镇职工基本医疗保险或者参加了新近启动的城镇居民基本医疗保险，但可能报销后仍负担沉重，需要医疗救助再给予帮助。

---

① 蔡维生，王树华．论弱势群体的医疗保障问题．中国卫生事业管理，2007（6）：388-390

从人口学角度考虑，应包括：（1）低收入家庭60岁以上的老年人和丧失劳动能力的残疾人。老年人和残疾人由于自身生理上的弱势，对医疗服务的需求大于一般人群，但他们的生产能力和劳动能力又较低，所以这部分人群应该纳入医疗救助范围。（2）未成年人和孕妇。随着健康投资意识的增强，国家逐渐认识到医疗保障事业的发展并不仅仅是社会经济发展的附带成果，还对经济的发展能够起到明显的推动作用。所以医疗救助制度作为带有福利性质的一项医疗保障制度，应从传统的救济模式转变为更为积极的发展模式，即不仅仅将它作为一项惠民政策，而是作为一项帮助弱势人群重返主流社会的能力建设措施。因此，从发展的眼光来看，弱势人群中的未成年人和孕妇的健康关系到下一代的劳动能力和素质，所以应属于医疗救助范围，而且这类人群本身的医疗需求也比较特别。

所以，医疗救助对象的界定应考虑经济和疾病两方面的因素，因经济原因无法支付基本医疗服务费的人群才是医疗救助的目标人群。虽然经济与疾病密切相关，往往在经济上的弱势人群同时也是高患病率、医疗需求大的人群，反之亦然，患重大疾病或是经常患病的人群通常是经济上的弱势人群。这两者往往相伴出现，但并非完全等价。医疗救助是通过分担患者的财务风险，帮助有医疗需求的人群，获得基本医疗服务，最终提高人群经济上的可及性，满足其基本医疗服务需求。因此，救助对象在医疗需求上的弱势是主要甄别特征，经济条件则是界定的基础条件。故而，在界定医疗救助对象时，单方面考虑经济因素或疾病因素都是不完全的。

2.2 医疗救助对象界定方法

鉴于医疗救助对象具有经济性和疾病性的双重特性，在界定时，国际上通常采取贫困线外推法和医疗需求定位法来确定医疗救助对象。

2.2.1 贫困线外推法

贫困线外推法主要从经济角度来界定医疗救助对象。贫困可分为绝对贫困和相对贫困，绝对贫困是指收入无法维持生存所需最基本生活资料的人群，通常包括衣、食、住这几个方面，界定时一般采取的是生物学方法；相对贫困引用的是一种不平等概念，即缺乏大多数人所消费的物品的人是贫困者，通常通过收入比例法界定，也可以被称为低收入人群。

2.2.1.1 绝对贫困角度界定医疗救助对象

从经济角度界定医疗救助对象，就是要利用家庭收入或消费指标，划分出哪部分人群无法支付基本医疗费用。由于绝对贫困标准是根据基本生存状况制定的，其中并不含医疗、教育等非生存资料成本，所以利用绝对贫困线来界定医疗救助对象，实际上是偏低的，应在绝对贫困标准之上加上基本医疗费用，构成医疗救助标准线。收入在此标准之下的人群无法支付基本医疗费用，属于医疗救助的对象。

在确定医疗救助标准线时，一般采取将贫困线标准向外拓展一定比例的方法。比例的确定国际上有两种方法，一是基本医疗服务测算法；二是低收入人群估算法。基本医疗服务测算法是运用卫生经济学方法，将某种基本医疗服务的发病率×平均费用×报销系数，得到某种基本医疗服务的个人承担费用，然后将基层卫生服务机构的各种基本医疗服务的个人承担费用相加，得到整个基本医疗卫生服务的个人承担费用，最后加上贫困线标准，就是医疗救助标准①。在测算过程中，需要明确基本医疗的内容以及报销系数。这两个指标可以参考医保的保障水平和医疗救助预算规模。这种方法能够较为准确地测算出贫困线的上浮比例，但不足之处是方法较为复杂，对于各地政府部门而言缺乏操作性。低收入人群估算法则相对简便些，它是利用低收入人群的平均医疗支出直接作为基本医疗服务的个人承担费用。低收入人群由于受到家庭预算约束，生活中开支必然只能满足各项基本需要，医疗支出也具有这样的性质。这种方法的不足之处是，低收入人群的界定比较含糊，可以参考的是国家统计年鉴中将人群按收入排序，把最低的 20%作为低收入人群。

在从经济角度界定医疗救助对象的过程中，上浮比例的计算属于难点和关键点。相对而言，贫困线的测算在国际上则已有了比较公认和成熟的方法。

2.2.1.2 临界贫困人群与医疗救助对象的关系

在利用贫困线外推法界定医疗救助对象时，有必要明确“临界贫困”这一概念。临界贫困人群，也称为贫困边缘人群，是指初步解决温饱、但基础还不稳固随时可能返贫的群体，与贫困人群共同构成低收入人群。低收入群体，也就是前文所说的相对贫困人群，是一个比较意义上的概念，它普遍存在于任何地方和任何时期。无论一个国家或地区的富裕程度如何，总有一部分人处于收入相对较低的状态。

低收入群体的界定多采取相对标准：(1) 从收入排序的角度确定其中的某个比例为低收入群体，例如将住户按人均收入从低到高排序，把那些处于最底层的 5%、10%或 20%的居民定义为低收入群体；(2) 分地区和城市，将总体平均收入的 1/2 或 1/3 定为低收入线；(3) 先确定一个可以

① 石磊玉，张欢. 城市贫困人群分类救助研究. 中英城市社区卫生服务与贫困救助项目研究课题. 2006

保证个体最基本生活需要的收入水平，即贫困线，然后将贫困线按一定比例拓展，例如扩大到120%或150%等，收入水平低于拓展线的人群则属于低收入群体①。由此可见，临界贫困人群可以认为是处于贫困线与低收入线之间的人群，覆盖的人群数量根据地区社会经济的发展以及人群本身差异性，呈动态变化。根据定义来看，临界贫困人群的标准应该高于医疗救助标准，因为前者在概念上除了医疗，还包括了教育、交通等其他非食物的生活必需成本。但由于界定上的困难和不确定性，也有研究直接将两者等同起来，按照低收入标准制定医疗救助标准，将医疗救助对象扩大至低收入人群。

2.2.1.3　标准划分区间化

无论医疗救助标准高或低，一旦划分，必然产生制度性不公平：即处于标准线之上但接近标准线的人群，生活的贫困状态和疾病风险与标准之下的人群十分接近，但由于标准的截面划分，而被机械地排除在医疗救助保障之外。因此，医疗救助标准应适当的区间化，使制度内外的转变有一个过渡的缓冲过程，这样在标准附近的人群可以根据收入水平的高低，获得不同程度的医疗救助保障水平，避免由制度造成的新的不公平。

贫困线外推法是以经济条件来界定医疗救助对象，是医疗救助对象界定的基础方法，但有可能将那些收入高于救助标准、但因患重大疾病而暂时性返贫的人群，以及一些特殊医疗需求的人群遗漏。所以贫困线外推法应该与以疾病需求为基础确定救助对象的方法联合采用，主要方法是医疗需求定位法。

2.2.2　医疗需求定位法

医疗需求定位法是从目标定位原则中衍生出来的，可以被理解为从医疗需求的角度确定受益者资格的方法。医疗需求定位法的本质是把有限的福利资源分配给最需要的人群，即选择“最需要”的人群的过程。

医疗需求定位法主要包括以下三类方法②：

第一种，类别定位。类别定位是指根据年龄标准、收入水平、就业状况、家庭类型、子女年龄、健康状况等来定义不同的类别，如老年人、低收入者、失业者、单亲、未成年子女、残疾人等。在此基础上有针对性地分配福利资源。类别定位通常不单独使用，而是与其他定位方法联合

① 谢勇．中国城镇居民低收入群体研究综述．人口与经济，2006（2）：54-59

② 郑秉文，孙婕．社会保障制度改革的一个政策工具：“目标定位”．中央财经大学学报，2004（8）：42-46

使用。

第二种，“需要”定位。“需要”定位通常与类别定位结合使用来确定目标人群（例如需要抚养孩子的寡妇，身有残疾的失业者）以及相应的给付标准。

第三种，社区提名法，即由社区以当地民众认为是公正、公平的方式鉴别出适当的医疗救助受益者。

在医疗救助对象界定中，常运用这三种方法，从医疗需求角度，在人口学或年龄标准或家庭规模等方面进行分类，将经济因素无法界定出来的对基本医疗卫生服务有需求的人群定位出来。

事实上，在操作中，贫困线外推法和医疗需求定位法往往联合使用，如首先确定申请人属于哪个类别，然后依据其所在类别进行家庭收入支出调查；或者对申请人的特殊需要（因身有残疾而产生的额外开支）另外进行更为详细的调查；或者在家庭经济情况调查基础上，通过社区居委会和居民代表讨论选出某些特殊困难人群。因此，在医疗救助对象的界定中，这两类方法并非界线分明，通常混合使用以将医疗弱势人群更准确地界定出来。

我国界定医疗救助对象的方法本质上与国际上相似，但表现形式有所不同。由于我国先建立了城乡低保制度，制定了最低生活保障标准，之后在此基础上逐步构建起城乡医疗救助制度。当时考虑到制度的衔接和管理成本等问题，我国医疗救助对象的界定基本上以低保对象为主，在此基础上再进行分类救助。所以，最低生活保障标准就相当于官方的贫困线。民政部提倡的分类救助与国际上流行的目标定位方法十分类似。有所不同的是临界贫困人群在我国政策环境下被称为低保边缘人群。由于我国低保制度本身存在标准偏低、未考虑家庭结构与规模、低保户额外享受各种非货币补贴等制度上的不足，使人均收入在低保标准之上、低收入标准之下的家庭处于双重弱势地位，成为医疗救助的边缘户。因此，在运用贫困线外推法界定我国医疗救助对象时，上浮的比例标准可能需要相对高些。

3. 国际上医疗救助对象界定的做法

目前国际上医疗救助对象的界定大部分是定位于医疗弱势人群，具体操作时，既考虑人群的经济性，又都注重人群的医疗需求，特别是对特殊人群的特殊医疗需求的考虑。现将国际上比较典型的发达和发展中国家的医疗救助对象界定经验归纳如下。

美国。医疗救助是美国最重要的医疗保障项目之一。由联邦政府负责制定总体原则，由各州来管理。美国医疗救助的对象主要包括五类人：一是 AFDC 和 SSI 的救助对象。AFDC 救助有抚养孩子负担的家庭计划，主要救助贫困的单亲家庭和有一方失业的双亲家庭，SSI 是补充保障收入计划，旨在救助穷人、盲人和残疾人。这两个救助计划的救助对象是医疗援助的主要对象①。二是低收入家庭的小孩和孕妇。20 世纪 80 年代，联邦政府通过一系列的法令，要求各州将低收入的小孩和孕妇纳入医疗救助的范围。三是低收入的医疗照顾对象。1988 年的医疗照顾大病费用法案规定，一部分医疗照顾对象，包括低收入的老年人和残疾人，他们的医疗照顾保险费和医疗费的自费部分可以由医疗救助项目支付。这部分人被称为特定的医疗照顾对象。四是有较大医疗开支的人。虽然这些人的收入远远高于医疗救助的标准，但巨额的医疗费和长年的护理费将耗尽他们的收入和财产。五是接受机构护理的人。医疗救助法规定，各州可以将收入超过 SSI 标准 300%，正在接受机构护理的人纳入医疗救助的范围。按照美国联邦法律，前面三类人，各州必须予以救助。后面两类人，各州可以有选择地进行救助。②

韩国。韩国的医疗救助起源于 1961 年的生活保障项目。1977 年韩国正式颁布《医疗保护法》，通过国家预算对公共救助对象进行医疗救助。救助对象为三类：无家可归者，无职业靠家庭提供生活来源者，因病需支付高额医疗费或个人收入低于国民人均收入 25%的人。③

英国。英国的国民卫生服务是一种国家经办的医疗服务体系，国家为全体公民提供几乎免费的医疗服务和药品。英国医疗救助政策的总原则是：有能力承担费用者必须自己支付，没能力承担费用的可以获得救助。判断人们的支付能力除了收入标准外，还考虑居民的健康状况，一般久居护理之家的患者可享受救助的资产上限最高，老年人其次。英国医疗救助的对象主要是：老年人、身体欠佳者、享受任何一项政府津贴者、税收抵免者、低收入者。

德国。德国的医疗保险制度强调社会的团结与平等，其社会医疗保险的宗旨是“高收入帮助低收入、富人帮助穷人、团结互助、社会共济、体现公平”④。在这种互助共济的体系下，德国医疗救助主要针对加入医疗保险有困难的人群，包括一般低收入家庭和特殊困难家庭，对高龄、残

① 李小华，董军．美国医疗救助及启示．市场与人口分析，2006，12（6）：67-72

② Cary，l E. C.，What will become of Medicaid?，Journal of financial service professionals，2005，Vol59（4）：23-25

③④ 李琦．发达国家弱势人群医疗救助制度对我国的启示．卫生经济研究，2004（10）：30

疾、生育等特殊需求者，救助标准比一般标准高50%。投保人的收入一旦超过一定水平，就将其从救助名单中排除。

澳大利亚。澳大利亚的社会保障体系是以社会救助制度为核心的。澳大利亚政府建立了覆盖全体国民的全民医疗保险制度，主要由医疗照顾津贴计划、药品津贴计划和公立医院免费服务三部分组成。患者在公立医院就诊一切免费，而且个人实际负担的医疗费用超过一定的金额后还可豁免。澳大利亚政府对低收入人群有特殊政策，一是低收入人群可免缴医疗照顾税，二是在药品津贴计划中，低收入人群自付的数额少于一般人群。澳大利亚对医疗救助对象的界定虽然主要是根据收入，但划分方法与其他国家不同，采取的是“阶梯式”的界定方法。大多数国家的做法是确定医疗救助标准后，规定平均收入在标准之下的人群为医疗救助对象，可以享受该福利待遇；标准之上人群则无法获得医疗救助。但实际上那部分生活状态接近但刚好高于标准的人群，面临的疾病风险程度与低于标准的人群相差不大，但由此却丧失获得医疗保障的机会。“阶梯式”的界定方法一改这种截面方式，采取过渡式，即将分界线改为一段区间，在这段范围内，根据平均收入的由低到高，给予不同的医疗救助补偿水平。这就使得医疗救助标准附近（高于）的人群不至于因标准的划分受到有欠公平的对待。

泰国。泰国医疗保障制度中对公务员、国营企业职工、僧侣、60岁以上老人、12岁以下儿童、残疾人和穷人，实行免费医疗。对贫困线以下的农民（单身月收入200铢以下，或家庭月收入2 800铢以下者）实行免费医疗制度，由政府发放免费医疗许可证，受益者占农村人口的14%[①]。

智利。对贫困人口的医疗救助采用政府和社会其他人群联合补贴方法，体现了互助共济。政府按收入将人口从低到高分成五个人群。最高收入人群，一般参加私人保险，其余四个人群一般参加公立保险。最低收入人群不缴保险费，所享受的卫生服务费用全部来源于公共资金。次低收入人群缴一定比例的保险费，不足部分由中收入和次高收入两个人群在公立卫生系统中的支付补足。

菲律宾。菲律宾从法律角度确保了贫困医疗救助的地位。根据菲律宾1987年宪章第8条第11款，国家应该采取综合措施改善居民健康，应确保基本物品、卫生和其他社会服务以支付得起的成本，满足全体人民的需

① 顾昕．泰国的医疗救助制度及其对我国的启示．中国行政管理，2006（7）：73-77

要，特别要优先保证病人、老年人、伤残人士以及妇女与儿童的需要①。国家政策将确保向穷人提供免费医疗。

可以看出，这些国家的医疗救助对象的选择除了考虑了贫困人群及贫困线的拓展外，还十分关注一些特殊人群的医疗需求。绝大多数国家将老人、残疾人和妇女儿童作为独立的类别，纳入医疗救助对象；部分国家将有大额医疗费用开支的人群纳入救助范围，如美国、韩国等；个别国家根据本国的情况，纳入一些比较特别的人群，如韩国纳入无家可归者、泰国纳入僧侣等。详见表 9—1。

表 9—1　　各国医疗救助对象界定一览表

国家名称		医疗救助对象	界定原则	
			经济原则	医疗需求原则
发达国家	美国	（1）SSI 援助对象：穷人、盲人和残疾人；（2）AFDC 援助对象：贫困的单亲家庭和有一方失业的双亲家庭；低收入家庭的小孩和孕妇及医疗照顾对象；（3）有较大医疗开支的人；（4）收入超过 SSI 标准 300%，正在接受机构护理的人	是	是
	韩国	（1）无家可归者；（2）无职业靠家庭提供生活来源者；（3）因病需支付高额医疗费；（4）个人收入低于国民人均收入 25%的人	是	是
	英国	（1）老年人、身体欠佳者；（2）享受任何一项政府津贴者、税收抵免者；（3）低收入者	是	是
	德国	（1）加入医疗保险有困难的人群；（2）一般低收入家庭和特殊困难家庭；（3）高龄、残疾、生育等特殊需求者	是	是
	澳大利亚	低收入人群	是	否
发展中国家	泰国	（1）僧侣；（2）60 岁以上老人、12 岁以下儿童、残疾人；（3）穷人（贫困线以下的农民）	是	是
	智利	收入最低的 20%人群	是	否
	菲律宾	（1）病人、老年人、伤残人士；（2）妇女与儿童；（3）穷人	是	是

① 马进，张重华，方修仁，沈琦琦．菲律宾卫生系统对我国弱势人群医疗救助的启示．中国卫生经济，2006，25（1）：75-77

4. 我国城市医疗救助对象界定的现状分析

4.1　全国各省城市医疗救助对象的界定与实施情况

中国城市医疗救助的制度建设起始于2005年3月国务院转发《建立城市医疗救助制度试点工作意见》（以下简称《意见》）之后，但城市困难人群的医疗互助和帮扶政策则在20世纪90年代初就已经在上海、北京、武汉等地区发挥作用。总体上来看，中国城市医疗救助对象的确认混合采用了医疗需求法和贫困线外推法。根据国务院《意见》，当前中国城市医疗救助对象主要集中在未参加城镇职工基本医疗保险的城市低保对象、已经参加职工医疗保险但医疗保险报销后负担仍然很重的低保对象和地方政府确定的其他特殊困难对象和照顾群体。

根据2006年年底对全国28个省、直辖市、自治区城市医疗救助方案的分析我们发现，全国各地城市医疗救助对象主要包括未参加职工医疗保险的低保对象、已参加医保但疾病负担沉重的低保对象、城市“三无”人员、低保无业对象、城市低收入人员、重点优抚对象、特殊传染病患者等几类，其中所有地区都将未参加医保的低保对象和已参加医保但高疾病经济负担的低保对象纳入了救助范围，1/4的省市区将全部低保对象都纳入救助范围。特殊困难救助对象主要集中在城市“三无”人员、重点优抚对象、企业特困职工以及特殊疾病患者。

从救助对象界定方法上来说，主要采用医疗需求法中的类别划分，以城市低保对象为基础，将参加医保但疾病负担沉重的对象以及各地政府确定的特殊困难对象也列入了救助范围。个别地区在救助对象确定中采用贫困线外推法，比如北京、安徽均以当地低保和最低工资为标准进行推演，将收入高于低保但低于当地最低工资标准的人群列入救助名单。重庆、福建等地区在类别划分的基础上，依照补偿原则对重点优抚对象、革命“五老”予以医疗救助。全国各地医疗救助对象详见表9—2。

4.2　UHPP项目医疗救助对象的界定与实施

“中英城市社区卫生与贫困救助项目”（UHPP）将两大类人群纳入医疗救助范围。一是城市贫困人口，即家庭收入低于当地最低生活保障线的贫困人口；二是弱势群体，按照2001年9月UHPP专家组的界定，主要包括下岗失业人员、老年人、妇女儿童（尤其是单亲家庭中的妇女儿童）、残疾人以及外来劳工等群体。UHPP项目确定的医疗救助人群综合了社

表 9—2　全国各省、直辖市、自治区城市医疗救助对象一览表

医疗救助对象	省份	占全国比例（%）
低保对象中未参加医保人员，低保中已参加医保但疾病负担较重的，其他特殊困难群体	河北，内蒙古，辽宁，上海，河南，山东，湖南，广东，广西，海南，重庆，四川，贵州，陕西，甘肃，新疆	59.3
低保未参加医保对象，低保中已参加医保但疾病负担较重的，国家特种传染病低保患者	山西，江西	7.4
低保未参加医保对象，低保中已参加医保但疾病负担较重的，高于低保但低于最低工资标准且未参加职工医保的困难对象	安徽	3.7
全部低保对象、城市“三无”人员、特困优抚对象，其他特殊困难群体	江苏，浙江，湖北	11.1
全部低保对象，收入高于低保但低于最低工资标准的职工医保对象，其他特殊困难群体	北京	3.7
全部低保对象	青海	3.7
全部低保对象，国家规定特种传染病患者	吉林	3.7
全部低保对象、参加医保但疾病负担较重的企业特困职工、未参加医保且疾病负担沉重的企事业单位职工家属、遗属	西藏	3.7
低保未参加医保对象、重点优抚对象（革命五老）、城市“三无”人员	福建	3.7

资料来源：民政部．城市医疗救助试点工作文件资料汇编，2005 年 11 月。

会保障制度和社会福利政策中普遍遵循的原则，在资金有限的情况下，确定“优先救助群体”，同时兼顾经济原则和医疗服务需求原则确定受益者。

4.2.1　医疗救助对象的纳入原则

医疗救助对象的确定是城市医疗救助的难点，UHPP 项目在中国的

探索于国内没有先例，在项目探索过程中坚持如下原则[①]：第一，确定最贫困的家庭为医疗救助家庭。项目市（区）利用当地民政部门现有的识别办法，将其确定的弱势人群纳入救助范围，但要区别生活救助和医疗救助，不能以项目的贫困人口医疗救助取代现有的社会救济。

第二，确定需要救助的其他弱势群体。由于各地社会、经济、人口、文化、疾病谱等存在差异，应根据选取项目市的初衷和当地实际情况来界定医疗救助对象，突出各地弱势群体特征。

第三，合理确定医疗救助覆盖范围。根据项目可以利用的救助资金金额，基线调查结果，有关报告，贫困人口和弱势人群的卫生服务需要、利用和贫困及弱势程度的分析结果，结合拟开展的医疗救助内容，确定需要医疗救助的贫困和弱势人群覆盖范围。

第四，建立各种管理制度保证医疗救助对象的公平性。项目市（区）应制定相关制度，如公开的民主监督制度、定期审核及变更制度等，确保最需要的家庭得到有效的医疗救助。

4.2.2 医疗救助对象的确定机制

根据上述原则，项目管理部门设计了医疗救助对象确定的机制，主要内容包括以下几个方面：

第一，进行城市弱势人群的分析，即由专题小组对项目市（区）开展基线调查，主要从三个方面对各区潜在的救助对象进行了分析。一是分析人群的社会经济状况，主要从经济指标上判断城市中最脆弱、最能够从救助项目中受益的人群。社会经济状况分析基本框定了医疗救助对象的范围。二是对潜在的救助对象的卫生服务需要、利用和医疗服务费用进行分析，确定在健康方面最需要救助的人群。三是分析已经实施的对弱势人群的救助活动，达到各种救助项目的互相补充，实现对弱势人群最为有效的救助。

第二，坚持量入为出，即根据现有资金的数额测算救助对象的范围。UHPP项目救助计划有明确的资金总额限制，在确定救助对象时，每年救助金总额、救助内容和救助程度是确定救助对象的重要依据。

第三，实行多部门协调和合作。医疗救助是一项社会工程，在确定医疗救助对象的过程中，各市（区）项目办应积极协调卫生、民政、劳动与社会保障、财政、街道以及社区卫生服务机构等相关部门，充分利用现有

① 安妮，孟庆跃等．城市医疗救助对象的确定机制．中国卫生经济，2003，22（6）：12-13

社会救助的经验。

第四，坚持动态管理原则。各项目市（区）应该对救助对象实行动态管理，即根据救助对象的家计审查情况，及时将符合救助条件的人群纳入救助范围，同时将已经确认但由于其经济状况改善而不符合救助标准的人群从救助范围中剔除，保证项目救助的公平性。

4.2.3 项目市医疗救助对象的确定依据和范围

项目市利用基线调查结果和项目有关报告，根据上述医疗救助对象的确定机制，依据当地贫困人口和弱势人群的卫生服务需要、利用及其贫困和弱势的程度，结合拟开展的医疗救助内容，确定需要医疗救助的贫困和弱势人群的覆盖范围①。

4.2.3.1 成都市

2001 年基线调查显示成都市低保人群收入水平较低，他们获得的最低生活保障金大多数在 50～150 元之间，一般情况下，只够维持最基本的生活费用；多数低保人员身体健康状况较差，由于缺乏医疗保障以及经济条件限制，无法到医院进行合理治疗，使其陷入了一种“贫困—疾病—更贫困”的恶性循环。此类人群处于一种医疗需求大、医疗支付能力低的状况。因此，锦江区和武侯区将低保人群作为贫困医疗救助的首选对象。

两区流动人口较多，武侯区办了暂住证的流动人口在 23 万人左右，锦江区流动人口数为 19.5 万，都占该区总人口的一半以上。大多数流动人群生活在社会最底层，由于其经济状况较差，受教育程度偏低，导致流动人群中孕产妇的系统保健率低。根据基线调查的数据分析，流动人群中的儿童未建立预防接种卡和未进行接种的比例明显高于其他人群，计划免疫和儿童保健影响到儿童将来的身体健康状况以及劳动能力，所以为流动人口中的 0～7 岁儿童提供这两项服务是必要的，因此两区将流动人群中 0～7 岁儿童和有准生证的孕产妇列为项目的救助对象。

另外，一些临界人员由于未被纳入低保人群系列，也就不能享受最低生活保障和医疗救助等优惠政策，这些人群的家庭中如果一旦有患病人员尤其是患大病成员，则会给家庭造成沉重负担。因此，武侯区将临界困难户纳入医疗救助范围。

总之，成都市救助对象主要包括四类：第一类是指项目区所有享受城

---

① UHPP 武侯区、锦江区、铁西区、和平区贫困医疗救助方案. 2003；UHPP 西宁、银川贫困医疗救助方案. 2005

市最低生活保障人员；第二类是指流动人口中孕产妇及0～7岁儿童；第三类是指临界贫困人员；第四类是指二轮救助人员，仅在锦江区于每个救助年度的年末实施。

4.2.3.2 沈阳市

根据基线调查结果和有关报告，沈阳市两项目区对救助对象的卫生服务需要、利用和贫困等基本情况进行了分析，在项目技援专家的指导、帮助下，通过与区卫生、民政、财政、劳动与社会保障、街道及社区委员会、工会、妇联、社区卫生服务机构等部门单位多次讨论，并征求各层群众的意见，铁西区与和平区均将低保人群确认为该区的贫困人口，最需要得到医疗救助。

为保证项目实施的有效性，铁西区决定根据低保人群的不同医疗保健需求开展医疗救助，确定该区救助对象范围是：门诊医疗救助服务针对18个办事处所有的低保人群，预防保健服务针对低保人群中的孕产妇及0～7岁儿童，住院医疗救助服务针对低保人群中的“三无”人员、残疾人、70岁以上老年人。此外还针对两个办事处的低保人群开展高血压病、糖尿病、精神病救助和管理试点。

和平区由于低保人口较多，而救助资金有限，为确保项目实施有效性，结合该区的实际情况，决定救助对象主要为以下六类人群：门诊医疗救助服务针对享受城市居民最低生活保障人群中的“三无”人员、残疾人、因病致贫、70岁以上的老年人；预防保健救助服务针对区低保救助对象中的孕产妇和0～7岁儿童；住院救助服务针对该区所有低保对象。

4.2.3.3 西宁市

从基线调查情况来看，西宁市城市贫困人群的主要组成是“三无”人员、企业下岗职工、特困职工及其家属，虽然各级政府加大扶持力度，解决了其基本生活费用，但因患病而无能力就医的现象仍然比较突出和普遍。西宁市贫困人群两周患病率是普通人群的1.78倍，贫困人群疾病发生率高，医疗费用负担重，平均月医疗费用占家庭收入的21.9%。贫困人群中70%的患者两周内未到医院就诊，抗病延医现象比较普遍，生活贫困导致他们健康状况较差，对卫生服务利用水平低。

通过对贫困人群卫生需求、贫困程度等基本情况的分析，市政府组织民政、社保、财政、卫生、发改委及社区卫生服务机构等部门多次讨论、征求意见，认为西宁市城市贫困人群均属低保对象，他们除了应得到生活救助外，还应得到医疗救助，故确定贫困人群医疗救助范围和对象为西宁市城中区、城北区、城西区、城东区等四区纳入城镇最低生活保障线内的全体低保人员。

根据城市人口老龄化趋势和疾病谱变化，老年人对慢性病医疗卫生服务需求日益增加，对低保家庭而言，长期的慢性病治疗费用为其造成沉重的经济负担，因此项目设计中将高血压和糖尿病两种最常见的慢性病纳入管理，对患两种慢性病的老人实行医疗救助。

总之，西宁市贫困医疗救助对象包括：普通低保对象、低保对象中的高血压和糖尿病患者、孕产妇、0～7 岁儿童、“三无”人员和精神病患者等。

4.2.3.4 银川市

根据基线调查报告显示，银川市享受城市最低生活保障待遇的人群（即低保人群）收入水平低，他们获得的最低生活保障金大都在 50～170 元之间，只能维持最基本的生活。部分低保人员身体健康状况较差，患病率高于普通人群，由于缺乏基本医疗保障以及受经济条件的限制，他们患病后无力到医院进行诊疗。所以，低保人群处于一种医疗需求大、医疗支付能力差的状况。经过多次组织民政、卫生、社保、财政、社区服务机构等进行讨论、分析，在充分考虑技术援助专家的意见下，将该市三区的低保人群作为贫困医疗救助对象。

随着市场经济的发展，流动人口在银川市逐年增多，已成为一个特殊的城市贫弱群体，银川市现有流动人口 10 万余人，其中需要计划免疫的流动儿童约 2 万，每年流动孕产妇近 2 000 人。流动儿童计划免疫接种证持证率为 66.26％，建卡率为 33.73％，建证卡率为 32.53％，四苗全免率 66.27％；由于家庭经济支付能力有限、居无定所，流动孕产妇及儿童不能及时得到规范的孕产妇保健、住院分娩和计划免疫接种，严重危害了身体健康。为此急需开展流动孕产妇保健、住院分娩及儿童计划免疫救助，切实保障流动人口的健康权益，缓解家庭经济负担，为探索、完善城市流动孕产妇住院分娩、儿童计划免疫工作机制提供可借鉴的经验。

银川市的医疗救助对象包括普通低保、低保中的孕产妇和 0～7 岁儿童、低保中的高血压和糖尿病患者、低保中的精神病患者和传染病患者、流动人口中的 0～7 岁儿童等。

总之，UHPP 根据方案设计，界定了六类贫困和弱势群体：下岗职工、失业者、老年人、残疾人、妇女和儿童、流动人口。在实施过程中将普通最低生活保障人群、流动人口中的孕产妇和儿童、临界贫困人群等纳入救助范围，各市根据弱势群体的类别针对特定人群分别开展救助，具体见表 9—3。

表 9—3　　UHPP 项目救助对象纳入范围一览表

项目市/区	救助对象范围
武侯区	1. 普通低保对象 2. 低保中 0～7 岁儿童 3. 低保中孕产妇 4. 流动人口中 0～7 岁儿童 5. 流动人口中有准生证的孕产妇 6. 近期患大病的临界贫困人员
锦江区	1. 普通低保对象 2. 低保中 0～7 岁儿童 3. 低保中孕产妇 4. 流动人口中 0～7 岁儿童 5. 流动人口中有准生证的孕产妇 6. 困难人口（二轮救助）
铁西区	1. 低保对象中孕产妇 2. 低保对象中新生儿、0～7 岁儿童 3. 低保对象（两个办事处除外） 4. 低保人员中高血压、糖尿病、精神病患者（艳粉、路官办事处） 5. 低保对象中“三无”人员 6. 低保对象中残疾人 7. 低保对象中 70 岁以上老年人
和平区	1. 低保对象中“三无”人员 2. 低保对象中因病致贫人员 3. 低保对象中残疾人 4. 低保对象中 70 岁以上老年人 5. 低保对象中孕产妇 6. 低保对象中 0～7 岁儿童 7. 普通低保对象
西宁市	1. 普通低保对象 2. 低保对象中的高血压患者、糖尿病患者 3. 低保对象中的孕产妇 4. 低保对象中 0～7 岁儿童 5. 低保对象中“三无”人员 6. 低保对象中的精神病患者 7. 低保救助对象中首轮救助后仍然负担较重的人员

续表

项目市/区	救助对象范围
银川市	1. 普通低保对象 2. 低保中孕产妇 3. 低保中 0～7 岁儿童 4. 低保中高血压和糖尿病患者 5. 低保中精神病患者 6. 低保中传染病患者 7. 大病或重病或高额住院费用患者 8. 流动人口 0～7 岁儿童

4.2.4 医疗救助对象的确认程序

针对 UHPP 项目设计中纳入医疗救助范围的人群类别，采取不同的确定和纳入管理程序。

4.2.4.1 确定普通低保人群的方法与程序

由于 UHPP 项目市均将该地最低生活保障待遇人群（低保人员）纳入医疗救助范围，因此各市都参照当地民政局确定“低保人员”的工作程序和办法，确定其医疗救助对象，一般程序如下：

第一步，申请享受项目医疗救助待遇的对象必须是享受城市居民最低生活保障待遇的人员，按属地化管理的原则，以家庭为单位，申请对象向户籍所在地的社区居委会提出书面申请，并提交下列材料：申请书，户口簿，居民身份证，有效的家庭成员收入及赡养、扶养或抚养义务人收入证明。

第二步，申请人持上述材料，如实填写《UHPP 项目城市贫困人口医疗救助待遇审批表》，由社区居委会在收到申请书之日起 5 个工作日内采取张榜公布的形式，征求群众意见，核实后上报街道办事处。

第三步，街道办事处对上报材料进行审查核实后，及时将有关材料和初审意见上报区民政部门，并张榜公布初审结果。

第四步，当地民政部门对街道办事处初审上报的城市居民医疗救助对象情况进行全面审查，自居民递交申请之日起 20 个工作日内作出决定并张榜公布。

第五步，街道办事处、社区居委会应掌握医疗救助对象的收入变化情况，定期审核，并将资料及时汇总交由项目办或区民政部门掌握，实施动态管理（救助服务时限与民政动态管理保持一致），以确保最贫困的家庭得到有效的医疗救助。

被纳入贫困医疗救助的人员持本辖区的低保证、身份证、户口簿“三证”进行识别。

4.2.4.2 确定流动人口中0～7岁儿童和孕产妇的方法与程序

成都市和银川市都将流动人口中的儿童纳入救助范围，成都市以民政系统确认为主，银川市以社区卫生服务机构确认为主，现以成都市为例说明其确定程序。

第一步，由辖区街道办事处和社区居委会共同界定流动人口中0～7岁儿童的数量，实施动态管理，每季度定期审核、更新。

第二步，社区卫生服务中心工作人员从各居委会了解流动人口0～7岁儿童情况，并根据中心掌握的流动人口中已参加计划免疫的0～7岁儿童数量，得到各辖区目前流动人口中需要参加计划免疫的0～7岁儿童的数量。流动人口在社区持续居住3个月以上者，其0～7岁的子女在暂住期间可享受项目提供的救助服务。

流动人口中0～7岁儿童通过其父亲或母亲的本区暂住证（3个月以上）、身份证和儿童出生医学证明（“三证”）进行识别。

流动人口中孕产妇的确定需本人持社区暂住证（3个月以上）、身份证和准生证（“三证”）进行识别。流动人群中救助对象的资格确定实施动态管理，符合资格者可随时进入。流动人口离开该社区，其享受的服务也将终止。

4.2.4.3 临界贫困人员的确定方法

成都市武侯区和沈阳市和平区将临界贫困人口纳入医疗救助范围，和平区以因病致贫为主，依据半年内市级以上医院的病历、街道调查、社区委员会、社区贫困人口的监督来确定临界贫困人员。成都市武侯区规定临界贫困人员的准入标准为：（1）户籍关系在该区的下岗、无职业或残疾人；（2）家庭月人均收入低于本市上年度职工月平均工资的40%的人员；（3）2个月内患大病需住院治疗，单位、本人及家庭确实无力承担医疗费用的人员。满足上述条件的病员向所属社区居委会提出申请，社区居委会审核发放证明；项目办凭借社区居委会证明对其进行识别。

近期患大病的临界贫困人员纳入项目救助管理，需要经过如下程序：

第一步，病员向所属社区居委会提出申请；

第二步，社区居委会按照准入标准审核并张榜公示；

第三步，社区居委会发放证明并上报街道办事处备案；

第四步，病员凭社区居委会证明到所属辖区社区卫生服务机构领取“救助卡”。

4.2.4.4 二轮救助对象的确定

成都市锦江区和西宁市都开展了对贫困人群的二轮救助活动，以锦江区为例，其规定二轮救助对象的范围包括：(1) 由区民政局直接管理的低保人员为第一选择；(2) 不属于医疗救助范围内的特殊困难户，其家庭人均收入低于成都市上年度职工平均工资40%的城镇人员为第二选择；(3) 家庭人均收入高于成都市上年度职工平均工资40%，但因特殊疾病发生高昂医药费用而致贫的特殊困难户为第三选择；(4) 家庭人均收入低于成都市上年度职工平均工资60%的城镇困难家庭中患下列疾病的未成年人：恶性肿瘤、慢性肾功能衰竭、先天性心脏病、再生障碍性贫血、大面积烧烫伤、苯丙酮酸尿症。

锦江区还规定了二轮救助对象的筛选标准，包括：(1) 是否是家庭的主要劳动力。(2) 在辖区各级医疗保险定点机构门诊、住院治疗的低保人员和特殊困难户；已用完门诊救助金额的低保户、长期患病又无法住院的特殊困难户、患特殊疾病的困难家庭中的未成年人；本年度曾经住院（或正在住院）治疗的低保人员、特殊困难户和患特殊疾病的困难家庭中的未成年人。(3) 其社会支持系统的强弱，即充分考虑其社会力量动员能力。

锦江区对二轮救助对象的审核程序为：由社区居委会、街道办事处的社会事务与计划生育办公室、民政局，采取逐级筛选的方法，提出“二轮救助”人员名单，经“二轮救助分配委员会”审核后，区救助办一次性给予补偿。

4.2.4.5 其他类别救助对象的确定

“三无”人员的确定。沈阳市和西宁市都对低保人群中的“三无”人员开展医疗救助，其确认标准如下：(1) 无劳动能力的确定：由市劳动局根据医院的诊断并经专家鉴定。无劳动能力分为四级，一是终身丧失劳动能力；二是部分丧失劳动能力；三是阶段性丧失劳动能力；四是阶段性部分丧失能力。市劳动局依据街道办事处、社区委员会提供的资料，进行认定。(2) 无生活来源（无经济来源、无证券、无买卖）：经街道、社区提供资料来确认。(3) 无法定赡养人和抚养人：男60岁以上、女55岁以上无儿女的老人。

残疾人的确定。沈阳市两项目区将残疾人纳入救助范围，残疾人的确定必须由本人提供医院病历，并经指定的医疗部门（区、市两级）鉴定。认定后持有残疾证的贫困人口被纳入救助。

精神病患者认定。沈阳市铁西区的两个街道办事处以及西宁和银川都开展了对精神病患者的医疗救助。以西宁市为例，病人认定需要由省精神病院成立专家诊断小组，对目前记录在案的精神病人认定，凡符合“中国精神障碍分类与诊断标准（CCMD-3)”的精神分裂症、心境障碍患者应纳入社区卫生服务机构管理范围。而其纳入医疗救助管理，需要定点社区卫生服务机构医务人员开展线索调查，并将线索调查结果报四区社发局，由区社发局整理上报市 UHPP 项目办公室，并由项目办公室协调专家诊断小组开展诊断确认工作。

项目实施管理过程中，对救助对象的确定采用两种方式，一种方式是社区居委会和社区卫生服务机构人员到社区了解低保人群基本情况后，通过宣传发动使低保人群熟悉医疗救助相关内容，由低保人群凭借有效证件到本辖区社区居委会领取救助卡；另一种方式是社区卫生服务人员到救助对象家中为其办理救助卡。项目办对救助对象实行动态管理，新进的低保人员每月加入一次，每半年审核一次加入的资格，流动人口符合资格者可随时加入。

由以上分析我们可以看到，UHPP 项目在医疗救助对象的界定上不仅遵循社会保障制度中的普遍性原则即对所有符合救助条件的贫困人群都实行救助，而且按照选择性原则对贫困人群的特殊对象如老人、精神病人等在享受与普通低保对象同等待遇的条件下，享受特定的医疗救助。UHPP 项目也考虑了其他国家普遍使用的医疗服务需求原则，根据 UHPP 各个项目市不同类别人群的特征和卫生服务需求确定不同类型的医疗救助对象，并确定优先救助人群，实施不同类型的医疗救助。而且，在医疗救助人群的确定、管理和纳入过程中制定了严格的规章制度，既保证将符合救助条件的人群纳入救助范围，同时对救助对象进行动态管理和家计审查，及时将不符合救助条件的居民剔除出救助范围。

4.3 对完善我国城市医疗救助对象界定的思考

根据对城市医疗救助对象界定的理论基础分析，城市医疗救助政策在其他国家的实践，目前我国城市医疗救助状况和中英医疗救助项目在成都、沈阳、西宁和银川四个城市的运行情况，对如何完善我国城市医疗救助对象的界定提出几点思考。

4.3.1 应该完善城市医疗救助对象的界定标准

目前我国城市医疗救助是社会救助体系的一个具体体现，而社会救助的对象是贫困人员，这就决定了我国医疗救助对象必须符合社会救助的标准，即要以救助对象的家庭收入是否低于当地最低生活保障标准为依据，这也符合家计审查原则。除此之外，根据国际经验，在制定医疗救助政策的时候除了要对低收入家庭和人群进行医疗救助外，还考虑了居民的健康状况，即不仅仅从经济收入水平来界定医疗救助对象，还从健康角度界定需要医疗救助的对象。UHPP在确定医疗救助对象的时候，在充分考虑将低保对象纳入救助范围外，还根据各地人口特征，将特殊人群纳入医疗救助范围，如成都市和银川市将流动人口纳入救助范围，西宁和银川将慢性病患者纳入重点救助范围等，并取得很好的效果。

因此，目前我国城市医疗救助对象的界定上应当充分考虑特殊人群的医疗服务需求，在保证贫困人群获得医疗救助的基础上，将下列对象纳入医疗救助范围：（1）对低保对象中的特定人群如老年人、妇女等给予特殊的救助；（2）将流动人口（包括农民工）中的贫困人员或者特殊人群如孕产妇和儿童纳入医疗救助范围；（3）将虽然加入基本医疗保险但因患大病重病仍然家庭负担较重的人员纳入医疗救助范围；（4）将伤残军人、孤老复员军人等重点优抚对象中的患病者纳入医疗救助范围；（5）将残疾人中的困难家庭、患特殊疾病和重大疾病支付有困难的家庭纳入医疗救助范围。

4.3.2 应该利用“界定标准区间化”方法

为避免产生制度性不公平，在运用经济指标界定医疗救助对象时，应将医疗救助标准区间化。即改机械式的截面划分为过渡式地坡度划分，令收入在医疗救助标准附近的人群，根据经济状况不同，能够获得不同程度的医疗救助保障水平，利用这种垂直公平原理的运用，完善医疗救助对象界定的公平性和准确性，令真正有需要的医疗弱势人群能够获得医疗救助保障的机会。

4.3.3 应该进一步完善城市医疗救助对象的确定与管理

UHPP项目在开展过程中，探索了医疗救助对象的确定与管理实行多部门合作管理的方式，充分利用社会监督的力量，确保医疗救助对象在纳入和剔除上的公平性。因此，基于目前我国城市医疗救助体制要建立在城市低保体制基础上的客观情况，在医疗救助对象的确定上应该充分利用民政部门的低保网络，针对特殊人群的卫生服务需求要利用卫生系统和专门的机构进行资格认定和鉴别，同时应该实行动态管理原则，将真正需要救助的人群纳入医疗救助范围。

参考文献

曹信邦主编. 社会保障学. 北京：科学出版社，2007

郭士征主编．社会保障学．上海：上海财经大学出版社，2004

叶国灿主编．市场营销学．杭州：浙江大学出版社，2007．3

程新宇．弱势群体与医疗保健服务公平问题初探．医学与哲学，2004，25（6）：15-16

许可，龚向光，应晓华等．对城市贫困人口医疗救助的理论探讨．中国卫生经济，1999，18（1）：19-21

周寿祺．弱势群体医疗保障问题述评．中国卫生资源，2002，5（6）：281-282

房莉杰．我国城市贫困人口的医疗保障研究．中国卫生经济，2005，24（12）：42-45

李迎生．中国社会保障制度改革的目标定位新探．社会，2006，26（2）：175-187

孙晓杰，孟庆跃．我国城市贫困人口医疗救助现状分析．中国卫生经济，2004，23（10）：45-48

蔡维生，王树华．论弱势群体的医疗保障问题．中国卫生事业管理，2007，（6）：388-390

第 10 章

医疗救助服务机构和支付方式选择

本章要点

➢建立以社区卫生服务为平台的医疗救助服务模式，利用社区卫生服务人员与社区居民“零距离”接触的优势，是为城市贫困人群提供有效、方便、经济、综合、连续医疗保健服务的最佳途径。

➢开展医疗救助门诊首诊在社区和住院双向转诊制度，能进一步理顺社区卫生服务机构与医院之间的关系，形成不同层次医疗卫生机构在医疗救助中既分工又合作的良好机制，促进城市医疗救助制度的顺利开展。

➢医疗救助更多强调的是社会福利与社会效益性的提高。贫困和弱势人群对卫生服务利用的可及性、及时性和公平性，很大程度上取决于支付制度是否合适。

➢制定符合贫困人群实际情况的支付方式，是促进医疗救助资金有效和公平利用的关键，也是提高救助资金使用效率和降低资金管理成本的主要措施。

本章主要介绍在城市贫困和弱势人群医疗救助制度实施中，选择医疗救助服务机构和供方支付方式的原则。概括总结了 UHPP 项目在开展以社区卫生服务为平台的医疗救助服务工作中，项目市如何建立以社区卫生服务机构为主，其他医疗卫生机构为补充的医疗救助服务体系，将贫困人群的基本医疗保健纳入社区卫生服务机构管理，依托社区卫生服务机构为他们提供有效、方便、经济、综合的医疗保健服务的经验。最后，介绍 UHPP 项目市根据不同的医疗救助项目，如何进行救助资金支付方式的组合和应用。

1. 选择医疗救助服务机构和支付方式的基本原则

1.1　选择提供医疗救助服务机构的原则

为了向被救助的贫困和弱势人群提供优质的医疗卫生服务，加强对医疗卫生服务提供机构的科学管理，确保医疗救助资金有效和公平的利用，推进我国城市卫生服务和医疗保险制度改革，促进城市贫困医疗救助制度建立和完善，在医疗救助服务供给机构的选择与管理中应遵循以下基本原则。

1.1.1　建立以社区卫生服务机构为医疗救助平台的原则

国内外研究均表明，社区卫生服务是满足居民基本卫生服务需求的最佳方式。社区卫生机构在提供方便、快捷、综合、价廉的卫生服务方面具有很大的优势；在提高卫生服务公平性、可及性和服务效率，控制卫生费用增长方面起到了卓有成效的作用。

我国城市社区卫生服务是社区建设的重要组成部分，是在政府领导、社区参与、上级卫生机构指导下，以基层卫生机构为主体，全科医师为骨干，合理使用社区资源和适宜技术，以人的健康为中心、家庭为单位、社区为范围、需求为导向，以妇女、儿童、老年人、慢性病人、残疾人等为重点，以解决社区主要卫生问题、满足基本卫生服务需求为目的，融预防、医疗、保健、康复、健康教育、计划生育技术服务等为一体的，有效、经济、方便、综合、连续的基层卫生服务。因此，以社区卫生服务机构为平台，通过社区卫生服务机构向贫困等弱势人群提供基本医疗服务，是执行城市贫困人群医疗救助服务的最佳途径。

在执行医疗救助服务中，要重视基层社区卫生服务中心（站）等机构在贫困人员医疗救助中所起的基础作用，为社区居民提供便捷有效的基本医疗。充分利用好分布于各社区的基层卫生医疗中心与居民“零距离”接触的优势，向包括贫困人群在内的社区居民提供方便、快捷、综合、价廉的基本医疗卫生服务。这既是开展贫困人群医疗救助的一条有效途径，也是控制与降低医疗救助成本的一项有效措施。

在操作上，可以根据当地贫困与弱势人群的实际情况，先选择若干个社区卫生服务中心（站）作为医疗救助的骨干机构，由政府实施医疗救助供给机构基本建设、日常运转管理、服务人员开支（含培训费用）的全额补助，并在医保等政策上予以适当的倾斜，使贫困人群能凭核准的手续在那里享受较高减免，甚至免费的基本医疗卫生服务。

1.1.2 遵循以政府举办机构为主、属地管理和方便利用的原则

为了便于医疗救助服务的管理，控制费用，医疗救助服务机构的选择应该遵循政府举办的机构为主、属地管理和方便居民就医的原则。尽量让受救助对象的健康问题在定点社区卫生服务机构和定点医院解决。在操作上，应根据当地救助人群的分布情况，社区卫生服务提供机构布局的合理、数量适宜、满足需求、方便、就近等基本条件，选择和确定提供医疗救助服务的定点医疗机构。确保所属每一个街道办事处有一所社区卫生服务机构提供门诊救助和预防保健（儿童计划免疫和系统保健、孕产妇产后访视、慢性病管理）服务。

在UHPP项目实施期间，沈阳、成都、西宁和银川基本都是按这一原则选择医疗救助机构。他们的共同做法是：按本市社区卫生服务机构准入标准、社区卫生服务机构建设规范、UHPP项目监督与管理方案等，遵循以政府主导举办的机构为主，其他机构为补充和属地管理原则，就近选择社区医疗救助服务机构。基本上形成了以社区卫生服务中心（站）为主体，其他医疗卫生机构为补充，以上级卫生机构为指导，与上级医疗机构实行双向转诊，条块结合，以块为主，保证居民在步行15分钟之内到达一所社区卫生机构的基层卫生服务网络。

1.1.3 符合医疗救助机构准入机制和准入标准的原则

加强对医疗救助服务提供机构的科学管理，确保贫困和弱势人群医疗救助服务的质量，在医疗救助服务供给机构的选择上应该符合卫生机构准入机制和标准。如中央项目办在《中英城市社区卫生服务与贫困救助项目实施方案》中规定，医疗救助供给机构准入机制和标准是：（1）为了便于管理，控制费用，严格遵循属地原则确定医疗救助供方机构的准入。（2）为救助对象提供定点医疗卫生服务机构分为“社区卫生服务机构”和“住院诊疗服务机构”。社区卫生服务定点机构全面负责项目社区内被救助的贫困人口的社区医疗卫生保健服务，按照项目要求提供优质的医疗救助服务，并负责病人转诊服务和管理工作。住院诊疗服务定点机构负责由社区卫生服务定点机构转诊的救助对象的住院诊疗服务，并负责病人出院后向社区的转诊工作。（3）符合条件的医疗机构均可提出申请，由市、区项目办公室对提出申请的机构予以审核、确定。（4）被选定的社区卫生服务机构和上级转诊医疗机构应定期接受UHPP项目的审核，并与区项目管理办公室签订合同，明确各自的责任、权利和义务，确保弱势人群能享受

到方便、优质、价廉的服务。

在UHPP项目实施中，各项目市按照以上机制和标准原则，根据项目市的实际情况都制定了比较详细的医疗救助提供机构的准入标准，确保了UHPP项目的顺利开展。

1.2 医疗救助资金支付方式的选择

建立一个公平、合理、可及的支付制度，可以降低救助资金的管理成本，控制费用的不合理支出，提高医疗救助资金使用效率、服务质量和社会效益。支付方式选择一般应遵循以下原则。

1.2.1 坚持医疗救助服务质量优先的原则

城市贫困人群医疗救助服务主要涉及医疗费用的支付，医疗保健服务、家庭护理服务等项目的提供。由于医疗救助资金的有限性，在选择支付方式时，医疗救助资金的支付应符合贫困人群经济水平的实际情况。合理的支付制度在一定程度上能提高有限的卫生资源的使用效率，对贫困人口的健康投资具有更高的边际产出，因此支付方式的选择应有利于促进贫困人群卫生服务的公平、及时的利用，并要确保医疗救助服务质量。

1.2.2 确保医疗救助效果的原则

效果分析是根据支出取得的效果对可供选择的医疗开支分列等级。换言之，效果就是以最低的成本去实现确定的计划目标。任何达到目标计划方案的成本越低，或者任何一定数量的卫生资源在使用时获得最大的卫生服务效果，该计划方案的经济效果越好。因此，在医疗救助支付方式中，执行效果分析的目的就是要通过比较不同的支付方式，如不同支付方式所花费的人力、财力、物力及时间，达到降低医疗救助资金管理部门的管理成本，提高救助资金的使用效率，使选择的支付方式确实提高服务利用率，并方便救助对象卫生服务的利用，使受助者收益最大。

1.2.3 确保医疗救助社会效益原则

由于医疗救助的产出更多的是强调社会福利和社会效益的提高，根据成本效益的原则，医疗救助资金的支付方式的选择，要以确保通过对贫弱人群的医疗救助，能够有效提高救助对象医疗卫生服务利用的可及性为基本原则，确定对各项医疗救助服务内容的支付方式，真正起到减轻救助对象疾病经济负担的作用，以提高医疗救助的社会效益。

2. 制定医疗救助支付方式的理论基础和方法

医疗救助的支付方式是指医疗救助费用拨付的途径和方法。不同的医疗救助制度和救助模式，其费用拨付的途径和方法各不相同。目前，在我国医疗救助还没有统一的支付制度，一般都是参照医疗保险、城镇职工基本医疗保险制度或新型农村合作医疗支付方式来制定的。

2.1 公平和合理的医疗救助资金支付方式的功能

医疗救助是社会救助体系和医疗保障体系的重要组成部分，主要是针对生活贫困的低收入或遭遇灾难性的重症及突发事故的人群，其资金来源于财政的转移支付和社会捐赠，属于是非缴费性项目。但在医疗救助实施中选择一个公正、公平、可及的支付方式应具有以下几方面功能：(1) 及时补偿医疗救助服务供方的服务消耗和医疗救助对象的医疗费用；(2) 降低资金管理部门的管理成本，合理控制医疗救助基金的合理流量和使用，提高救助资金的使用效率；(3) 通过控制医疗救助基金的流向和使用来实现卫生资源的合理配置与利用；(4) 对医疗服务供方和需方的服务行为、医德医风进行有效的引导，抑制医疗费用不合理的增长；(5) 提高贫困人群和弱势群体卫生服务利用的公平性、可及性、及时性和提高服务质量。

鉴于上述功能，医疗救助费用的支付方式的选择应在补偿合理、控制有效、配置得当、导向规范等多元目标之间进行选择和组合。

2.2 建立医疗救助资金支付方式的原则

由于医疗救助不同于其他医疗保险制度，医疗救助制度更注重于社会的福利性、公益性，因此建立一个公平、合理、可及的医疗救助支付方式是减少管理成本，提高资金使用效率和服务可及性的关键。一般应遵循的原则是：(1) 要按照公开、公平、公正的原则，实行医疗救助资金公示制度，接受社会和群众监督；(2) 支付方式的建立应以救助资金管理部门为主，卫生、民政、社保、财政、街道等部门和社区居民代表共同参与；(3) 认真贯彻执行国家财经法规，实行规范化管理，使资金分配和使用有助于达到公平、公正和有效的目的；(4) 便于卫生部门对医疗救助服务机构的监督管理，规范医疗服务行为，提高资金的使用效率和服务质量；(5) 支付制度要便于操作，有利于促进贫困人口卫生服务利用的公平性、可及性和及时性。

2.3 医疗费用支付方式

2.3.1 常见的医疗费用支付方式

2.3.1.1 预付制

预付制一般是指在医疗费用发生之前，医疗资金管理部门按一定的标准将医疗费用预先支付给医疗机构。预付支付方式主要有以下几种。

（1）按费用总额预算支付方式

总额预付制是医疗资金管理部门在考虑医疗服务机构的服务情况基础上，按某种标准，如机构规模、技术、服务人群数及医院的服务量（包括门诊人次、住院人次与费用等），确定某一医疗机构一定时期（一般为1年）的预算总额。资金管理机构在支付时以此为最高限额。相当于为医疗服务提供方设立了一个总的“封顶线”。总额预算制实质上是将医疗费用的控制权交给了医疗服务的提供方，医疗资金管理机构的工作主要在于制定预算并对预算的执行情况进行审核。总额控制的机制对定点医院结算，实行“总量控制”和“定额结算”相结合的支付办法，即“总量控制，定额结算，质量管理，定期考核”。

在实际操作中，医疗资金管理机构每年划拨给医疗机构一定的预付资金，保证其能进行正常的医疗保健服务，对于卫生服务提供方无论其提供的卫生服务量是多少，都能从总额预算中获得固定的收入。但这种刚性的指标控制只能用在宏观层面上，容易出现医院为降低成本而对医疗费用支出控制过度，损害患者利益的现象。用到微观层面上，容易出现的问题是多劳不多得，不利于医院通过提高技术和服务多获取收益的公平竞争的开展。

为了解决上述弊端，我国镇江城镇职工医疗保障制度提出了“总量控制，定额结算，预算拨付，弹性决算，考核奖励”的结算办法。经过实践证明，从宏观上控制住了医疗费用过快增长的可能性，从微观层面上体现了医院间多劳多得的分配原则。

（2）按病种支付方式

按病种支付方式又称按疾病诊断分类定额预付制（DRGs），是根据国际疾病分类法将住院病人按疾病、诊断、年龄、性别等分为若干组，每组又根据疾病的轻重程度及有无合并症、并发症分为几级，对每一组不同级别都制定相应的标准偿付费用，按这种费用标准对该组某级疾病的治疗全过程一次性向医疗机构偿付清。DRGs是目前国际上较为理想的病例组合模式，其综合反映了病种的严重程度、预后、治疗难度、医疗服务强度及资源消耗程度。这是一种相对合理的医疗费用管理方法和相对客观的医疗质量评价方法，在国际上已成为医疗费用支付方式的发展趋势。

DRGs在我国城镇职工医疗保障制度实施中，各地对按病种支付采取了不同的切入点，对按病种付费方式进行了探索：如深圳选择对某些病种在专科医院实行按病种付费；镇江按照常见、单纯、易于界定、可操作性强的原则，以数十种外科疾病为主进行按病种付费①；牡丹江，按病种付费是其支付方式的主体形式②。按病种支付方式作为一种控制费用颇为有效，且能相对较好地保证参保人员权益的支付方式，已引起各地的重视。但是，由于管理难度大，特别是初始阶段涉及的支付标准与结算规范的制定，在一定程度上制约了这一方式的广泛应用。一般情况下，确定按病种付费标准有两种选择：一是依据医疗机构主管部门制定的质量控制标准；二是在条件成熟时，医疗资金管理部门会同有关部门和专家制定病种费用支付参考标准及结算规范。

在UHPP项目实施中，银川市为制定合理的病种付费标准，卫生局委托临床科室专家、卫生经济学专家等相关人员组成专家组首先进行病案摘录，确定病种，对选择的病种进行治疗步骤和治疗效果分析，建立数据库，根据每个病种的轻重、是否有并发症等各个方面，将几十个病例进行组合、配对，计算成本，最后根据成本定制预付费标准。目前，已经完成了41个病种的测算，限价后的病种费用比目前该病种平均住院费用平均降低30%左右，有的病种费用降幅接近50%，如阑尾炎的目前平均住院费用为2 957.49元，而限价后的费用为1 600元，降低了46%。

(3) 按人头支付方式

该方式是指医疗资金管理部门按合同规定的时间，根据约定医疗单位所提供服务对象的人数和规定的收费定额，预先支付医疗供方的服务费用，在此期间，医院或医生负责提供合同规定范围内的一切医疗服务，不再收费，旨在使医疗服务提供方能自觉采取预防措施，降低发病率以减少医疗开支。

在UHPP项目中，社区的慢性病，如高血压、糖尿病、精神病患者，孕产妇保健、分娩，0～3岁儿童系统保健服务费用，各项目市基本上是采取按合同管理人数支付的方式。

2.3.1.2　后付制

后付制一般指医疗资金管理部门在费用发生后，按实际发生的医疗费

① 尹明芳. 镇江职工医疗保险费用支付方式分析及对策. 中国卫生经济学会网站

② 我国基本医疗保险费用结算管理分析，www.zgldbz.cn/html/yiliaobaoxian/yiliao/w

用为基础向医疗机构进行支付，我国长期以来采用的就是这种支付制度。后付制主要有按服务项目支付和按服务单元支付等。

（1）按服务项目支付方式

按服务项目支付（Fee For Service）是指对医疗服务过程中所涉及的每一服务项目制定价格，按医疗机构提供服务的项目和数量支付医疗服务费用的形式。这是我国一直沿用的、也是运用最广泛的一种医疗费用结算方式，属于“后付制”。服务项目费用是确定付费的最原始的费用依据，也是进行项目成本核算、收费标准制定及调整的根据。虽然对每一个项目都有明确的收费标准，但是对每一个病种来说，医院到底该用什么项目，整个诊疗过程中该使用哪些项目，目前为止尚缺乏统一的规范。目前，在我国医疗费用不断上涨、急需合理分配和利用医疗资源的形势下，此种支付方式也亟待改革。

（2）按服务单元支付方式

按服务单元付费（Service Unit）又称平均费用标准付费，服务单元是指将医院服务的过程按照一个特定的参数划分为均质的各个部分，每一个部分成为一个服务单元，例如一个门诊人次，一个住院人次或一个住院床日等，医疗资金管理机构根据过去的历史资料以及其他因素制定平均服务单元的费用标准（扣除不合理费用支出），然后根据医疗机构服务单元数量进行偿付。

其总费用公式是：总费用＝平均服务单元费用×服务单元量

2.3.1.3　预付制和后付制特点及局限性

预付制和后付制的优缺点比较见表10—1。

表10—1　医疗资金预付制和后付制比较

支付方式		特点	局限性
预付制	1. 按费用总额预算支付方式	1. 操作成本低，程序简单 2. 对医疗费用起到了刚性的总额控制	1. 宏观层面上容易出现医院为降低成本而对医疗费用支出控制过度，损害患者利益的现象 2. 在微观层面上，容易出现多劳不多得，不利于医院通过提高技术和服务，多获取收益的公平竞争的开展
	2. 按病种支付方式	1. 医疗机构收入仅与每个病例及其诊断有关，与医疗机构治疗该病例所花费的实际成本无关 2. 医疗机构诊治病人时是否盈利、盈利多少取决于病种标准费用与病人实际住院费用的差额	1. 可能会出现医院在技术上安于现状，不愿采用可能会增加支出的新技术，减少对住院病人的服务，不愿接受重症病人 2. 将轻病说成重病以便得到更多的补偿 3. 当诊断界限不明时，使用昂贵的检查手段使诊断费用上升，缩短每次住院日却增加住院次数

续表

支付方式		特点	局限性
预付制	3. 按人头支付方式	1. 医院或医生负责提供合同规定范围内的一切医疗服务，不再收费 2. 促使医疗服务机构自觉采取预防措施，降低发病率以减少医疗开支	1. 按人头预付医疗费后，提供服务越多，支出亦越多，已有收入反会减少，因而医院经常提高每个医生照管的人员定额 2. 因服务病人太多，照顾不周而降低医疗服务质量
后付制	1. 按服务项目支付方式	1. 操作方便，管理费用低 2. 适用范围是门诊服务，尤其是大医院的门诊服务	1. 服务机构的医疗收入与提供的服务项目数及价格直接相关，容易刺激需求（诱导服务），医疗服务的提供方有动力去增加不必要的医疗服务项目或服务量（过度提供服务），或提高服务价格，并以此获得更多的费用偿付 2. 由于偿付是在医疗服务发生后，因此医疗保险机构对费用的控制力度较弱
后付制	2. 按服务单元支付方式	1. 根据医疗机构服务单元数量进行偿付，操作方便，管理成本比较低 2. 适用范围是门诊服务和住院服务	1. 容易刺激医生通过增加服务次数以及提供过量服务或诱导服务，多获取偿付费用，加大了监督的难度，影响医疗卫生统计工作的准确性 2. 可能造成病人就医不便，如反复出入医院，多次排队挂号等 3. 医生花费更多时间重复抄写被分解的处方和病历，以至减少诊治时间等，而影响了工作效率和服务质量

资料来源：孙箐，郭强，陈进清等. 医疗费用支付方式的比较与启示. 解放军医院管理，2005，5（12）：471-472

2.3.2　国际上医疗救助资金支付方式的借鉴

2.3.2.1　美国医疗救助资金支付方式

美国有两大公共健康项目——Medicare 和 Medicaid，Medicare 是老年人健康保险项目，Medicaid 是对弱势群体的健康救助项目。医疗救助有强制性和选择性两种形式。对贫困人口实行政府完全包办的医疗救助制度，资金来源为一般财政收入。Medicaid 实行供方偿付制度，各州按服务项目直接向医疗服务提供者支付卫生保健费用，或各州通过各种预付方式支付费用，在联邦政府规定的上限和特定限制范围内，自行决定偿付方式和偿付比例。为吸引医院参加 Medicaid 项目，各州通过“不均衡分担医院”（DSH）调节对为大量医疗救助受益人和其他低收入者或未参保者提供住院服务的医院提供额外补偿。为了控制医疗费用上涨，近年来各州对某些服务实施起付线、共付保险或共同付费方式，然而孕妇、18 岁以下的孩子及住院病人、预计大部分收入将用于住院的患者以及急救服务和计划生育服务不在此列。Medicare 受益人也可以接受来自 Medicaid 的帮助。不过 Medicare 覆盖的任何服务都首先由 Medicare 支付，剩余的再由 Medicaid 支付。这样，很好地处理了 Medicaid 与 Medicare 的关系，将 Medicaid 定位于“支付者最后的一道求助网”①。

在美国，医疗救助费用支付基本采取上述大类分类方式：一种是按服务项目付费；另一种是预付制，前面提到的很多管理型医疗服务组织，包括健康维护组织（Health Maintenance Organizations，HMOs）、预付健康计划都采取按人头付费的预付制。

2.3.2.2　泰国的医疗救助资金支付方式

早在 1975 年，泰国政府就设立了“低收入者免费医疗项目”。1992 年，泰国政府又建立了一项医疗救助计划，为 60 岁及以上的贫困老年人以及贫困的小学和初中学生提供免费医疗服务，费用完全由政府负担。此外，1983 年泰国在农村地区推出了所谓“健康卡制度”，这是一项自愿性的、政府补贴的公共医疗保险制度，主要覆盖收入水平一般的农民，类似于我国的新型合作医疗制度②。

最初医疗救助计划的实施方式是，政府每年向公立医院拨付一定的预算，要求它们为家庭月收入在 1 000 泰铢（相当人民币 208 元）以下的家庭提供免费服务，究竟哪些病人符合救助资格完全由公立医院职员自行决定。一年之后，泰国政府改变了做法，直接向符合资格的受益者颁发所谓的“低收入卡”（类似于我国现在的“医疗救助证”），从而把目标定位的工作从公立医院解脱出来。医疗救助对象必须在一家公立卫生机构，一般是在社区附近的卫生中心或者区级医院注册，在那里接受门诊服务，并在有需要的情况下接受转诊。政府一般根据各卫生中心或医院所注册的医疗救助受益者人数，向这些机构拨付一定数量的资金。在这种支付方式下，毫无疑问，每一人头的医疗救助额一般会逐年增加：1996 年每人为 280 泰铢，到 2001 年上涨为 590 泰铢。

① 李小华，董军．国外医疗救助政策比较．卫生经济研究，2006（10）：18

② 顾昕．泰国的医疗救助制度及其对我国的启示．中国行政管理，2006（7）：73-74

2.3.2.3 菲律宾医疗救助资金支付方式

菲律宾对雇员和贫困人口的医疗保费分两种支付方式：(1) 国家医疗保险的保费将由雇主和雇员等额分担，保费额根据精算获得，但最多不得超过工资总额的3%。退休职工（法定退休年龄为60岁）在支付120个月的保费后，即可永久享受医疗保险待遇。(2) 对于贫困人口，中央政府与地方政府共同为其支付保险费用。但根据地方经济状况的不同，中央政府与地方政府支付的保费率有所不同①。

1995年，菲律宾颁布了国家健康保险法案，共和国第7875号法案。法案规定菲律宾国家健康保险项目的基本原则为：广泛性、公平性、反应性和为穷人提供医疗保健等18条原则。国家政策将确保向穷人提供免费医疗，政府应该负责为需要个人卫生服务的穷人提供基本服务包。这可以通过为穷人支付保费或直接提供服务的方式来实现。由此可见，菲律宾卫生筹资系统的设计从法律角度确保了贫困医疗救助的地位。在医疗费用支付方式上，中央政府与地方政府共同为贫困人群支付保险费用。目前，政府补偿穷人的保费为每人每年1 200比索（相当人民币320元）。在确定贫困身份后，政府为其提供免费医疗保险卡。但贫困医疗救助提供的医疗补偿范围与其他参保人员有所不同，目前，主要覆盖住院医疗服务，只有在农村地区才覆盖诊所医疗服务。参保者可以自由选择政府医院实施医疗服务。

2.3.3 医疗费用支付方式的发展趋势

一是支付方式从后付制向预付制发展。目前，世界各国采取各种控制费用的方式，而医疗保险支付制度的改革和完善，又成为医疗保险控制费用的主要手段和关键，支付方式正在由后付制向预付制发展。传统的支付方式是由作为医疗保险的第三方，在医疗服务发生后对供方进行事后补偿，这种方式会诱导供方在自身的经济利益刺激下，对患者过度提供服务。支付方式若能改为预付制，将改变第三方的被动局面，主动控制总支出，约束提供者。通过预付制，医疗机构可得到一笔相对稳定并且合理的周转资金，经费的管理权实际上下放给医疗机构，由医疗服务提供方承担起医疗服务和经济管理的双重责任，使其在经费范围内精打细算，合理使用医疗资源，在保证服务供给和服务质量的前提下，做到控制费用。

---

① 马进，张重华，方修仁等. 菲律宾卫生系统对我国弱势人群医疗救助的启示. 中国卫生经济，2006，1 (25)：76

二是支付方式由单一支付方式向混合支付方式发展。没有一种支付方式是完美无缺的，各种支付方式都有其优点和缺点。就大多数支付方式而言，主要的缺点可从其他支付方式中得到一定程度的弥补。经验表明，从混合的支付方式中可以有所收益。由于医疗救助制度特殊性，根据贫弱人群的实际情况，选择一个合适的混合式支付方式更有利于医疗救助制度的开展，提高医疗救助资金的使用效率和公平。

3. 中英城市社区卫生服务与贫困救助项目的实践经验

3.1　构建公平、可及、有效的医疗救助服务体系

3.1.1　建立以社区卫生服务为基础的医疗救助服务体系

能否建立一个与贫困人群经济水平相适宜的医疗救助服务体系，是关系到贫困人口医疗救助制度成败的一个关键。经济适宜的医疗服务体系不仅为医疗救助制度提供了一个低成本、有效运行的载体，也为最低医疗保障政策目标的落实提供了清晰而可靠的抓手，从而为最低医疗保障的救助制度实施提供清晰、有效的执行体系和机制。

我国的社区卫生服务是在政府领导、社区参与、上级卫生机构指导下，以基层卫生机构为主体的基层服务体系。服务宗旨是以人的健康为中心、家庭为单位、社区为范围、需求为导向，以妇女、儿童、老年人、慢性病人、残疾人等为重点，以解决社区主要卫生问题、满足基本卫生服务需求为目的，融预防、医疗、保健、康复、健康教育、计划生育技术服务等为一体的连续的基层卫生服务体系。因此，建立以社区卫生服务机构为主，其他医疗卫生机构为补充的医疗救助服务体系，是提供公平、可及医疗救助服务的最佳途径。

UHPP项目率先提出了以社区卫生服务为平台的医疗救助服务模式。UHPP项目启动后，成都、沈阳、西宁、银川四个项目市在开展社区医疗救助服务方面，紧紧围绕如何完善和加强社区卫生服务体系开展工作，通过卫生资源规划等一系列活动，改善卫生机构布局，加强社区卫生队伍建设，出台社区卫生发展政策，进一步明确了社区卫生机构在医疗救助中的地位和作用。在实际操作中，四项目市将贫困人群的基本医疗保健纳入社区卫生服务机构管理，依托社区卫生服务机构为他们提供有效、方便、经济、综合、连续的基层卫生服务。UHPP项目实践证明：(1) 以社区卫生服务为基础开展医疗救助保障了贫困居民常见病、多发病在社区卫生

服务机构的合理治疗；（2）使预防保健服务在社区卫生服务机构得到及时提供，危重病人通过社区绿色通道方便、快捷地定向转入二、三级医院治疗，有效降低了医疗费用；（3）在减轻贫困人群的医疗负担的同时提高了医疗救助资金的使用效率，提高了工作效率和服务质量；（4）加强了社区卫生服务为平台的医疗救助制度的有效性和公平性，进一步理顺了社区卫生服务机构与医院之间的关系，形成了不同层次医疗卫生机构在医疗救助中即分工又合作的良好机制。

3.1.2　建立以社区卫生服务机构为主的定点医疗救助机构

定点医疗机构是指通过卫生部门资格审定，并与医疗救助经办机构签订合同，为贫困人群提供门诊和住院医疗服务并承担相应责任的医疗机构。确定定点医疗机构必须遵循以下基本原则：一是必须有利于促进医疗卫生资源的优化配置，提高医疗卫生资源的利用效率；二是促进分级医疗、双向转诊体系的建立；三是要促进医疗机构合理竞争，提高医疗服务质量；四是要方便社区居民就医并合理引导患者更多地利用基层医疗服务；五是兼顾综合与专科、中医与西医，合理布局，形成网络。

在 UHPP 项目实施中，四项目市充分发挥社区卫生服务在医疗保障中的作用。按照城镇职工基本医疗保险定点医疗机构管理有关规定，联合民政、卫生等部门，借助市劳动保障部门信息系统管理平台，把符合条件的社区卫生服务机构纳入医疗救助定点范围，所需设施及入网费、网络服务费等由当地人民政府协调解决。将符合规定的基本用药、诊疗项目、服务项目等纳入基本医疗救助支付范围。创造条件引导包括救助对象在内的社区居民到社区卫生服务机构诊治常见病、多发病和慢性病，在方便受助对象卫生利用的同时，也促进了社区卫生服务机构与上级医疗机构之间形成有效的医疗救助服务体系。

3.1.3　建立医疗救助门诊首诊在社区和住院双向转诊制度

社区首诊制是世界上许多国家采取的医疗服务提供模式，充分利用社区卫生机构为居民提供质优、价廉的基本卫生服务的优势，将大部分卫生问题在基层解决。研究表明居民 80％的健康问题可以在社区得到解决，因此充分发挥社区卫生服务机构“守门人”的作用，不仅对于控制医疗费用具有重要意义，而且也符合医学模式转变对卫生服务供方的要求。

社区卫生服务住院双向转诊，是根据病情和人群健康需要而进行的上下级医院之间的转院诊治过程。建立社区卫生服务双向转诊机制是发展社区卫生服务体系的重点和难点，是社区卫生服务可持续发展的重要环节之一。建立社区卫生服务机构与综合医院的联合与协作，优化医疗卫生资源配置，合理分流病人，实现“小病进社区，大病进医院，康复回社区”。在当前城市医疗救助资源严重短缺的情况下，建立医疗救助的社区首诊和双向转诊制度，既符合医疗救助要与实际经济水平相适应的原则，又能够保障医疗救助资源充分、合理的利用，是未来城市医疗救助发展的合理选择和有益探索。

UHPP项目在成都、沈阳、西宁和银川医疗救助实施中做了很多探索，特别是借助UHPP项目的技术支持，实现了突破，尤其是医疗救助方面。例如，银川市在执行社区首诊和双向转诊方面的主要做法是：

一是建设以政府为主导的社区卫生机构医疗救助平台，通过引导，逐步由社区卫生服务机构承担起居民常见病、多发病的首诊服务，按照病情治疗需要，将首诊病人转至不同级别医院接受住院治疗。

二是要求各级医院在完成转入病人住院治疗后，将恢复期病人转回社区卫生服务机构，进行继续康复等治疗。

三是先期在贫困医疗救助和农村合作医疗中开展试点，在运行机制不断完善、政策保障逐步到位后，全面推广。主要工作措施是：(1) 分级医疗建立社区首诊和双向转诊运作机制，规范的社区首诊和双向转诊实施方案，特别要加强社区卫生服务中心为主体的社区卫生服务体系的建设。(2) 组织医院与社区卫生服务机构按照区域范围、居民需求、服务能力等，签订双向转诊合作协议，明确各方职责，实现多种形式的联合与合作。建立快速便捷的“转诊绿色通道”，确保患者大病及时住院治疗，康复及时转回社区，并且反馈康复治疗意见，指导社区卫生服务机构做好康复工作。(3) 宣传社区卫生服务的优势与特点，引导居民建立合理的就医行为，自主选择社区首诊与双向转诊。(4) 建立专家协助诊断联系机制等，加强社区卫生服务能力建设，满足居民基本医疗和预防保健需求，提升居民对社区卫生服务和社区首诊、双向转诊的认可程度和公信力。

但目前，我国部分城市社区卫生服务的双向转诊机制仍处于探索阶段，存在的主要问题有：转上不转下，重形式不重实质，一体化程度低，缺乏统一的标准，制度和监督机制有待完善等。总之，社区卫生服务的职能还没有完全得到充分落实，社区双向转诊还存在局限性。双向转诊作为一项制度建立起来仍然任重道远，它需要卫生服务筹资、管理和组织结构上的整体变革。

3.2 建立符合贫困人群经济水平的支付方式

在医疗救助制度实施中，建立符合贫困人群经济水平的支付方式，是促进受救助对象合理、及时利用卫生服务的关键。同时，合理的支付方式也有助于资金的控制和提高医疗救助效率。

3.2.1 UHPP项目资金支付方式的选择

支付方式是影响医疗行为的重要因素，为了提高定点医疗机构提供医疗救助服务的质量，中央项目办在《中英城市社区卫生服务与贫困救助项目实施方案中》指出：各区项目管理部门要选择适宜的支付方式加强医疗救助费用管理，根据不同医疗服务内容可以采取预付制和后付制相结合的供方支付方式。支付方式与其他管理措施相结合，作为规范和约束供需双方行为的有效手段，既防止需方的过度利用，也控制供方的不合理供给行为，有助于控制医疗卫生费用不合理使用和不合理增长。可参照预防保健按人头后付，慢性病系统管理服务按人头分期预付，健康保健合同按户头分期预付，门急诊和住院服务按服务项目等来制定支付方式（见表10—2）。

表10—2　中央项目办医疗救助金供方支付方式选择参考

覆盖的服务内容	供方支付方式
1. 门诊诊疗服务	按人头总额预付
2. 住院服务	按服务单元后付
3. 计划免疫	按人头后付
4. 孕产妇系统保健	按人头后付
5. 慢性病管理	按人头分期预付
6. 健康保健合同	按户头分期预付

资料来源：中央项目《中英城市社区卫生服务与贫困救助项目计划与实施方案》。

3.2.2 UHPP项目市救助资金支付方式

3.2.2.1 成都市UHPP项目支付方式

在UHPP项目实施中，成都执行医疗救助资金后付制。制定支付方式的原则是：（1）根据不同医疗卫生服务内容可以采取不同支付方式。（2）支付方式需要与其他管理措施相结合，作为规范和约束供需双方行为的有效手段，既要防止需方的过度利用，更要控制供方的不合理供给行为。（3）支付方式应该有助于控制医疗卫生费用不合理使用和不合理增长，有助于改善和提高救助对象的服务可及性，提高服务效率和服务质量（见表10—3、表10—4）。

表10—3　　成都武侯区贫困人群医疗救助资金支付方式

服务项目	支付对象	定价	支付方式
1. 门诊服务	定点CHC	1. 在物价部门规定标准上给予优惠 2. 参照市社保A类药品目录	后付制： 服务机构先垫支项目负担部分，救助对象直接享受医疗救助。社保局根据服务机构上报原始资料，经审核合格后拨付
2. 特殊疾病门诊服务	社保定点医疗机构	1. 按照物价部门规定标准执行 2. 参照市社保基本用药目录	后付制： 按照社保部门结算方式报销费用
3. 家庭病床	社保定点医疗机构	1. 按照物价部门规定标准执行 2. 参照市社保基本用药目录	后付制： 医疗机构先垫支项目负担部分，救助对象直接享受医疗救助。每6个月社保局根据服务机构上报原始资料，经审核合格后拨付
4. 住院服务	社保定点医疗机构	1. 按照物价部门规定标准执行 2. 参照市社保基本用药目录	后付制： 救助对象先垫付全部住院费用。由服务机构持住院费用单据和出院证明到救助办申请报销，救助办审核合格后付费给救助对象
5. 计划免疫	定点CHC	1. 0～7岁：70元 0～3岁：40元 4～7岁：30元 2. 建卡费：35元/人	后付制： 医疗机构先垫支项目负担部分。每2个月服务机构上报原始资料，救助办查看所签合同人数，经审核合格后付费给医疗机构
6. 儿童保健	定点CHC	50元/人	
7. 孕妇保健	定点医疗机构	90元/人	
8. 产妇保健	定点CHC	40元/人	
9. 住院分娩	定点医疗机构	1. 按照物价部门规定标准执行 2. 参照市社保基本用药目录	后付制： 救助对象先垫付全部住院费用。由持住院费用单据、出院证明和居委会证明到救助办申请报销，经审核合格后付费给救助对象

资料来源：成都市武侯区《中英城市社区卫生服务与贫困救助项目实施方案》。

表 10—4　　成都锦江区贫困与弱势人群医疗救助支付方式

服务项目	支付对象	定价	支付方式
1. 门（急）诊医疗服务	定点 CHC、转诊、急诊医院	按家庭健康保健合同优惠价。社保用药目录，处方额限制 60 元/张，按 80% 报销，封顶线 150 元/人/年	后付制： 服务机构先垫付。每两个月由服务机构上报原始资料，救助办审核合格后按比例拨付救助资金
2. 家庭病床	市社保定点的 CHC	家庭健康保健合同优惠价。参照市社保用药目录，按 80% 报销，封顶线 800 元/人/年	后付制： 支付过程同上
3. 计划免疫	定点 CHC	0～3 岁：40 元/人 4～7 岁：30 元/人 0～7 岁：70 元/人（计免保偿费合同价）	后付制： 医疗机构先垫支项目负担部分。每 2 个月服务机构上报原始资料，救助办查看所签合同人数，救助办审核合格后全额拨付
3. 儿童系统保健	定点 CHC	0～5 岁：50 元/人	后付制： 支付过程同上
4. 孕妇保健	区产院	产前检查、孕期保健优惠价，90 元/人	后付制： 支付过程同上
5. 产妇保健	定点 CHC	产后访视 40 元/人	后付制： 支付过程同上
6. 家庭保健合同	定点 CHC	20 元/人/年	预付和后付结合制： 按合同数预付 50%，项目办审查执行情况合格后，余额经考核后拨付

资料来源：成都市锦江区《中英城市社区卫生服务与贫困救助项目实施方案》。

3.2.2.2　沈阳市 UHPP 项目支付方式

沈阳 UHPP 项目支付方式按服务项目分为后付制和预付制两种。后付方式按服务项目（预防保健服务）、按户门诊医疗和住院医疗（固定费率），每月由区项目办与承担项目的社区卫生服务机构及转诊医院进行一次结算。支付分为 UHPP 项目支付全部费用和项目与救助对象共同支付两种。区项目办对承担高血压病、糖尿病、精神病管理的机构实行预付与后付相结合（见表 10—5、表 10—6）。

表 10—5　　　　沈阳市铁西区贫困人群医疗救助支付方式

覆盖服务项目	支付对象	支付方式
1. 门（急）诊服务	定点服务机构	后付制： 每月由项目办与定点机构结算。按户头（家庭内可共享），项目支付50%，年封顶25元×家庭人口数，“三无”人员按75元封顶
2. 住院服务	定点服务机构	后付制： 由项目办按合同规定与定点机构结算。按固定费率，1 000元以内项目支付70%，1 000～2 000元项目支付60%，2 000元以上项目支付50%，年封顶3 800元
3. 孕产妇保健、儿童系统管理保偿、儿童系统保健、儿童计划免疫	定点服务机构	后付制： 由项目办按防保人头数与定点机构结算。按防保服务项目，项目支付100%
4. 高血压、糖尿病、精神病管理	定点服务机构	预付与后付结合： 由项目办按合同管理人数实行预付制，先预付50%，余额经考核合格后再拨付50%

资料来源：沈阳市铁西区《中英城市社区卫生服务与贫困救助项目实施方案》。

表 10—6　　　　沈阳市和平区贫困人群医疗救助支付方式

覆盖服务项目	支付对象	支付方式
1. 门（急）诊服务	定点服务机构	后付制： 按规定时间，由项目办与定点机构结算。按人数（家庭内可共享）50%共付，每次封顶20元。年封顶60元/人
2. 住院服务	定点服务机构	后付制： 按规定时间，由项目办与定点机构结算。按项目规定治疗项目支付，50%共付，每年封顶2 000元
3. 孕产妇保健、儿童系统保健、0～7岁儿童预防保健	定点服务机构	后付制： 由项目办按预防保健合同人数与定点机构结算。按预防保健服务项目，项目支付100%

资料来源：沈阳市和平区《中英城市社区卫生服务与贫困救助项目实施方案》。

3.2.2.3　银川市UHPP项目支付方式

银川市在UHPP项目实施期间，实行医疗救助资金月结算制（后付制）和预付制相结合的办法，由医疗服务提供机构每月根据救助支出的额度与市救助项目办进行结算。医疗救助服务提供机构所支出的救助资金票据上报到市项目办，由项目办审核合格后，由市项目办将救助资金拨付到定点医疗机构（见表10—7）。

表10—7　　银川市贫困人群医疗救助资金支付方式

服务项目	支付对象	支付方式
1. 门诊医疗服务	定点社区卫生服务机构（部分农场职工医院和乡镇卫生院）	后付制： 由项目办按合同规定时间，依据服务机构提交的加盖专用章的处方核实合格后，将费用拨付给服务机构
2. 住院医疗服务	救助定点医疗机构	后付制： 先由定点医院垫付。每月由项目办按服务机构提交的原始资料并经审核合格后，救助办拨付给医院
3. 家庭健康管理	定点社区卫生服务机构（部分农场职工医院和乡镇卫生院）	预付与后付结合： 项目办根据社区卫生服务机构与救助对象所签的健康管理合同数，预付40%资金；根据健康管理服务考核合格后，拨付剩余资金
4. 产前检查	项目定点产院	预付与后付结合： 项目办根据定点社区卫生服务机构（定点产院）与救助对象所签的健康管理合同数，预付50%资金；阶段考核合格后，项目办拨付剩余资金
5. 住院分娩（顺产）	项目定点产院	
6. 产后访视	项目定点社区卫生服务机构（部分农场职工医院和乡镇卫生院）	
7. 儿童系统保健	定点社区卫生服务机构（部分农场职工医院和乡镇卫生院）	
8. 高血压和糖尿病系统管理	定点社区卫生服务机构（部分农场职工医院和乡镇卫生院）	预付制： 项目办根据社区卫生服务机构签约救助对象的治疗方案和管理人数，预付管理和治疗费用

资料来源：银川市《中英城市社区卫生服务与贫困救助项目实施方案》。

3.2.2.4　西宁市UHPP项目支付方式

西宁市UHPP项目医疗救助费用支付方式是：（1）按封顶总量控制、按救助项目付费。（2）市项目办、市民政局每季末向市社保局拨付下季度计划救助资金。（3）根据服务项目，采用后付或预付和后付相结合支付方式，由市社保局与定点服务机构实行网络结算（见表10—8）。

表10—8　西宁市贫困人群医疗救助资金支付方式

服务项目	支付对象	支付方式
1. 门诊服务	定点社区卫生服务机构	后付制： 由社保局按合同规定与服务机构结算。项目承担90%，患者自付10%；封顶60元/人/年，60元×家庭人数，可户内调剂使用
2. 住院服务	定点社区卫生服务中心或定点住院医疗机构	后付制： 由社保局按合同规定与服务机构结算。患者可凭医疗救助IC卡按规定记账；需由个人自付的费用，定点医疗机构负责与救助对象结清
3. 慢性病管理	定点社区卫生服务机构	后付制： 资金拨付过程同上。高血压项目补助120元/人/年；糖尿病项目补助240元/人/年
4. 孕产妇分娩	项目定点产院	后付制： 资金拨付过程同上。项目补助700元/人/年，超过部分自理
5. 孕产妇系统保健	社区卫生定点机构或定点医院	后付制： 资金拨付过程同上。家庭保健费用：免费10元/人/年累计；孕产妇系统保健：免费80元/人/年累计；0～3岁儿童系列保健：免费20元/人/年累计
6. 0～3岁儿童系列保健	社区卫生定点机构	
7. 家庭保健	社区卫生定点机构	预付和后付结合： 家庭保健救助费用以合同数为单位，按实施保健人数，预付60%给定点机构，余额年终考核合格后拨付

注：以上7项救助内容，定点医疗机构每月5日前将上月《贫困人口医疗救助费用记账结算表》等资料报市社保局对账审核后，按规定门诊费用，项目承担部分按月足额拨付。孕产妇系统保健、分娩，0～3岁儿童系统保健服务费用，项目承担部分按季考核后拨付。家庭保健按保健人数，预付60%给定点社区卫生服务机构，余额年终考核合格后拨付。

资料来源：西宁市《中英城市社区卫生服务与贫困救助项目实施方案》。

总之，在医疗救助费用支付过程中，无论选择何种支付方式，都涉及救助对象、医院和救助部门三者之间的费用结算问题。首先，救助对象的经济状况决定了不可能对其采取“先支付后补偿”的方式，因此费用结算发生在医院和救助部门之间。UHPP项目的实践经验告诉我们，完全通用的最优的支付模式是不存在的，尤其是在医疗救助服务中。需要区别不同类型的医疗服务，医疗救助费用的支付方式的选择应在补偿合理、控制有效、配置得当、导向规范等多元目标之间进行选择和组合，促进医疗救助基金公平和有效的利用。

参考文献

严非，尹文强，丁国伟等. 社区卫生服务在城市医疗救助中的作用分析. 中国卫生经济，2003，5（22）：21-23

银川市城市贫困人群医疗救助配套方案汇编. 2005，8

程晓明. 卫生经济学及其在社区卫生服务中的应用. 中国全科医学，2002，9（5）：673

李丰森，张书全. 卫生经济学原理与方法在医院医疗设备管理中的应用. 教育管理（卫生职业教育），2002，11（20）：77-78

石舵，王荔，田迪. 成本效益分析在医药卫生领域中的应用. 中国民族医药，2003，12（增刊）：27

王龙兴主编. 卫生经济学理论与实践. 上海交通大学出版社，1998：159-173

李琦. 发达国家弱势人群医疗救助制度对我国的启示. 卫生经济研究，2004（10）：30-31

第11章 医疗救助管理与监督

本章要点

➢ UHPP项目医疗救助组织管理方案包括建立了社会广泛参与的医疗救助监督体制；建立专家咨询组织；加强管理服务机构和团队建设；健全管理制度等。

➢ UHPP项目为医疗救助的实施制定了相应的监督管理原则、方案和工具，为我国医疗救助管理制度的发展提供了经验。

➢ 在实践中，UHPP项目重视探索民主监督的形式，提供民主参与的渠道，但仍然存在参与意识不强，医疗救助对象参与管理的权利不足等问题。

管理与监督是保障医疗救助制度顺利实施的重要手段。本章主要介绍UHPP医疗救助项目的资金和组织管理制度，介绍UHPP信息管理平台，总结UHPP医疗救助管理经验。

1. 医疗救助管理

医疗救助作为社会保障的一部分，其管理同样包括组织管理、资金管理和服务管理三个部分。三者之间既有其不同的侧重点又紧密联系。

组织管理体现在建立健全由不同社会团体、政府、保障对象等参加的社会监督组织；建立专业技术标准和专家咨询组织，完善专业技术标准和规范；加强管理服务机构和团队建设；健全管理制度，加强信息系统的建设等多个方面。

资金管理体现在建立合理的财务制度，探索建立和健全风险防范和调剂机制，确保资金安全。

服务管理需要考虑对象的需求和基金承受能力，确定救助范围，规范服务提供机构的管理，简化程序，明确结算办法等。本章主要介绍UHPP项目医疗救助资金管理、组织管理和信息管理的相关内容。

1.1　UHPP项目医疗救助资金管理

1.1.1　项目资金管理原则与方案

UHPP医疗救助资金使用和管理的原则：（1）建立资金管理协调机制，以项目管理部门为主，卫生、民政、社保、财政、街道等部门和社区居民代表共同参与；（2）以合同的形式规定各个相关部门和组织的责任与义务；（3）积极鼓励利用项目资金进行筹资机制、保障机制和救助机制等方面的创新。

在医疗救助方案中，明确资金管理制度和财务管理制度。资金管理制度的主要内容为：（1）成立以项目管理部门为主，卫生、民政、社保、财政、街道等部门代表组成的“城市贫困医疗救助资金管理委员会”；（2）建立独立的“城市贫困医疗救助资金”专用账户，做到专款专用；（3）贫困医疗救助专项资金不得冲抵各级政府和有关部门救济救助及相关活动现有经费的正常投入，当上述救济救助内容与本项目的医疗救助相同时资金可合并使用；（4）建立医疗救助资金的财务管理制度，杜绝不合理的费用；（5）建立医疗救助资金使用的定期报告制度和民主监督制度，资金使用信息公开、透明。

财务管理制度的主要内容为：（1）认真审核基础资料。确保资金足额的支付，努力做好资金的计划、控制、核算、分析和审核工作，如实反映资金真实状况；（2）认真贯彻执行国家财经法规，实行规范化管理，达到科学、高效的目标，使资金分配和使用有助于达到公平、公正和有效使用的目的；（3）资金建立专用账户，专款专用，资金的安排、管理和使用公开透明，单位和个人均不得挤占、挪用；（4）按照会计制度的要求，建立健全财务体系，正确运用会计科目，及时正确填制会计凭证，登记账簿、编制会计报表；资金会计报表必须做到数字真实、内容完整，说明清楚、手续齐备、编制及时；（5）出纳人员认真执行《现金管理条例》，认真登记日记账，日清月结，不坐支现金，及时办理资金存储手续，按日和开户银行对账；（6）按照会计制度的规定，妥善保管好会计凭证、账簿、报表等档案资料，做好文档工作，确保原始资料正确、归档及时①。

项目资金分三级管理，中央项目办公室为本项目一级资金管理机构，负责本项目各项活动和各项目市、区的项目资金（含DFID资金和地方配套资金）筹集、使用的管理和监督。中央、市、区项目办资金管理职能见图11—1。

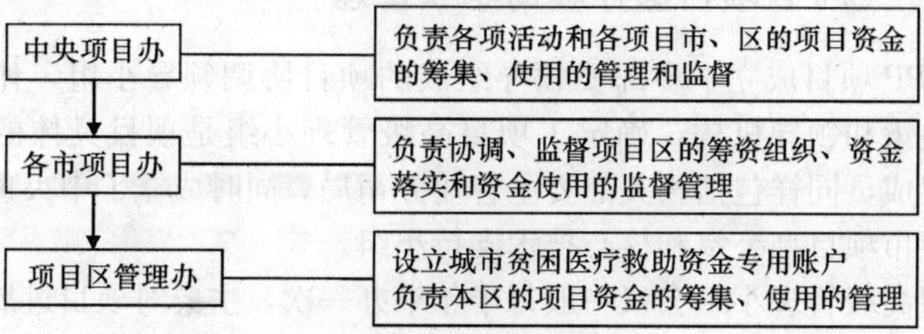

图11—1　各级项目办资金管理职责

各项目区设立“城市贫困人口医疗救助金”专项存款账户，由项目区政府指定的项目资金管理机构管理。

1.1.2　项目资金报账流程

UHPP资金报账流程（见图11—2）：各项目市区在年度计划中提出贫困人口医疗救助金使用计划，由中央项目办审批。项目区在每个项目年度初，将当年地方政府医疗救助配套资金一次性全额拨付到贫困人口医疗救助专用账户。

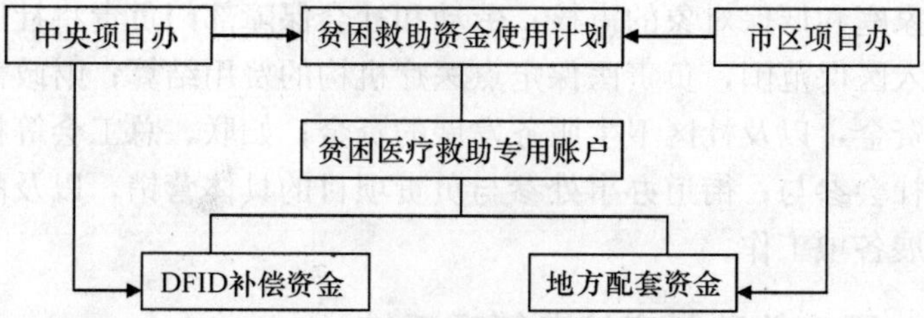

图11—2　UHPP资金报账流程简图

市项目办对项目区资金到位情况审核后向中央项目办提交资金拨付申请和项目资金到位证明（当地银行机构出具的开户证明和开户银行的收款凭证复印件）。

中央项目办在确认地方配套资金到位后，将DFID补偿的年度资金总

① UHPP中央项目办医疗救助方案. 2003

额的1/4拨付到项目区贫困人口医疗救助专用账户，其余款项将根据项目区工作进度以按季报账的方式拨付。

各项目区均采用定期结算制，由提供医疗服务的机构每月根据救助支出的额度与资金管理机构结算。

1.2 UHPP项目医疗救助组织管理

UHPP项目成立了多部委领导组成的项目协调领导小组，作为项目的最高决策和领导机构，确定了项目高级管理小组是项目具体的领导机构，小组成员同样包括相关部委主管业务司局。同时成立了中央项目办公室、项目市项目办公室和核心技术支持小组。

项目高级管理小组会议一般每半年举办一次，主要对项目进展进行评估，批准项目年度计划和救助方案，预算调整，确定核心技术支持小组工作任务大纲、项目逻辑框架等。项目规划与实施小组会议是项目实施机构间的例行会议，每个月召开一次，会议主要讨论项目实施过程中出现的问题，包括讨论项目评估方案、进行财务培训、监督财务进展、准备项目督导等具体工作内容。核心技术支持小组是由国内外专家组成的咨询小组，主要为项目实际应用过程中困难和问题提供技术支持，例如，设计医疗救助监测指标体系，调整医疗救助方案，对医疗救助效果实施技术评估，指导项目应用性课题的设计与实施等。

卫生部门为牵头部门，制定项目计划，推进项目执行，并重点负责社区卫生服务发展，以及为贫困人口提供经济适宜医疗卫生服务；民政部门负责低保家庭和低保对象的审核；劳动和社会保障部门负责将社区卫生服务机构纳入医保范围，负责医保定点医疗机构的费用结算；财政部门负责落实配套资金，以及社区卫生服务发展的资金；妇联、总工会等社会团体负责推动社会参与；街道办事处参与负责项目的具体营销，以及配合在社区层面开展各项工作。

1.3 医疗救助制度信息管理系统

UHPP在项目资金支持下，开发并完善了适合各地实际的医疗救助信息管理系统。本章主要介绍成都和西宁两个项目市的医疗救助信息管理系统框架。

1.3.1 成都市贫困医疗救助信息系统

成都市项目办建立了贫困医疗救助信息系统即“成都市UHPP信息平台”，各社区卫生机构和市区项目办凭密码登录平台，承担救助的医疗机构必须按照要求按时录入救助对象的基本信息、就诊信息和费用情况。项目办利用该平台既可以掌握各救助机构的进展情况，又可以监督救助经费的使用，实现了 UHPP 救助数据的实时查询，提高了救助数据的准确性和及时性（见表 11—1）。

表 11—1 “成都市 UHPP 信息平台”功能一览表

功能模块	功能描述
救助对象注册	1. 录入救助对象基本资料 2. 查询救助对象 3. 修改救助对象基本资料 4. 删除救助对象 5. 录入户主 UHPP 编号，用此编号标识每户的成员，从而门诊资金捆绑使用 6. 增加近期患大病的临界贫困人员的救助对象
就诊信息管理	1. 录入救助对象就诊信息 2. 计算救助费用、自付费用 3. 删除救助对象就诊信息 4. 当救助对象门诊资金用完，系统任意选择其家庭成员门诊资金进行救助
资金申报管理	1. 按时间段分不同卫生服务中心进行救助资金汇总 2. 按资金的不同类别（门诊、合同、计免、儿保、产前、产后、住院、临界、二轮等）汇总 3. “合同”的资金分两次申报，第一次为“合同”总金额的 50% 4. 提供导出到 EXCEL 的功能
注册信息查询	1. 按查询条件查询救助对象的注册信息 2. 提供导出到 EXCEL 的功能
就诊信息查询	1. 按就诊时间段、就诊原因分不同卫生服务中心查询救助对象就诊情况 2. 提供导出到 EXCEL 的功能
监测内容与指标	1. 按时间段分不同卫生服务中心进行医疗救助常规监测内容与指标的统计 2. 能够进行区项目办的汇总 3. 提供导出到 EXCEL 的功能
机构维护	建立项目区、卫生服务中心、医院
代码维护	对系统编码进行维护
救助对象维护	按救助对象类型修改救助对象门诊封顶线、住院封顶线、家庭病床封顶线
就诊原因维护	按就诊原因修改救助比例、救助封顶线

续表

功能模块	功能描述
街道办—社区维护	添加各街道办事处所管辖的社区
就诊费用参数维护	修改药物处方和非药物处方优惠比例
系统权限维护	1. 添加使用系统的用户 2. 给用户分配使用部分功能模块的权限
数据上报	1. 卫生服务中心使用数据导出功能将系统数据以文件的形式上报给项目办 2. 区项目办使用数据导入的功能将各卫生服务中心上报的数据导入系统进行统计查询

资料来源：UHPP 项目成都完工报告 . 2006。

1.3.2 西宁市贫困医疗救助信息系统

西宁市项目办开发的贫困人群医疗救助结算网络系统，贫困人群持IC卡即可到定点社区卫生服务机构就诊。目前，贫困人群家庭和个人健康档案、慢性病管理、预防保健等工作已纳入信息管理系统。依托西宁市社保局结算平台进行实施，见表11—2。

表11—2　　西宁医疗救助信息系统

功能模块	功能描述
救助对象管理	1. 救助对象登记、申报 2. 救助对象基本信息修改 3. 救助对象变动处理 4. 救助对象待遇核定
救助基金管理	1. 救助基金筹集金额录入 2. 救助基金分配情况 3. 救助基金使用情况统计 4. 救助基金结余统计
个人账户管理	1. 账户医疗基金的注入、计息结转、查询 2. 个人医疗账户修改 3. 医疗费账户核减、医疗账户个人医疗费查询 4. 账户的清算发放
证件管理	1. IC卡与就诊证发放 2. 证件挂失、取消挂失 3. 证件补发

续表

功能模块	功能描述
救助对象变动处理	1. 根据相应的变动信息对职工医疗账户作建户、封户、转移、开户、结转、清户等处理 2. 月末可统计变更处理情况 3. 对于救助对象的各种变动情况可以查询
医疗费用偿付结算	1. 医院编码及名称维护 2. 各医院偿付参数维护 3. 各种医疗费用查询、审核 4. 医疗费用偿付结算、统计 5. 对基金的支付，统筹金的使用节余情况进行查询、统计、分析 6. 打印各种偿付汇总统计表、医疗费分析表等
数据监控	1. 门诊救助情况监控 2. 住院救助情况监控 3. 在院人员用药情况监控
费用接收	完成医院端传输过来的数据转换处理

资料来源：UHPP 项目西宁市贫困医疗救助信息系统方案．2005。

1.4 我国医疗救助管理制度的探索

1.4.1 医疗救助资金管理形式

我国医疗救助资金的管理大多纳入财政专户、专账管理、专款专用(见表11—3)，尚没有涉及通过一定资金运作形式实现保值增值的经验。至于医疗救助资金是否应该纳入社会保障基金统一进行资产管理是需要研究和思考的问题。例如选择采取建立基金会的方式，把财政资金和非政府资金，如慈善和社会捐赠等渠道得到的资金组成基金会，由专门机构负责运营。基金会负责同医疗机构进行救助费用的结算，严格资金使用程序，帮助受助对象恢复健康，摆脱贫困。

表 11—3 我国部分地区医疗救助资金管理方式分类

分类	特征	地点
方式一	纳入社会保障财政专户，街道社会保障事务所承担费用核算、报销	北京、湖北
方式二	专款专用，专项结报，建立市民政局医疗救助专用账户，由市民政局按计划拨付 按照城镇居民最低生活保障资金管理规定或城市居民临时困难救助资金管理规定	上海、广东、青岛

续表

分类	特征	地点
方式三	卫生、民政、财政、街道部门为代表组成救助资金管理委员会，建立项目管理专用账户	成都、沈阳、西宁、银川
方式四	列入财政专户，市民政局负责资金的审核、审批和发放；市财政、审计、劳动保障、卫生、总工会等部门实行资金监管	杭州、大连

资料来源：民政部城市医疗救助调研报告. 2007。

1.4.2 医疗救助管理制度探索

医疗救助管理难点具体体现在以下几个方面：

第一，与医疗领域中的不确定性相联系，医疗救助需求也存在不确定性。医疗救助制度预定瞄准的目标群体，是特定区域内一定比例的最贫困人群。这就意味着，救助对象必须既是弱势人群又是病人，或者说在弱势人群患病尤其是遭遇灾难性疾病的时候，需要同时采用医疗措施和经济补助及时予以救济。有鉴于单个人的健康风险不确定，特定患者需要的医疗措施、其治疗结果和自身康复能力不确定，因此，不同的个人即使同样属于医疗救助对象，对救助资金量和救助时间的需求也不确定。在确定受益者资格和救助力度方面的管理难度大，这造成预算制定非常困难。

第二，医疗救助项目也可以被认为是用公共开支为救助对象购买部分医疗服务，救助基金管理机构需要承担医疗成本控制和医疗质量监督的责任。未受过医学专业训练的基金管理人员难以判断单个患者发生的医疗费用是否合理、服务机构采取的医疗措施是否得当。设计医疗救助服务管理工具，为救助基金管理配备医学专业人员，也是必须要考虑的一个因素。

第三，医疗救助项目的实施横跨多个社会保障和公共服务领域，组织协调难度大。救助本质上属于社会保障领域，其最基本的功能是覆盖正规和非正规保障制度残留的风险，即发挥“补余”作用。因此，医疗救助对象的认定、救助标准的制定和救助实施的过程，都需要与其他社会经济管理制度和社会保障措施相衔接，进而也就需要职能不同的管理部门之间的协调、不同层次的行政机构之间的协调。由此产生的组织成本，必然高于单一社会救济或医疗保险项目。

第四，由于医疗救助涉及多个公共和私人领域，为了规范和协调多方利益相关者而产生的管理制度内容复杂、种类多样。UHPP 制定了一系列的项目规则，例如项目组织结构制度、救助对象资格确认制度、特困人口就医制度、报账审核审计制度、救助资格逐年审核制度、特困人口医疗救济卡管理制度、双向转诊制度和督导检查制度等等。整套制度体系内容广泛、规则复杂，与单纯财政转移项目有很大不同。

第五，管理制度的实施和监管需要多方参与，除了政府职能部门和项目管理机构以外，还需要居民委员会参与。

在2005年《关于建立城市医疗救助制度试点工作意见》中，明确了政府各部门的职责，即“民政部门牵头研究拟定城市医疗救助政策，建立健全城市医疗救助管理有关规章制度，认真组织实施；卫生部门加强医疗服务行为监管；劳动保障部门配合做好医疗救助制度试点与城镇职工基本医疗保险制度的有关衔接工作；财政部门研究制定城市医疗救助基金管理办法，加强对医疗救助基金的管理和使用情况的监督检查”，基本上解决了“管什么”和“由谁来管”的问题，但在如何满足医疗救助对象需求，如何规范与协调多方利益等方面还需要进一步的探索。

2. UHPP项目医疗救助监管

2.1 UHPP项目医疗救助监管原则

（1）项目管理达到公正、公开。公开办事程序、公开办事内容、公开办事时限。做到公开宣传，应该让社区每个成员了解医疗贫困救助项目，提高项目的社会效益和影响力。做到办事程序公正，办事结果公正。

（2）建立有效监管机制。定期或不定期进行监察评估，向项目领导小组进行定期汇报。同时，应将监察评估的主要结果向社会公布。

（3）建立自我监督与约束机制。加强对项目进程和项目运行状况的检测评估，及时发现问题，解决问题，逐步完善和优化。

（4）加强民主监督与管理。自觉接受社会监督，设立申诉制度和举报制度。

2.2 UHPP项目监管方案与工具

2.2.1 UHPP项目资金监管方案

资金监督管理方案主要内容包括：（1）完善管理职责；（2）成立由区卫生、民政、社保、财政、街道等相关机构组成的“城市贫困人口医疗救助金管理委员会”，负责对项目救助对象的界定、提供医疗服务的定点机构以及救助金的使用情况进行定期或不定期的监察评估；（3）建立医疗救助监测与评估信息系统，定期对项目的进展和实施效果进行监测和评估，及时发现问题，解决问题，逐步完善和优化；（4）项目的管理应做到公开办事程序、公开办事内容、公开办事时限，坚持公开、公平、民主的管理原则，做到医疗救助对象公开、医疗救助金公开；（5）同时要做到公开宣传，应该让社区每个成员了解医疗贫困救助项目，提高项目的社会效益和影响力；（6）在项目救助实施过程中，接受广大群众监督，对任何人不符合法定条件而享受医疗救助待遇的，都有权举报；对任何定点医疗服务机构提供过度医疗服务行为及救助金使用不当等情况，可到区项目办投诉。

2.2.2 UHPP 项目监督与评价工具

UHPP 项目一贯重视对贫困医疗救助工作的监督和评价。在核心技术小组的帮助下，还设计了专门的医疗救助内部监督与评估工具，见表 11—4。

表 11—4　　UHPP 医疗救助项目的监督与评估

<table>
<tr><th>主要项目目标</th><th>监督与评价指标</th><th>监督与评价方法</th></tr>
<tr><td>提高救助人群医疗服务的可及性</td><td>• 目标人群数量与实际受益人数（覆盖率）
• 救助人群对医疗救助项目的知晓率
• 救助人群健康状况及服务利用
• 救助对象的满意度
• 医疗服务提供机构方便程度的变化</td><td rowspan="3">• 两次（中期与终期）入户调查
• 定点医疗服务机构有关统计资料分析（月，年）
• 项目办有关统计报表分析（月，年）
• 与入户调查相结合的专题社会学访谈
• 定期或不定期监督</td></tr>
<tr><td>提高社区卫生服务对救助人群的覆盖</td><td>• 救助对象就诊机构的流向和构成
• 救助对象对社区卫生服务的态度和满意度
• 社区卫生服务内容的构成及其费用水平
• 社区卫生服务机构对救助人群的识别与主动服务能力
• 救助人群社区卫生服务利用率
• 社区卫生服务发展投入</td></tr>
<tr><td>减轻救助人群医疗费用的经济负担</td><td>• 救助人群自负医疗费用占总费用之比
• 自负医疗费用占家庭总收入的比例
• 因病致贫率
• 救助对象对费用负担的意见</td></tr>
</table>

资料来源：UHPP 中央项目办医疗救助方案．2003。

另外，还开展了常规的监测工作，监测的指标包括：项目登记在册的低保人员、救助对象及流动人口数；救助对象的卫生服务利用情况（门诊、住院、家庭病床、公共卫生服务的利用人次及费用）等。常规监测的指标详见表11—5。

表11—5　UHPP医疗救助常规监测内容与指标

项目目的	相关指标
救助对象的数量	1a. 项目区登记在册的低保人员总数 1b. 登记在册的救助对象总人数 1c. 登记在册的流动人口人数 1d. 门诊救助金额已全部花完的救助对象人数 1e. 住院救助金额已全部花完的救助对象人数（武侯区） 1f. 家庭病床金额已全部用完的救助对象人数
救助对象卫生服务的利用	2a. 救助对象在CHS机构的门诊总人次 2b. 救助病人总人次（门诊）占全体病人（门诊）总人次的比例 3a. 救助对象利用住院服务的总人次（武侯区） 3b. 家庭病床的建床数 4a. 基础免疫覆盖率 4b. 强化免疫覆盖率 5a. 平均每一孕妇的产前保健数 5b. 平均每一产妇的产后保健次数 6a. 家庭保健合同执行率 7a. 高血压管理率
救助对象的疾病负担	8a. 平均每门诊人次的自负医疗费用 8b. 平均每门诊人次的医疗总费用 8c. 平均每门诊人次自负医疗费用占总费用的百分比 9a. 平均每个住院病例的自负医疗费用 9b. 平均每个住院病例的医疗总费用 9c. 平均每住院人次自负医疗费用占总费用的百分比 12a. 救助对象自负金额占医疗救助总收入的比例 12b. 医疗救助收入占总收入的比例
双向转诊	10a. 从CHS机构转诊至上级医疗机构的病例数 10b. 从上级医疗机构转诊至CHS机构的病例数
健康状况指标	11a. 5岁以下儿童的腹泻发病率 11b. 5岁以下儿童下呼吸道感染发病率 11c. 营养不良患病率

资料来源：UHPP项目常规监测指标. 2006。

2.3 UHPP 项目医疗救助监管的实践

2.3.1 资金监督的形式与内容

加强财政、审计部门的资金监督是最主要的监督方式之一。资金审计的主要任务是对资金管理的全过程实施监督，揭露财政和主管部门在预算安排、资金管理和分配使用过程中不公开、不透明，存在随意性及弄虚作假、挤占挪用等问题，揭露制度缺陷和管理漏洞。主要环节包括：(1) 审查收入的真实性、完整性。重点审核管理部门和经办机构有无转移或隐瞒资金收入，私设"小金库"等问题。(2) 审查资金使用的真实性、合法性、效益性。审核管理部门和经办机构是否切实做到专款专用，有无挤占挪用，甚至虚列支出、转移资金等问题。(3) 确保资金安全性，审查财政部门、主管部门及具体经办机构财务管理和核算等环节的控制措施，是否存入专用账户，结余资金是否按规定运营管理。

UHPP 项目至今为止接受了国家审计局组织的项目审计和每年两次常规的财务督导等多种形式的资金监督，从财务管理和审计专业角度出发，确保了项目资金使用的真实性和有效性。

2.3.2 UHPP 对民主监督的探索

在中国以往的政策实践中，民众参与很少。UHPP 项目在几年前就已考虑到这个问题，并进行积极有益的探索。尽管 UHPP 项目在民主参与上还有许多方面有待进一步完善，但毕竟迈出了关键性的重要一步。

在医疗救助计划的组织实施、监督和试行阶段，当地居民，特别是穷人能够有一定途径参与到项目建设中来，除了传统的渠道，通过向政府有关部门反映情况和表达利益诉求以外，贫困医疗救助机制还特别设置了民主监督委员会机构，以增加居民和贫困人口的参与权利和参与途径。居民和贫困人口可以通过民主监督委员会反映情况和表达利益诉求。在民主监督委员会中还专门设立居民代表和贫困人口代表，以便于他们能够与高层和政府职能部门直接对话。

成都市于 2004 年提出了成都市 UHPP 项目民主监督委员会监督实施办法，具体内容为：根据中英城市社区卫生服务与贫困救助项目的要求，成都市中英城市社区卫生服务与贫困救助项目领导小组决定成立成都市中英城市社区卫生服务与贫困救助项目民主监督委员会，负责对 UHPP 项目在成都市两个项目区（锦江区和武侯区）的医疗救助活动实施民主监督。经成都市 UHPP 项目民主监督委员会第一次全体会议研究议定以下实施办法：（1）成都市UHPP项目民主监督委员会设主任一名，副主任两名，成员包括市和两个项目区的人大、政协、社区居民、救助对象、非政府组织代表等，总人数不超过15人，并且为单数；（2）成都市UHPP项目民主监督委员会根据有关法律法规，在UHPP备忘录的规定范围内行使民主监督权利；（3）成都市UHPP项目民主监督委员会每年举行一次全体会议，听取市级项目管理机构的工作汇报，并做监督；组织项目区的委员每半年举行一次会议，听取区级项目管理机构的工作汇报，并做监督；（4）成都市UHPP项目民主监督委员会主任可根据需要适时召开会议，了解、置疑项目医疗救助活动的相关问题，市、区项目管理部门应给予支持与配合；（5）成都市UHPP项目民主监督委员会每年至少对两个项目区的医疗救助活动进行一次视察，项目区的委员至少每年对本区医疗救助活动进行两次视察；（6）成都市UHPP项目民主监督委员会所有成员应该结合自身的工作实际，主动了解两个项目区UHPP医疗救助服务质量和医疗救助对象对医疗救助服务的利用情况，及时、如实地反映问题，提出解决的意见、建议。

2005年，成都市武侯区和锦江区相继成立了区民主监督委员会，是在成都市民主监督委员会的领导下开展工作的。

除此之外，为加强项目的民主监督，两项目区建立了社区信息员制度，聘请了社区居民及贫困救助对象担任信息员，及时收集反馈救助对象的意见和建议，监督社区卫生服务机构开展的救助工作。市、区项目办还建立了定期上门走访救助对象的制度，及时发现问题，及时解决。

在沈阳，为使救助对象得到优质的医疗救助服务，更好地监控医疗救助服务的质量和成本，项目采取民主监督、行政部门监督和社会监督三种形式并举的方式。一是成立民主监督管理委员会，由民政部门、卫生部门、街道、社区居委会及低保群众代表组成，对医疗救助的运行及救助资金的使用进行监督、检查，保证项目运行和资金使用的合理、公开。二是设立申诉制度和举报制度，公开电话接受群众和社会的监督。通过接听电话和接待来访，直接了解低保人口对医疗救助方案的建议和意见。

在沈阳市铁西区，建立了医疗救助听证制度，其具体内容为：听证小组成员由铁西区民政局社保科人员、铁西区贫困人群医疗救助办人员、相关街道办事处社保科科长、相关社区委员会负责人、相关社区低保人群代表构成；听证小组原则上每季度举行一次。听证小组确定特困患者的程序是：（1）申请。患者本人或亲属携带低保证、户口本、就诊病历、住院收据等相关材料向所在社区提出申请。（2）调查。社区委员会接受申请后通过入户查看、邻里走访、收入评估等方式，对申请人家庭情况进行调查核实，最后形成书面材料上报街道办事处。(3) 审核。街道办事处对社区报送材料深入社区入户调查，确认无误后，报送听证会。(4) 审批。听证会上听证小组对街道上报的材料进行综合审查，确认后，小组每个成员签字，将结果反馈给区属医院。监督委员会定期听取区医疗救助项目管理办公室的工作汇报，对得到救助的低保对象进行抽查，把低保人员对医疗救助的意见进行反馈，为医疗救助工作出谋划策。民主监督不仅是确保UHPP救助资金合理使用的一个重要环节，也是扩大项目影响的重要手段，增进了各利益团体对此项目的了解。许多人认为二轮救助采取听证的形式更为可取、更为公开一些，可以有效防止不公平现象发生。

银川市医疗救助监管方案如下：(1) 监管原则。建立监督与约束机制。聘请项目督导员，加强对项目运行状况的监测评估，对发现的问题及时解决，并向项目办领导定期汇报，同时应将监督评估的结果向社会公布，自觉接受社会监督；加强民主监督与管理，建立申诉和举报制度。(2) 监督管理方案。监管组织：市救助办接受银川市UHPP领导小组和工作小组、市项目办、街道及社区居委会组成的监督机构的监督。程序：监管组织每个季度对救助办检查一次工作，听取救助办情况汇报，并对账目进行检查，对医疗救助服务机构进行抽查，随机抽取救助对象进行复核。最后将检查结果反馈到项目领导小组。监督检查内容：(1) 深入社区走访救助对象，了解其被救助情况；UHPP项目中规定的医疗救助金是否落实，救助对象是否得到救助，救助后疾病恢复情况以及对救助工作的意见和建议；服务质量、服务态度、满意度。(2) 了解救助对象对医疗救助服务机构的工作是否满意、救助资金利用情况是否合理，同时检查是否有虚报情况。(3) 审查管理部门的资金审批、界定程序是否符合要求。

然而，相对于一个完全意义上的非政府组织的民主管理、民主参与作用而言，民主监督委员会的作用发挥十分有限。在贫困人口参与意识不强、参与权利不足和参与行为缺乏的情况下，贫困人口在贫困医疗救助的组织和实施过程中拥有的话语权并不多。

参考文献

张左己．领导干部社会保障知识读本．北京：中国劳动社会保障出版社，2002

李凤萍，赵郁馨等．中美医疗救助的各自特点及中国医疗救助存在的问题和对策．中国卫生经济，2001 (3)

UHPP项目成都、沈阳完工报告．2006

第12章 医疗救助评价方法

本章要点

➢医疗救助是一项复杂的系统工程，对医疗救助进行评价需要借鉴项目评价理论，投入—过程—结果评价框架可以作为医疗救助评价的基本方法。

➢医疗救助评价步骤分为三个阶段：评价计划的制定及前期准备阶段、现场调查及资料收集阶段、资料分析和评价报告形成阶段，每个阶段都有各自的工作内容和注意问题。

➢医疗救助评价内容涵盖组织投入评价、实施过程评价及结果评价，指标体系围绕评价内容展开，主要有救助资金总额、管理费用、救助对象的注册人数、利用各类救助服务的人次数、资金利用率、门诊救助受益率、救助人群与普通人群的就诊率比、医疗支出占总支出（或总收入）的比重比、抗疾病经济风险系数等指标。

➢医疗救助评价所用资料包括现有资料和现场调查资料，现场调查资料又分为定性资料和定量资料，定量资料主要通过问卷调查方式收集，定性资料主要通过知情访谈方法获取。

为了保证医疗救助目标的实现，对医疗救助项目进行全程监测和评价具有重要意义。监测针对具体执行过程，目的是发现问题并及时地改进。监测任务一般由当地的医疗救助管理部门和定点医疗机构承担。定点医疗机构建立医疗救助信息系统，管理部门建立医疗救助监测评估系统，定期对项目的进展和实施进行监测和评估。

已经开展的医疗救助究竟有什么效果，实际效益和效率如何，要回答这些问题，需要进行评价研究。评价分为定期评价和最终评价，它是对项目结果与目标之间的差距进行评估和分析。国外尤其是美国开展了很多有关医疗救助方面的评价研究，如比较医疗救助的各种模式对儿童、妇女卫生服务可及性和利用的影响，救助资金的限制对服务利用的影响，对救助服务可及性和满意度研究，医疗不公平的测量和社会经济因素分析等。这些研究从不同角度评价了医疗救助的进展与管理情况，以及投入所带来的产出和影响，并通过对信息的综合分析发现影响产出和效果的主要因素。

1. 项目评价理论与医疗救助项目评价框架

1.1　项目评价定义和分类

项目就是有组织、有资源投入来解决一个或多个问题或实现一个或多个目标所确定的方案、计划、程序等。有组织指机构的组织、管理和协调及服务模式的改变等；有资源的投入指在现有水平上有新的资源（人力、物力、财力）投入，或者是对现有资源的重新配置。

项目评价是依据一套标准对项目的运作过程及其结果进行系统评估，以促进项目的改进，为决策者提供项目扩大还是缩小、推广还是放弃的政策建议。系统地评估意味着项目评价是一种科学研究，有学者把项目评价这一类研究称为评价性研究。

项目评价涉及与项目利益有关的各方，包括项目资助单位、项目监督管理单位、项目实施单位、项目服务提供者、项目的实施对象等，以及评价者。在卫生领域的项目中，项目资助单位最关心是否能实现项目设计书上所设定的目标，希望能多发表文章，扩大影响；政府部门最关心项目是否可推广，降低医疗卫生费用等；医疗机构最关心的是项目的经济效益；病人或社区居民最关心的是项目提供的服务是否经济、有效、方便；人权组织、社会公众关心的是项目提供的服务是否可及、公平、道德、安全等等。可见，利益各方的价值取向不尽相同。只有在明确了项目的目标及利益各方对项目的期望，才能制定一个比较切实可行的评价计划。

虽然项目利益各方的价值取向、关心的问题侧重点可能有所不同，但大都想知道项目到底在做什么？项目是如何开展的？项目是否按照事先制定的方案进行？它会产生什么结果和影响？是否能达到事先制定的目的和目标？它会产生什么样的副作用？项目应该扩大（推广）或缩小，还是对项目进行修正或终止项目。项目评价的主要目的就是回答以上问题。

根据划分标准的不同，项目评价有各种各样的分类。从项目进展的时间可分为项目立项评价、结构与资源评价、项目实施过程评价、结果评价、影响评价；按评价者来源于项目内还是项目外，分为内部评价与外部评价；按项目内容所处的领域可分为教育项目评价、卫生项目评价、建筑工程项目评价等；从项目影响的价值取向来划分，可分为社会学评价（如公平性评价）、经济学评价（如成本—效果分析）、健康学评价（如生命质量评价）等等。

项目评价的各种分类间有时会有交叉，每一种分类都有其优点和缺点，都不可能把要评价的问题全部包容进去，很难找到一种最好的评价模式。所以在实际的评价工作中，可将几种分类模式结合起来应用，评价模式的选择根据项目的种类、目的、所处阶段及评价的标准等确定。

项目评价研究与基础研究的区别及意义。项目评价研究与基础研究的区别主要不在于研究的方法，实际上项目评价的方法大多都可以在其他研究中应用，如定量研究和定性研究的方法、比较的方法，等等。项目评价研究与其他研究最大的区别在于研究目的。基础研究的目的是创造新的知识，而评价研究是应用研究，其主要目的是将知识付诸于实践。评价的价值体现在应用上，评价的结果（结论）能被项目或政策的决策机构采纳和应用是评价工作价值的最大体现。

大多数项目都是社会项目，涉及面广。要做好项目评价，评价者要充分理解项目的目的和项目理论，熟悉项目所处的自然和社会背景，根据当时、当地实际情况选择评价研究的模式和评价方法，处理好与项目利益有关各方的关系，及时为决策部门提供项目评价报告。

1.2 项目评价应遵循的原则

第一，公正性和独立性。公正性标志着评价与评价者的信誉，避免在发现问题、分析原因和做结论时避重就轻、不作出客观评价。独立性标志着评价的合法性，要特别避免项目决策者或项目管理者自己评价自己的情况发生，为此，最好采用外部评价。

第二，项目评价应具有可行性。评价的可行性主要取决于资料信息的可得性、可靠性和评价方法的适用性。

第三，透明性。评价的透明度越大，评价成果扩散越广，越容易引起公众的关注，对投资决策活动才能更有效地进行社会监督。

第四，实用性。评价报告应针对性强，文字简练明确，避免引用过多的专业术语，评价结果要及时反馈到决策部门，作为调整项目的政策依据，以及新项目的立项和评估依据，这是评估的最终目标。

1.3 项目评价方法

项目评价方法主要有定性研究和定量研究两种。

1.3.1 定性研究

定性研究是研究社会现象时一种被广泛采用的方法和手段。定性研究可以深入、细致地了解事件的发生、发展和产生的结果，并能形成丰富的解释，表现出其他方法所不具有的优势。近些年来，定性研究的方法越来越多地被应用到卫生领域，并与定量研究方法相结合，在流行病学、社会医学、卫生服务研究中得到了广泛的应用。

定性研究强调在自然情境中对研究对象进行深入细致地研究。定性研究不仅仅注重事物的结果，更看重事物的过程和意义。一方面定性研究者最希望得到研究对象的观点、态度和行为的自然流露；另一方面研究者整体地、全盘地将事物作为一个综合的系统，注重逻辑关系的梳理，而不是通过某些主观设置的变量来零星地观察。

定性研究的资料收集方法主要有三种：访谈法、观察法和文献法。所收集的资料通常是文字、声音、图像，而不是数字形式。定性研究资料的分析更多地应用归纳法进行推理。在分析资料时走的是自下而上的路线，从大量的、个别的原始资料中建立分类，产生理论假设，并通过分析比较逐步加以充实和系统化，寻找并归纳各个不同个案中所具有的共同特性；或直接引用有说服力的个案资料。正因如此，定性研究的结果只适于特定的情境和条件，不能外推到样本以外的范围。

1.3.2 定量研究

卫生项目评价的定量研究主要是通过研究设计来测量卫生项目的效应。在定量研究中常用的设计模型包括随机化设有对照组的实验设计，准实验设计，时间序列设计等。社区、社会项目评价很少选用随机化实验设计这一经典的最理想的研究设计模型，而一般选用准实验的设计。实验室的实验，影响实验的条件最容易控制，临床试验次之，社会、社区实验因为影响实验的因素非常难控制，即使项目按照随机化设立对照的设计，但实际上由于各种社会因素的影响，一方面是很难做到随机化分组，即使分了实验组和对照组，也很难做到实验组接受干预，对照组不接受干预。

定量研究的资料分析方法主要有以下几种：

第一，描述性统计分析。对选定的评价指标进行描述性统计分析，数值变量主要采用均数、中位数等，分类变量主要采用率、构成比、相对比等。制作统计表、统计图来反映某些指标的变化趋势；也可以对某些指标的差异显著性作统计学检验。

第二，对比分析法。对比分析法是评价某项干预措施实施效果常用的方法，它包括最简单的前后对比法，包括严格控制实验条件下的实验对象和对照组的对比法，也包括社区项目评价中常用的干预措施有无的对比法。医疗救助的评价一般选用第三种对比法，为进一步消除时间和社会经济因素变化的影响，采用相对数指标来评价医疗救助的效果。如：比较基线调查和评价调查时“救助家庭与普通家庭就诊率比”指标反映医疗救助实施前后贫困人群卫生服务利用的变化。

第三，单因素统计推断分析。主要用于比较不同性别、年龄、文化程度、婚姻状况、就业状况间救助对象服务利用的差异，采用卡方检验分析差异有无统计学意义，探索影响救助服务利用的因素。

第四，多因素回归分析。采用非条件 Logistic 回归对影响贫困人群利用救助服务的因素进行分析。因变量为是否利用过救助服务，自变量为性别、年龄、文化程度、婚姻状况、是否在业、医疗保障形式、健康状况、家庭收入水平等社会经济因素。

卫生项目评价定量研究资料的综合分析方法还包括模糊综合评价法、秩和比法、随机前沿分析、数据包络分析及主成分投影法等，在此不再一一赘述。

1.3.3　定性研究和定量研究的优缺点

项目的实施效果往往有多种影响因素，既有可能是项目实施的内因，也有可能是项目以外的其他因素。定量分析尤其是多因素分析，能同时分析多个影响因素，适用于大样本的研究，且易于通过计算机进行分析。但这种分析方法，一方面在自变量的选择上，受到研究者对项目认识的影响，仅限于研究者认为有潜在影响的因素，对于研究者没有认识到的一些因素，常常会忽视。另一方面，由于多个自变量之间的共线性问题以及统计方法自身的缺陷，如“I 型错误”和“II 型错误”，一些有实际意义的因素可能被剔除，而一些没有实际意义的因素可能被引入回归方程。定性研究具有开放性的特点，常常能发现一些新的解释，或提供一些新的可能有意义的自变量因素，为定量分析提供参考。另外定性研究的发现还能解释定量分析的结果，即解释那些具有统计学意义的因素是如何影响项目实施效果的。使用定性方法分析项目实施效果的影响因素，尤其适用于那些涉及范围较广的项目。如国家级的一些卫生项目常常在多个省同时开展。由于地理位置、经济发展水平、社会风俗文化、行政效率和管理风格的不同，各省在项目实施过程中有自己的特色。定量研究中常用的调查表在反映“共性”方面具有较大优势，而定性方法在反映各省的“特色”方面效果更好，而这些“特色”往往是项目成败的关键因素之一。

1.4 项目评价模式与医疗救助评价框架

在卫生服务项目评价领域，用得比较多的是美国医疗系统管理之父Donabedian的评价理论，它一般采用结构、过程、结果评价的模式[①]。这是较经典的、几乎可用于任何项目评价或服务评价的理论，有很强的可操作性。因此，长期以来，他的评价理论被同行认可的程度最高，被引用得最多，尤其在卫生服务评价领域，大多应用结构—过程—结果评价这一模式。

借鉴Donabedian的评价理论，对医疗救助项目的评价可从以下三个方面进行，即投入评价、过程评价和结果评价。投入评价主要用来评估医疗救助项目的组织和投入情况。过程评价主要评估项目开展后是否按既定的计划执行、在多大的程度上按既定的计划执行以及完成的工作量情况。对医疗救助对象的识别发动机制、救助服务包设计机制、服务提供者准入与管理机制、救助项目的监管和救助资金管理等模块的评价，主要从投入评价和过程评价角度进行分析。结果评价是对项目产生的作用进行评估，包括长期结果（救助对象健康状况的变化），也包括中间结果（救助对象卫生服务利用和费用负担的变化）。一般来说，在医疗卫生领域，某项干预措施的实施不会立刻导致人群健康状况的明显变化。因此在假定“救助对象卫生服务利用提高之后健康状况会相应改善”的基础上，对中间结果的评价，即对卫生服务利用和费用的评价也被视为结果评价的一部分。而且，促进救助对象卫生服务利用和降低医疗费用负担也是医疗救助要达到的效果和目的。

事实上，在对医疗救助机制每一模块的评价中，都基本包含着三个层面的评价。比如，在评价救助对象的识别和发动机制时，首先分析救助对象的识别注册与发动的方法、组织机构、投入人力物力，这些属于投入评价和过程评价的内容，最后还有对注册情况和宣传发动效果（知晓率）进行的结果评价。医疗救助机制评价的理论框架可用图12—1表述。

① Donabedian, A. Explorations in Quality Assessment and Monitoring: The Definition of Quality and Approaches to Its Assessment. Vol. III. The Methods and Findings of Quality Assessment Measurement and Monitoring.

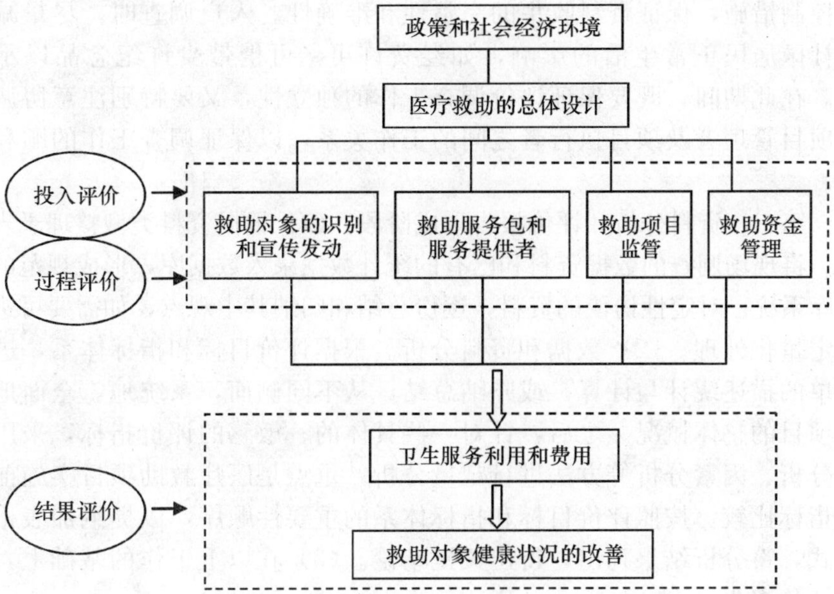

图 12—1　医疗救助机制评价的理论框架

2. 医疗救助评价的步骤和程序

第一，评价计划的制定及前期准备阶段。分为以下 4 个子步骤：(1) 项目评价人员确定后，参与人员要尽快熟悉项目的具体情况，明确评价的目的和目标及本次评价工作的重点。(2) 构建医疗救助评价的指标体系。(3) 设计信息资料的采集方式和调查工具。信息资料分为定量资料和定性资料。除了已有的统计资料和文献外，定量资料一般通过问卷调查来获得，定性资料主要通过与医疗救助对象及相关人员的访谈获得。为此，需要事先确定抽样方法和样本量，设计好有关调查表，制定访谈提纲等工作。(4) 提前与医疗救助项目实施的有关单位及人员联系沟通，取得他们的支持，确定调查的起始日期，并做好经费安排和人员准备。根据调查规模和复杂程度，做好调查员筛选和培训等工作。如可能，开展一次预调查，进一步修改完善调查表等调查工具。

第二，现场调查及资料收集阶段。到达评估现场后，评价研究人员要向调查单位和有关人员做好宣传动员工作，最大程度地得到他们的理解和配合，按照事先设计的调查方法和工具收集资料。在调查工作量不大时，研究者可以亲自进行调查资料收集，而在调查工作量较大时，研究者的职责主要在于动态监控和指导调查工作。在资料收集过程中，采取一定的质量控制措施，保证资料收集的完整性和准确性。入户调查时，尽量减少对社区居民正常生活的影响，如经费许可，可携带少许纪念品以示补偿。在此期间，既要保证评价调查工作的独立性，又要特别注意协调好与项目管理者及项目执行者之间的工作关系，以保证调查工作的顺利进行。

第三，资料分析和评价报告形成阶段。(1) 根据资料类型整理录入资料，将现场调查的数据资料和已有的统计数据录入数据库，形成规范的数据库系统；对定性访谈的资料，逐份总结和归纳其中观点，如需要可进行半定量化处理。(2) 数据和资料分析。根据评价目标和指标体系，进行简单的描述统计与计算，或归纳总结，从不同侧面，系统地、全面地反映项目的整体概况。之后，针对一些具体的、敏感的评价指标，采用比较分析、因素分析等方法进行定量分析，重点是医疗救助项目实施前后的指标比较。按照评价目标和指标体系的重要性顺序，以提纲加表格的形式，将分析结果列出，得出关键结论。(3) 在以上工作的基础上，完成评价报告。

正式的评价报告应该包括对项目的描述，评价目的和用途，说明资料搜集的程度和范围，说明评价的基准日和报告日，有关概念的定义和评价程序及方法，说明评价的假设条件及其对评价分析和结论的影响，主要发现、存在问题及政策建议等。有时还要把主要结论的分析过程、结果和表格附录在后，并与主要结论之间形成交相辉映的布局。

3. 医疗救助评价内容和评价的指标体系

3.1 医疗救助评价内容

医疗救助作为一项制度建设，有几个关键部分组成。因此，对医疗救助的评价可分解为对这几个功能模块的评价，具体评价内容分为以下四部分，其中第一至第三部分主要是医疗救助的投入评价和过程评价，第四部分主要是医疗救助的效果评价。

救助对象的识别及宣传发动机制评价：分析医疗救助对象的准入标准、识别机制和注册情况，对宣传发动的组织投入和宣传效果以及影响宣传效果的因素进行分析评价。

救助服务包和服务提供者评价：主要讨论两个问题，一是提供哪些救助服务，二是由谁来提供。对第一个问题，重点讨论服务包的设计原则、项目区各具特色的救助服务内容、救助标准，并从适宜性、可行性等方面评价救助服务包。对第二个问题，重点讨论定点医疗机构的准入和管理。

医疗救助项目及资金管理机制评价：分析讨论救助项目的日常管理和资金管理，并对第一年度救助资金利用量、利用率进行分析，对比原救助方案对资金利用的合理性进行分析。

医疗救助效果评价及影响因素分析：分析讨论医疗救助服务利用情况，对救助对象卫生服务可及性的影响，对救助对象医疗费用负担的影响，救助对象的健康状况的变化，医疗救助对社区卫生服务发展的影响，医疗救助系统的抗疾病经济风险能力等。采用单因素和多因素分析方法，找出影响贫困人群利用救助服务的因素，讨论分析影响因素的作用和政策含义。

3.2　评价指标体系

项目评价一般采用量化手段减少评估的主观性，增加评估的客观性，这就需要建立评价指标体系。所谓指标，就是将具有原则性、概括性和抽象性特征的评价目标，逐级分解，使之最终成为具体的和可测量的分目标，这些分解后可测量的分目标便称之为指标。或者说，指标就是具体的目标。评价内容确定后，需要确定评价指标和建立指标体系。

3.2.1　指标体系的构建原则

目的性原则：评估的目的性是评估活动的动因，也是建立评估体系的出发点。评估体系应围绕评估目的和评估内容来设计。

科学性原则：所选指标应有科学依据，有科学性原理支持，反映项目的真实情况，为大多数专家认可。

客观性原则：指标体系所涉及的事物属性应全面、真实，能反映事物的本质和评价的目标，避免主观因素过多而造成的偏差。

可比性原则：考虑同类项目的共同特点，对共同可比的内容进行评估，并尽可能量化，以利于横向对比。

简明可行性原则：评估指标不宜过细、过多，指标应容易被理解和掌握，计算简单明了，可操作性强。

3.2.2　评价指标的筛选

不同卫生项目，不同评价目的，采用的评价指标体系不同。根据指标体系的构建原则，在广泛查阅文献、充分讨论的基础上提出初步的指标体系。就某一问题而言，其评价指标越多，则该问题的特点反映越全面，然而并非指标多多益善。指标多，收集资料困难，误差也随之增加。因此在众多指标之间需要进行筛选，原则上应当以最少的指标而能反映问题的全部特征为最佳。

常用筛选指标体系的方法主要有：Delphi 法、层次分析法、变异系数法、相关系数法、聚类分析法、主成分分析法、因子分析法、优序图法等。在采用专家咨询法过程中，尤其要注意专家的选择和组成情况，既要考虑专家的基本条件，如职称、年龄等，又要兼顾专家的知识结构，以及对评价的项目领域是否熟悉。

3.2.3 医疗救助评价的主要指标

根据医疗救助的评价模式和评价内容，将评价主要指标分述如下。用于投入评价的主要指标有：宣传材料种类、数量和宣传费用，媒体宣传次数，定点卫生服务机构的数量、规模，项目办投入的人力、设备、管理费用，管理及技术培训的次数及强度，救助资金总额及到账率等。以上指标内容基本能反映医疗救助的人、财、物等资源的投入和组织情况。

用于过程评价的主要指标有：救助对象的注册人数和注册率，医疗救助的知晓率及知晓渠道，管理人员抽检和走访救助对象人次数，项目办协调会议、检查督导定点机构次数，救助对象利用救助服务的方便程度，救助对象对定点机构的医疗水平和服务态度的满意度，救助对象对救助服务内容、救助额度的满意度，投诉人次数及处理结果，每月利用各类救助服务（门诊、住院、家庭病床、儿童计划免疫系统保健、孕产妇保健等服务）的人次数、利用率，双向转诊人次数，救助资金支出数量及利用率等。

用于结果评价的主要指标有：救助对象利用过门诊救助（住院救助）服务的比例，门诊救助受益率，用完门诊救助（住院救助）额度的人员数量及比例，没有利用门诊救助（住院救助）的原因构成，门诊救助的诊次费用、实际补偿比，住院救助的例均费用、实际补偿比，人群（分为救助人群和普通人群）的一月患病率、慢性病患病率、一月就诊率、年住院率、到社区卫生机构就诊的比例、医疗支出占总支出（或总收入）的比重，救助人群与普通人群的就诊率比、住院率比、患病率比、医疗支出占总支出（或总收入）的比重比，医疗救助系统的抗疾病经济风险系数。

医疗救助评价的主要指标归纳如表 12—1 所示。

几个典型指标的界定及在评价中的应用方法如下：

表12—1 医疗救助评价的主要指标

评价内容	评价指标
救助对象的识别及宣传发动（投入和过程评价）	救助对象的注册人数和注册率
	宣传费用
	宣传材料种类、数量及费用
	媒体宣传次数
	医疗救助的知晓渠道
	医疗救助的知晓率
医疗救助服务包和服务提供者（投入和过程评价）	救助对象对救助服务内容、救助标准的满意度
	定点卫生服务机构的数量、规模
	救助对象利用救助服务的方便程度
	救助对象对定点机构的医疗水平和服务态度的满意度
医疗救助项目管理（投入和过程评价）	项目办投入的人力、设备、管理费用
	管理信息系统软硬件投入及培训费用
	项目办协调会议、检查督导定点机构次数
	管理人员抽检和走访救助对象人次数
	管理、技术培训的强度及效果
	投诉次数
医疗救助资金管理（投入和过程评价）	救助资金总额及到账率
	救助资金支出数量、利用率、支出构成比例
调查居民的健康状况和卫生服务利用（结果评价）	一月患病率、慢性病患病率、每千人一月因病休工或休学天数
	一月患病就诊率、就诊机构构成、一月患病未治疗原因构成
	住院率、住院机构分布、平均住院天数、应住院未住院比例及原因构成
	诊次费用、次均住院费用、医疗支出占总收入/总支出的比例
医疗救助服务利用（结果评价）	各区救助对象每月利用救助门诊的人次数、利用率
	救助对象中利用过门诊救助的比例
	救助对象年人均利用救助门诊次数
	用完门诊救助额度的人员数量及比例
	门诊受益率（利用/需要比）
	没有利用门诊救助的原因构成
	救助对象每月利用住院救助服务人次数、利用率
	用完住院救助额度的人员数量
	家庭病床建床数

续表

评价内容	评价指标
医疗救助服务利用（结果评价）	没有利用住院救助的原因构成
	儿童计划免疫人数
	儿童系统保健人数
	孕产妇保健人数
	慢性病管理人数
	家庭保健合同签约数量及合同执行率
	双向转诊人次数
医疗救助服务费用（结果评价）	救助门诊的诊次费用、实际补偿比（门诊共付比）
	住院救助的例均费用、实际补偿比（住院共付比）
医疗救助效果（结果评价）	救助对象卫生服务利用率变化： 救助家庭/普通家庭的就诊率比 救助家庭/普通家庭的住院率比
	救助对象医疗负担变化： 救助家庭/普通家庭的医疗支出占总支出的比重比 救助家庭/普通家庭的医疗支出占总收入的比重比
	医疗救助的抗疾病经济风险系数 K
	医疗救助中是否存在诱导需求： 比较两类人群的诊次及住院费用 比较两类人群感冒病人处方费用
	到社区卫生服务机构就诊的比例 医疗救助收入占社区卫生机构总收入的比例

门诊救助受益率，为实际利用门诊救助总次数与年患病次数理论值之比。它是从全年的就诊总次数这个角度反映门诊救助满足需要的比例，该比例高说明救助对象的门诊救助受益程度高。计算公式如下：

$$门诊救助受益率=\frac{一年实际利用门诊救助总次数}{享受门诊救助的人数\times患病率}$$

就诊率比。率比，顾名思义就是两个率的比值，如救助家庭与普通家庭就诊率比。计算的各率比均为救助家庭/普通家庭，值大于 1，说明该项指标救助家庭比普通家庭大。比如就诊率比，如果值大于 1，说明救助家庭就诊率较普通家庭高。通过比较救助家庭和普通家庭的某个率比值大小，及定群比较 2004 年和 2001 年某个率比值的变化，消除时间和社会经济因素变化的影响，反映项目实施前后贫困人群健康状况、卫生服务利用和费用方面的变化，来评价医疗救助的效果。

抗疾病经济风险系数，即某保险系统抵抗疾病经济风险的能力，也就是通过补偿疾病的直接经济损失而分担或消除患者的经济风险的能力。抗疾病经济风险系数 K 的决定因素主要有三个：补偿水平、疾病所遭受的经济风险水平、家庭经济状况。K 值越大，表明该系统抗疾病经济风险能力越强。抗疾病经济风险系数 K 的计算如下：设 B 为某系统对疾病家庭的年补偿水平，Y 为疾病家庭的年医药费，S 为疾病家庭的年收入，XB 为某系统对疾病家庭的相对补偿能力，XF 为疾病家庭的经济风险度，K 为该系统抗疾病经济风险系数。则：$XB=B/Y$，$XF=Y/S$，$K=XB/XF$ 或

$$K=\frac{B/Y}{Y/S}$$

4. 医疗救助评价资料的收集

4.1 资料来源

评价所使用的资料一般有两个来源，即现有资料和现场调查资料。现有资料包括：(1) 救助管理部门的有关文件、规章制度、会议记录；(2) 救助管理部门汇总的有关统计数据；(3) 提供救助服务的医疗卫生机构的财务和工作报表；(4) 提供救助服务的医疗机构管理信息系统（MIS）数据；(5) 救助实施前城市居民卫生服务利用基线调查资料、分析报告和技术考察报告；(6) 医疗救助有关文献。

现场调查资料来源于家庭入户问卷调查、机构调查、知情人员访谈、非正式的个人访谈与小组讨论、典型救助案例访谈、提供救助服务的医疗机构处方调查。

4.2 资料收集方法和工具

第一，知情人员访谈。主要了解医疗救助实施以来取得的经验、发现的主要问题以及今后对项目实施的建议和意见等。访谈对象包括卫生、民政、社保、街道、项目管理部门的管理人员、定点医疗机构负责人及医务人员。针对各类访谈对象，事先设计好访谈提纲，由研究人员在知情者的工作单位进行访谈。

第二，典型救助案例访谈。主要是了解救助对象的社会经济状况、救助服务的利用情况、对救助服务的看法及建议等。事先设计好访谈提纲，

由研究人员上门访谈，收集和记录所需要的信息。

第三，机构调查。包括定点医疗机构调查和市区项目办调查。调查内容主要包括机构人员、设备和经费状况及医疗救助服务开展情况，同时收集与医疗救助有关的统计报表和文件资料。设计制作定点医疗机构调查表、项目办调查表。由被调查的机构派专人填写调查表，并提供有关材料。

第四，家庭入户问卷调查。调查内容主要为住户一般情况、居民家庭健康与卫生服务利用、调查前一月病伤情况、调查前一年内的住院情况、居民社会情况、医疗救助项目知情及医疗救助服务利用情况。根据以上内容设计好家庭调查表，可分为几个子表，由经过培训的调查员入户，以面对面访谈的方式填写家庭调查表。

4.3 调查质量控制措施

第一，调查员的组织与培训。由于非医务人员在疾病判断方面存在困难，所以调查员最好是医务人员。入户调查前集中对调查员进行培训，就调查表及调查中可能出现的问题进行详细讲解，着重强调一些注意事项。

第二，入户调查质量控制。入户调查开始时，研究人员和调查员一同入户调查，及时指导调查中遇到的问题，统一调查口径。在调查过程中，研究人员作为调查指导员，与入户调查员随时保持联系，及时指导调查中遇到的问题。研究人员对已经完成的调查表及时检查，将填写不完整或不准确的调查表退回重新调查，并按照已完成调查表数量的5%进行电话回访被调查户，进一步核对有关数据。

第三，机构调查质量控制。重点在机构调查表的数据复核，与已有的其他统计报表数据相互核对，考察其符合率。发现错漏项时，及时与有关人员核实更正。

第四，偏倚控制。为控制选择性偏倚，采用随机化原则进行系统抽样。为了避免调查过程中产生信息偏倚，保证回答的真实性，调查时注意以下几点：(1) 若被调查者为12岁以下儿童，一律询问其父母（或其他监护人），以避免儿童因记忆不清或对问题理解不了而回答不准确，尽最大努力避免回顾性错误。(2) 对救助家庭和普通家庭调查时注意询问方式、语气、态度要一致。(3) 知情人员访谈和典型救助案例访谈均由经验丰富的研究人员亲自完成。

UHPP项目从救助方案的设计开始到整个实施过程，一贯重视监测与评价工作，通过专家咨询和在实践中不断修改完善的常规监测指标和评价指标，对我国相关制度的实践具有重要参考价值。

参考文献

Deborah A. Freund, Louis F. Rossiter, Peter D. Fox, Jack A. Meyer, Robert E. Hurley, Timothy S. Carey, John E. Paul. Evaluation of the Medicaid Competition Demonstrations, Health Care Financing Review, Wntr 1989 11 (2): 81-97.

Viktor E. Bovbjerg, Wally R. Smith, J. James Cotter, Donna K. Mcclish, Louis F. Rossiter. Assessing Medicaid Recipient Access and Satisfaction. Evaluation & the Health Professions, Vol 23 No. 4, December 2000: 422-440.

J. James Cotter, Kathy A. Mcdonald, Dawn A. Parker. Effect of Different Types of Medicaid Managed Care on Childhood Immunization Rates. Evaluation & the Health Professions, Vol. 23 No. 4, December 2000: 397-408.

Davis, Karen, and Roger Reynolds. "The Impact of Medicare and Medicaid on Access to Medical Care" in The Role of Health Insurance in the United States Health Services Sector, edited by Richard Rosett. (New York: Neal Watson, 1976).

Starr, Paul. "Health Care for the Poor: The Past Twenty Years" in Fighting Poverty: What Works and What Doesn't, edited by Sheldon Danziger and Daniel Weinberg. (Cambridge: Harvard, 1986).

风笑天著. 社会学研究方法. 北京：中国人民大学出版社，2003. 4

钟继灿，王健. 定性研究及其在卫生项目评价中的应用. 卫生软科学，2007，21 (1)：45-47

张亮，张文斌等. 合作医疗抗疾病经济风险能力的初步研究. 中国农村卫生事业管理，1998，18 (2)：3

张亮，张文斌等. 合作医疗抗疾病经济风险能力的分析与评价. 中国农村卫生事业管理，1998，18 (2)：10

第13章 医疗救助实施效果

本章要点

➤医疗救助覆盖地区和人群逐渐增多，至2006年年底，全国已有1 865个县（市、区）进行了试点，覆盖1 440万贫困人群，不仅包括了所有的低保人群，部分地区还对临界贫困人口开展救助，UHPP项目对流动人口中的儿童和孕产妇进行了预防保健服务的救助，对慢性病患者进行了有效的管理和救助。

➤医疗救助服务的利用无论是总量还是人均利用数量都明显增加。全国医疗救助试点地区的医疗救助服务利用总量2006年较2005年增加29.2%，UHPP项目医疗救助利用量的增加更明显，一定程度上改变了贫困人口的就医行为，缩小了救助对象与普通家庭之间卫生服务利用的差异。

➤医疗救助提高了救助对象对卫生服务的可及性，就诊率和住院率明显升高。通过医疗救助，一方面直接给予救助对象资金支持，使其提高了对医疗服务的购买力，另一方面UHPP项目通过对预防保健服务进行救助，提高了救助对象的健康意识，增加了对卫生服务的利用。

➤医疗救助明显降低了救助对象的疾病经济负担。一方面，定量调查的结果表明UHPP项目和全国的医疗救助试点通过直接减免或报销的方式为救助对象支付了部分医疗费用，救助对象的自负医疗费用明显降低；另一方面，UHPP项目地区定性调查的结果表明绝大多数救助对象认为医疗救助减轻了家庭的疾病经济负担。

➤医疗救助促进了定点医疗机构服务质量的改善，工作量增加，社会满意度明显提高。UHPP项目在实施医疗救助的同时，为保证“以社区为平台的医疗救助机制”的实施，采取多种措施改进了社区卫生服务机构的服务质量，不仅使救助对象对社区卫生服务机构的利用增加了，而且普通居民的利用也增加了，多数救助对象对其提供的服务表示满意。

➢医疗救助获得了较高的社会满意度，尤其是UHPP医疗救助。多数救助对象认为UHPP医疗救助的申请和注册程序方便，救助的内容合适，对各类医疗服务满意。

2005年3月，国务院办公厅在转发民政部、卫生部、劳动保障部、财政部《关于建立城市医疗救助制度试点工作意见》（简称《意见》）中指出：各省、自治区、直辖市选择不少于1/5的县（市、区）进行试点，重点探索城市医疗救助的管理体制、运行机制和资金筹措机制。中英城市社区卫生服务与贫困救助项目（UHPP项目）为中英两国的双边政府项目，从2001年开始，在四个项目市（成都、沈阳、西宁、银川）开展社区卫生服务政策开发和能力建设，以及对贫困和弱势人群的医疗救助活动，从而探索发展社区卫生服务的机制，建立城市贫困与弱势人群医疗救助制度，解决我国城市居民就医难的问题。从全国总体情况看，短短的两年时间，城市医疗救助的试点实现了从无到有，从局部试点到稳步推进，从具体实践的摸索到制度建设的不断完善，取得了很大成效，在保障城市贫困人口的疾病经济风险方面发挥了一定的作用。本章是根据现有的资料和信息，对我国医疗救助的实施效果进行分析，重点是对UHPP项目的运行效果进行分析。

1. 效果评价的内容和方法

1.1　效果评价内容

医疗救助是一项系统工程，各相关部门和各种措施需相互有机配合，才能取得预期的效果。而且医疗救助的效果也往往体现在多个方面，不仅仅是利于贫困家庭卫生服务利用可及性的提高、健康状况的改善、劳动力的恢复，也利于家庭经济条件的好转、政府形象的提高与和谐社会的建设。因此，应根据系统科学进行统筹规划、科学设计，从总体上进行评价。但是，由于效果的时效性，很多效果需要经过相当长的时间才能明显地显现出来，例如健康状况的改善、劳动力的恢复等。在此仅是利用医疗救助的过程和部分结果内容来进行效果的评价。主要评价内容包括：医疗救助的覆盖情况、救助服务的利用情况、对卫生服务的可及性、疾病的经济负担情况、对供方的影响及对救助方案和各类救助服务的社会反应情况。

1.2 评价指标

效果评价的量化指标、定义及计算分析方法详见表 13—1。

表 13—1　　效果评价的量化指标及其定义或计算分析方法

评价内容	内容分类	评价指标	定义或计算分析方法
覆盖人群	救助对象注册人数	救助对象注册人数	
	救助对象的覆盖率	救助对象的覆盖率	享受救助人数/注册人数
卫生服务利用	绝对数量	服务的绝对数量	门诊、住院、慢性病
		服务数量的变化趋势	动态数量
	相对数量	服务数量变化的百分比	定量
		人均利用量	
可及性	健康状况	自评健康	构成比
	医疗保障情况	各类保障的构成比	构成比
	需求和利用	就诊率	率（定量）
		住院率	
	对利用的影响	下次看病利用救助的百分比	构成比
		若无救助项目会减少看病次数	构成比
经济负担	费用变化	次均门诊/住院总费用	定量
		次均门诊/住院自付费用	
		次均门诊/住院救助费用	
		次均门诊/住院救助比例	
	医疗保健支出	医疗保健支出占收入百分比	定量
		医疗保健支出占支出百分比	
	主观感受	救助对象对减轻经济负担的看法	定性
供方行为	服务质量	定性分析	
	服务数量	提供服务总量	
		救助服务占的百分比	救助服务/服务总量
	满意度	医疗费用、服务态度、诊疗时间、技术水平、就医环境、设备条件	定性分析
	经常就诊的机构	各类机构的构成比	构成比
		对社区卫生服务机构的利用	利用次数

续表

评价内容	内容分类	评价指标	定义或计算分析方法
社会反应	申请和注册救助程序	申请和注册救助程序	看法的构成比
	救助方案	救助内容	
		救助额度	
	服务利用	门诊	
		住院	
		慢性病服务	
		家庭档案	

2. 效果评价资料来源和方法

2.1 全国民政救助评价资料

民政救助资料主要来源于《城市医疗救助试点工作评价研究报告》。这是受民政部委托，由中国卫生政策支持项目资助，民政部、UHPP项目办和卫生部卫生经济研究所共同参与的一项政策研究工作。评估活动于2006年11月开始，对全国东、中、西部的六个城市（广州、大连、上海、武汉、长沙、重庆）进行了实地调研，同时还对西宁、西安进行了函调。此次调研采用了定量和定性相结合的调查与分析方法，对1 000户城市医疗救助对象进行了入户问卷调查，对100户当年的实际救助对象进行了深度访谈，并对各市、区的民政医疗救助主管官员、社区卫生服务中心和区级以上医院进行了访谈和调研，保证了评估的客观性、系统性和真实性。

2.2 UHPP项目的评价资料来源

2.2.1 资料来源

评价所使用的资料主要有两个来源，一是现有资料，包括各级项目办有关文件、规章制度和会议记录；各级项目办汇总的有关统计数据；提供医疗服务的医疗卫生机构的财务和工作报表；医疗卫生机构（社区卫生服务中心/站）的信息系统数据；基线调查资料；入户调查资料和技术考察报告。二是现场调查资料，包括知情人员访谈、小组讨论、家庭调查、社区卫生服务机构调查和典型案例调查。

2.2.2 调查方法

在现场调查中，组织了多种形式的调查，表13—2列出了主要调查形式、调查对象和数量。

表13—2 访谈和调查对象的数量

调查形式	访谈/调查对象	西宁	银川	成都	沈阳
管理人员访谈	卫生、民政、社保、项目管理者等	18	15	17	12
社区卫生人员访谈	社区中心（站）负责人、医务人员	12	9	17	20
小组座谈	社区医务人员	—	—	15	15
机构调查	社区卫生服务机构（中心和站）	12	9	6	9
社区卫生人员问卷调查	社区卫生人员	77	53	152	
居民访谈	居民	20	20	—	—
救助对象问卷调查	救助对象	153	149	—	—

2.2.2.1 访谈

主要采取半结构式访谈调查法，课题组成员使用统一指导性问题进行访谈，在询问的同时做记录。(1) 与卫生行政管理部门和项目主要负责人个别深入访谈，以了解项目开展以来社区卫生服务机构发生的变化，全市社区卫生服务机构服务和人员的现状、需求、相关政策及培养情况，师资和教学（课程设置、教材）状况、对现行教学模式的看法和建议等，社区卫生服务利用和功能的变化。(2) 与社区卫生服务机构负责人交谈，主要了解项目开展以来对社区卫生服务机构带来的影响，包括功能、利用、费用和质量。(3) 与民政和街道人员访谈，主要了解医疗救助项目取得的成绩、存在的问题以及项目可持续发展的能力。(4) 与社保部门访谈，主要了解如何充分利用社区卫生服务机构，如何衔接各种社会保障制度。(5) 与救助对象访谈，主要了解救助对象对项目的满意度、对救助制度的评价、对社区卫生服务的评价等。

2.2.2.2 专题小组讨论

在成都和沈阳两项目市四个区的4个中心进行了4组专题小组讨论。采用随机抽样的方法抽取专题小组成员，由6～10名社区卫生服务提供者组成。在主持人的引导下，畅所欲言地讨论课题组拟定的问题。通过小组讨论达到以下目的：(1) 了解项目开展前后社区卫生服务机构人员服务观念、方式和能力改变情况，社区卫生服务人才的来源及培养方式，社区卫生服务机构人员对培训的认知和需求情况及建议等；(2) 探讨项目培养模式，找出社区卫生服务人才培养过程中存在的问题，分析其原因。

2.2.2.3　社区卫生服务机构、人员和处方调查

为了了解卫生系统发展和功能情况，抽出一定数量的社区卫生服务机构进行调查，调查的内容包括社区卫生服务机构人员、固定资产、工作内容及工作量、收支情况等。社区卫生服务机构医生调查主要是了解医生接受培训的情况和对所从事工作的满意度情况，调查采用医生自填问卷的形式。社区卫生服务中心调查 10 人，社区卫生服务站调查 3～5 人。从所调查的社区卫生服务机构，分别抽查救助对象处方和普通人群处方至少各 50 份，目的是了解处方费用及处方内容。

2.2.2.4　家庭调查

抽样方法。采用目的性抽样和概率抽样相结合的原则，确定每个区调查救助家庭和普通家庭各 200 户，每个区共 400 户，两个项目市计划调查 1 600 户。(1) 救助家庭抽样原则：第一次基线调查中的贫困家庭全部进入本次调查样本；其余样本将利用二阶段系统抽样的方法，从基线调查所在街道的救助对象名册中抽出。实际抽样结果是：和平区、锦江区和武侯区部分来自基线调查家庭、部分由基线调查所在的 5 个街道救助对象名册中抽出；铁西区被调查家庭由分层抽样的方法取得，首先从铁西区 22 个街道中随机抽取 11 个街道，然后从每个街道随机抽取 2 个居委会，最后从每个居委会中采用系统抽样抽取救助家庭 20 户。(2) 普通家庭抽样原则：从第一次基线调查普通家庭名单中，按照系统抽样原则抽出被调查家庭。实际抽样结果是：和平区、锦江区均来自基线调查家庭，武侯区由基线调查所在的 5 个街道住户名册中抽出；铁西区被调查家庭由分层抽样的方法取得。

样本量。第一次基线调查抽样方法及样本量。4 个样本区分别是沈阳市和平区、铁西区、成都市锦江区、武侯区。在每个样本区内，采用等容量多阶段分层随机抽样方法抽取样本。第一阶段抽样以街道为样本单位，每个项目区随机抽取 5 个街道；第二阶段抽样以居委会为样本单位，每个样本街道随机抽取 4 个居委会；最后是以住户为样本单位，每个样本居委会随机抽取 30 户普通家庭，同时抽取贫困家庭和弱式家庭各 5 户。每个区抽取 600 户普通家庭、100 户贫困家庭、50 户残疾家庭和 50 户流动人口户。

2004 年和 2006 年家庭入户调查有效样本量见表 13—3。2004 年家庭调查有效样本为 1 599 户，2006 年家庭调查有效样本为 1 559 户。

表 13—3　家庭抽样调查样本量　单位：个

项目区	2004年			2006年		
	普通家庭数	低保家庭数	合计	普通家庭数	低保家庭数	合计
和平	170	224	394	200	201	401
铁西	195	207	402	199	193	392
武侯	209	193	402	189	191	380
锦江	199	202	401	192	194	386
西宁	—	—	—	402	402	804
银川	—	—	—	402	399	801
总计	773	826	1 599	1 584	1 580	3 164

3. 效果评价结果与分析

3.1　全国民政救助实施效果①

3.1.1　医疗救助试点地区覆盖与人群覆盖

全国已有65.2%的县市区实施医疗救助。《意见》出台以来，31个省、直辖市和自治区都积极开展城市医疗救助试点工作，截至2006年年底，全国2 862个县（市、区）中已有1 865个县（市、区）进行了试点，达到全国县（市、区）总数的65.2%，已远远超过了《意见》中不少于1/5的目标要求。从全国范围来看，31个省、直辖市和自治区试点县（市、区）均达到了一定规模，所有省市的试点县（市、区）都超过了《意见》中不少于1/5的标准。安徽、湖南、四川等15个省市试点覆盖率已经超过了50%，其中东部地区的北京、上海、浙江、辽宁、山东，中部的河南、湖北、江西以及西部的重庆、青海和宁夏共11个省市已经在全省范围内进行了城市医疗救助试点，率先实行了城市医疗救助的全省制度化。从地区分布上来看，西部地区的城市医疗救助试点工作进展与东、中部地区存在明显差距，东部地区和中部地区的城市医疗救助试点覆盖率分别达到74.5%和71.2%，明显高于西部地区的47.3%。西部地区的推进速度在一定程度上受到当地经济水平的限制和影响。

医疗救助已覆盖城市低保人口的64.3%。截至2006年年底，全国城市医疗救助试点已覆盖城市低保、困难群众1 440万人，约占同期全国城

① 民政部. 城市医疗救助试点工作评价研究报告. 2007

市低保困难人口 2 241 万的 64.3%。

3.1.2　城市医疗救助试点有效提高了贫困人群对医疗卫生服务的利用

中央《意见》出台后，城市医疗救助试点迅速扩展，各试点地区普遍建立起政府主导的城市医疗救助制度，并得以顺利运行。截至 2006 年年底，全国各试点地区利用救助资金已累计资助各类贫困对象利用卫生服务 374.4 万人次，其中 2005 年救助贫困对象 163.3 万人次。2006 年各省、市、自治区在进一步扩大试点，医疗救助服务人次数有了明显提高，全年共资助救助对象利用卫生服务 211.1 万人次，与 2005 年同比增长了 29.2%。其中资助救助对象利用住院服务 10.7 万人次，门诊服务 165.3 万人次。

3.1.3　医疗救助逐渐改变贫困人口的就医行为

城市医疗救助制度从无到有，将 1 440 万游离在现有社会医疗保障体系之外的困难群众纳入到社会救助的保障范围内，使得他们从“病无所依”到如今的“病有所依”，一方面直接的经济援助和支持缓解了他们的看病就医的经济压力，另一方面也从心理上有所依靠，强化了他们依靠社会帮助利用基本卫生服务的意识，使得他们从“有病不敢看”向“有病依靠救助慢慢看”转变，逐步改变了他们的就医行为，更多地利用基本的卫生服务。武汉、长沙等 6 个城市现场调查研究结果发现：城市医疗救助试点工作开展之后，贫困居民患病后的处理方式以及有病未就医的现象均有了可喜的变化。城市医疗救助试点工作开展之前，贫困居民患病时明显以“自我医疗”为主要处理方式，占 68.6%，选择“看医生”的比例为 37.5%。然而城市医疗救助试点工作开展之后，选择“看医生”的贫困居民比例明显增高，达到实际调查人口的 48.5%，比前者增加了 11 个百分点，自我医疗的比例降低了 12 个百分点。对救助开展前后有病未就医现象的分析结果可以发现，救助开展前有病未就医现象“很多”和“较多”的比例为 48%，而救助开展后降为 34.9%，降低了13 个百分点。

3.1.4　城市医疗救助试点工作在一定程度上降低了城市贫困人群的疾病经济负担

2006 年，全国各试点地区人均住院救助额度达到 1 704 元，占城市居民次均住院费用的 22.4%，人均门诊救助金额 129.9 元，占城市人口次均门诊费用的 59.3%。换言之，当前医疗救助制度的建立，平均帮助每位城市贫困患病就医对象分担了 22%的住院费用和 59%的门诊费用，在一定程度上缓解了困难群众就医的经济压力。上海、大连、武汉、长沙、广州、重庆 6 个城市 852 户居民调查也显示，尽管贫困对象仍然感觉疾病经济压力沉重，但仍有 76.5%的居民认为医疗救助的开展较大程度上缓解了家庭的疾病经济负担。

疾病相对经济风险度是平均人均月实际医疗支出与人均月收入的比例，反映疾病家庭疾病经济风险程度，其值越小，说明家庭疾病经济风险越小，抗疾病能力越强。救助对象的调查结果表明，未开展医疗救助时，城市贫困家庭疾病相对经济风险度是 0.56，到 2005 年开展医疗救助后，疾病相对经济风险度为 0.39，2006 年风险度降为 0.33。所以，城市医疗救助试点开展以来，贫困人群家庭抗疾病能力得到提高，疾病经济负担逐步得到缓解。

3.1.5 多数救助对象认为医疗救助比较方便、公平

调查表明，70.1%的低保对象认为调查地区的医疗救助方便，容易获得，操作程序可以接受。87%的低保对象认为当前的医疗救助具有较高的公平性。这不仅显示救助服务分配给合适的对象，同时说明针对不同人群的分类救助、针对不同病种的分类救助等措施能够得到广大低保对象的认可和支持，更好地保证医疗救助的公平性。

3.2 UHPP 医疗救助效果

UHPP 项目医疗救助的实施，在我国率先开创了“以社区卫生服务为平台的医疗救助”机制，用不多的资源比较好地缓解了城市贫困与弱势人群看病难和看病贵的问题，可为其他城市借鉴，为进一步完善城市医疗救助制度和实现与城镇居民基本医疗保险制度对接奠定了基础。UHPP 项目的实施，一方面使民政部门高层管理者的理念发生改变，充分认识到将有限的救助资金用于预防比用于医疗的成本效果更好，在支付方式上应改事后救助为事前救助和事中救助，扩大救助范围，提高救助额度，强调贫困群众对基本医疗服务的可及性；另一方面，使政府领导改变了理念，过去政府将更多的注意力放在了医院发展，现在对社区卫生服务认识明显提高，增加了对社区卫生服务机构的投入，保障了社区基本卫生服务的提供，体现了其公益性。在 UHPP 项目的推动下，四个项目市的医疗救助管理机制发生了巨大改变，由原来的民政一家单位进行管理转变为民政、卫生、社保等多部门合作的管理模式，充分发挥各部门的互动作用，形成合力，共同做好医疗救助工作。

3.2.1 各项目市救助对象的人数差异悬殊，但低保救助对象的覆盖率都较高

由图 13—1 可以发现，随着年份的变化，西宁市救助对象的人数呈现明显下降趋势，2007 年较 2005 年减少了近 7 000 人；而银川市救助对象的人数从 2004 年至 2007 年变化不大，基本都稳定在 38 000 人左右。

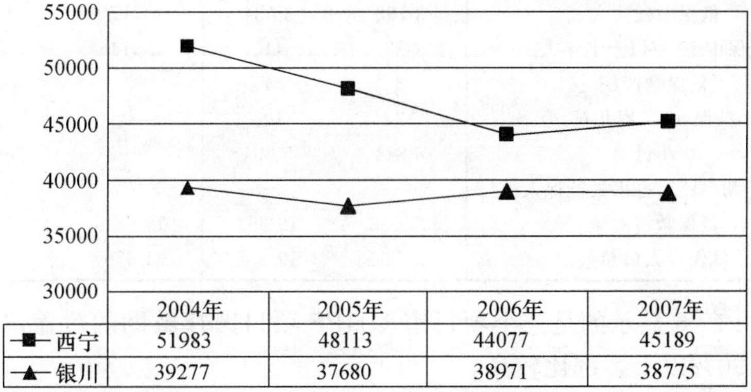

图 13—1 西宁和银川不同年份救助对象人数

表 13—4 显示的是成都市两个项目区救助对象的人数情况，可见两个区第二个救助年度的救助对象人数都明显高于第一年度，尤其是武侯区，第二年是第一年的 2.3 倍，这主要是由于流动儿童注册人数大大增加所致。此外，从表中可以发现，在武侯区第二救助年度，对 58 位临界贫困人员进行了救助。

表 13—4　　　成都市不同类别救助对象的注册人数　　　单位：人

救助对象	武侯		锦江	
	第一年	第二年	第一年	第二年
普通低保	2 929	4 045	7 174	8 542
低保 0～7 岁儿童	140	67	142	72
低保孕产妇	51	46	2	1
流动 0～7 岁儿童	305	3 753	93	205
流动孕产妇	108	387	2	9
临界贫困	—	58	—	—
合计	3 533	8 356	7 413	8 829
民政登记低保人数	3 219	4 252	8 220	8 957

表 13—5 显示的是沈阳市两个项目区救助对象的注册人数，可见两项目区第二年度的低保户人数较第一年度略有下降，和平区减少了 3 000

人，铁西区减少了 1 600 人，减少的多为老人和低保的因病致贫者。

表 13—5　　沈阳市不同类别救助对象的注册人数　　单位：人

救助对象	和平区		铁西区	
	第一年	第二年	第一年	第二年
低保三无人员	117	114	171	173
低保因病致贫者	2 284	1 528	—	—
低保中残疾人	3 193	3 634	4 717	4 807
低保中 70 岁以上老年人	923	415	2 614	845
低保孕产妇	3	4	—	—
低保 0～7 岁儿童	324	109	—	—
小计	6 844	5 804	—	—
铁西艳粉、路官办事处低保人员	—	—	2 365	2 310
低保救济对象	22 530	19 352	19 611	20 333
低保户人口总数	22 530	19 352	21 976	20 333

表 13—6 显示的是三个项目市 UHPP 项目医疗救助的覆盖情况，可见都在 90％以上，都比较高。

表 13—6　　项目市救助对象的覆盖情况　　单位：％

项目市	第一年	第二年
西宁	100	97.4
银川	97.3	91.6
成都	91.2	96.7

3.2.2　卫生服务利用

通过与社区卫生服务机构工作人员和门诊救助病人访谈，普遍认为 UHPP 实行门诊救助制度，能够大幅度增加低保人群对医疗救助的可及性，尽管减免额度有限，但对防止低保人群因小病无法及时治疗而拖成大病、改善慢性病患者本人和家庭的生存质量具有重要作用。救助病人反映，开展门诊救助活动，给他们带来的不仅仅是医疗费用的减免和健康的改善，更重要的是通过这种救助直接保护和提高了他们的劳动能力，改善了他们的生活质量。

3.2.2.1　救助对象对各类医疗救助服务利用总量持续增加

从总量看，西宁市 2007 年上半年与 2005 年下半年相比，门诊利用和儿童系统保健利用显著增加；银川市 2005 年下半年与 2006 年全年利用救助服务相当。虽然 2005 年救助项目只实施了半年，由于资金总量与 2006 年和 2007 年一样，所以，从利用方面看，2005 年数量并不低。西宁和银川两市总的医疗救助利用情况见表13—7。

表13—7 西宁市和银川市救助对象卫生服务利用情况

服务利用	西宁市			银川市		
	2005年	2006年	2007年	2005年	2006年	2007年
门诊人次数	35 458	113 269	40 970	95 749	95 164	53 324
人均救助门诊次数	0.7	2.6	0.9	2.5	2.4	1.4
住院人次数	258	579	119	440	709	511
住院率（%）	0.54	1.31	0.26	1.17	1.82	1.32
家庭保健合同建立数	48 950	42 909	—	36 660	35 702	33 116
孕产妇分娩人数	17	34	6	10	14	0
孕产妇保健人数	3	325	68	10	14	0
儿童系统保健人次数	507	1 250	507	10	14	0
高血压管理人次数	3 856	2 289	2 738	3 618	2 714	2 864
糖尿病管理人次数	1 248	879	978	651	715	1 003
二轮救助人数	—	41	—	—	53	—

由表13—8可以看出，无论哪类服务，在成都和沈阳的四个项目区，第二年的利用总量都明显高于第一年。从增长总量看，四个区增长最多的皆为门诊救助人次数，最少的皆为救助孕产妇人数。从增长速度看，沈阳增加最快的为住院救助人次数，最少的为预防保健服务救助人数，成都武侯增加最快的是住院救助人次数，锦江是门诊人次数，两个区增加最慢的都是孕产妇人数。

表13—8 四个项目区救助对象救助卫生服务利用数量情况

服务项目	武侯		锦江		和平		铁西	
	第一年	第二年	第一年	第二年	第一年	第二年	第一年	第二年
门诊人次数	6 653	13 589	18 582	35 715	4 639	8 682	2 796	5 782
住院人次数	7	584	—	—	465	1 305	228	680
儿童计免人数	445	3 720	132	200	4	6	4	2
儿童保健人数	438	3 547	128	187	4	4	9	4
孕产妇人数	259	433	4	9	4	4	16	17
临界或二轮救助人数	—	32	29	150	81	200	117	158

注：第一年指2003年8月至2004年7月；第二年指2004年8月至2005年7月。锦江无住院救助。

3.2.2.2 人均卫生服务利用量持续增加

从人均享受门诊救助次数看，2006年西宁和银川人均分别为2.6次和2.4次；从住院率看，两项目市都明显低于2003年国家卫生服务调查中青海省城市居民一年内因病住院率6.1%的水平；从高血压和糖尿病的管理人次数看，总数量2007年较2005年降低，这与在规范管理下部分病人逐渐恢复正常有关，但银川的糖尿病管理人次数呈逐渐增多趋势。根据2006年和2007年入户调查，利用各种医疗救助服务的人数占调查人数的比例都在上升，尤其是门诊和家庭保健的利用人数；慢性病服务的利用人数2007年也有大幅度提高，详见表13—9。

表13—9　西宁市和银川市调查救助对象医疗救助利用比例　单位：%

卫生服务利用	西宁		银川	
	2006年	2007年	2006年	2007年
门诊服务	82.8	99.3	71.8	96.6
住院服务	1.8	19.0	3.4	12.1
家庭保健服务	59.5	99.3	54.7	94.6
慢性病服务	5.0	47.7	15.6	33.6
儿童系统保健	2.6	5.9	1.9	2.7
孕产妇保健	0.0	3.3	0.0	2.7

成都和沈阳4个项目区第二年的人均门诊和住院救助利用次数都高于第一年，明显高于基线调查结果。可见救助项目确实吸引了救助对象对救助住院服务的利用。但增加的量各区之间差异较大，门诊是以锦江增加最快，铁西最慢；住院是以武侯增长最快，铁西仍最慢。见表13—10。

表13—10　四项目区救助对象在UHPP定点机构的人均就诊次数

项目区	门诊			住院		
	第一年	第二年	增加	第一年	第二年	增加
武侯	2.27	3.36	1.09	0.002	0.144	0.122
锦江	2.59	4.18	1.59	—	—	—
和平	0.21	0.45	0.24	0.021	0.067	0.046
铁西	0.14	0.28	0.14	0.010	0.033	0.020

从成都和沈阳所调查的救助对象看，64.1%的人利用过救助服务，尚有35.9%的人未利用过。从各项目区之间的比较情况看，成都市两个区的利用明显高于沈阳市。成都市的平均利用率为90.1%，而沈阳市仅为42.2%。见表13—11。

3.2.2.3　医疗服务利用的时间变化趋势

第一，门诊利用呈现明显增加趋势。西宁与银川项目市月门诊利用人次逐渐增加，呈明显上升趋势（见图13—2）。西宁市有两个较大的起伏，经与项目办人员访谈了解到，第一个大幅增加是由于在3月份加强了宣传，促进了救助对象的利用；另外快到救助年度结束期，所以救助对象都赶在结束前利用完所剩的资金。第二个起伏是由于冬季的到来，患病人数增加所致。

表13—11　　四项目区调查前一年救助服务的利用情况　　单位：%

项目区	利用	末利用
和平	34.0	66.0
铁西	50.3	49.7
锦江	87.3	12.7
武侯	92.9	7.1
合计	64.1	35.9

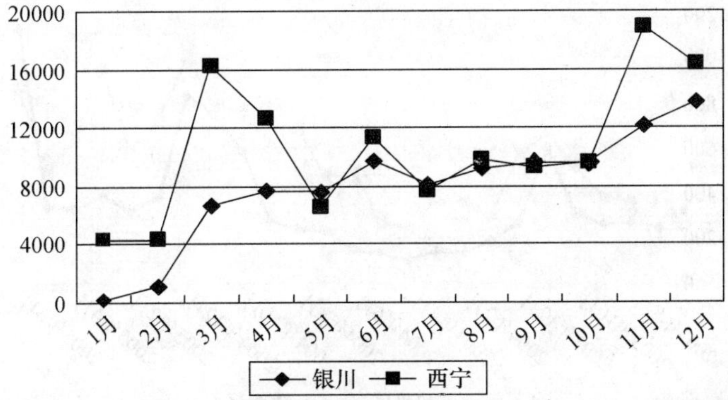

图13—2　西宁和银川2006年各月份门诊救助服务利用人次变化趋势

在成都和沈阳，救助对象对社区卫生服务机构门诊的利用总趋势是逐渐增加。武侯区救助对象呈较缓慢、稳定的增长趋势，而锦江区在第一年底的几个月，呈现急剧快速的增长。2004年7月较6月增加2 238人次，6月较5月增加1 460人次。自2005年2月，又再次出现快速增长趋势，这可能与年底集中利用有关。见图13—3。

和平和铁西两区救助对象在社区卫生服务机构的就诊次数变化趋势基本一致，在第一年，除冬季有明显增加外，其他月份变化都不明显。但在第二年，呈逐渐增加的趋势。此可能与服务包的调整有关系。在这近两年中，和平区始终高于铁西区。见图13—4。

第二，三项目区每月住院救助服务利用次数呈现逐渐升高趋势。武侯区救助对象在第一年仅有7人次利用住院服务，但在第二年，增长迅速，高达584人次，尤其是在2005年的5—7月份，住院服务利用特别多，三个月为311人次，占全年的53.2%。和平与铁西两区的月住院人次数皆

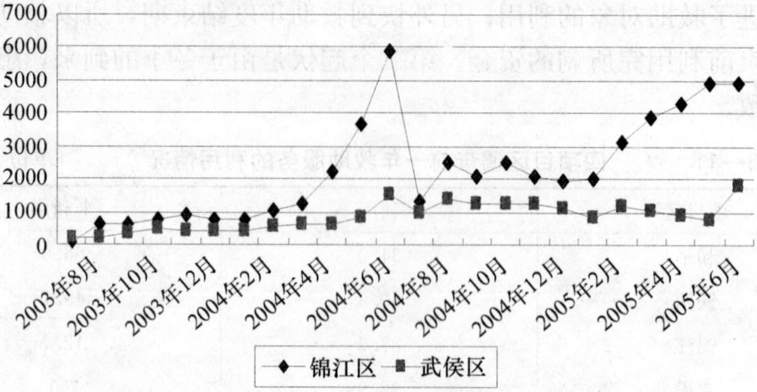

图 13—3　成都市救助对象在社区卫生服务机构的月门诊人次数变化趋势

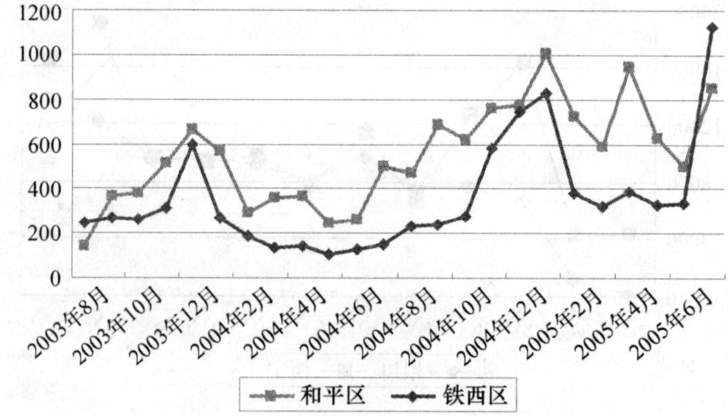

图 13—4　沈阳市救助对象利用 CHS 机构就诊的总人次数

呈现缓慢增长趋势，第二年的住院服务利用皆高于第一年，和平区明显高于铁西区的主要原因是与救助方案有关，和平区是对所有低保救助对象进行救助，而铁西区是对低保救助对象中的三类人员进行住院救助。

第三，家庭病床救助利用也明显增加。在成都市两个项目区的救助方案中纳入了家庭病床的救助。在项目实施的两年中，两项目区家庭病床的建床数呈增加趋势。武侯区第二年和第一年分别为 1 265 张和 98 张，增加 11.9 倍；锦江区分别为 187 张和 46 张，增加 3.1 倍。武侯区明显高于锦江区。分析其主要原因是，在武侯区，已把家庭病床纳入到医疗保险的范围内，而锦江区尚未纳入，这影响低保对象中参保者对家庭病床的利用。

3.2.2.4　*未利用救助服务的原因*

第一，就诊不方便、医疗服务水平低和救助额度低是影响救助服务利用的主要因素。2006 年西宁调查的 402 户 1 145 名救助对象中，有 17.2%患者没有利用服务，没有利用医疗救助服务的人中，52%认为病轻不必要利用，有 15%和 9%的人认为就诊不方便和救助额度太低而限制了利用。银川市未利用门诊服务的主要原因是不需要利用，占未利用人数的 62.5%，13.4%的被调查对象认为定点社区卫生服务机构的医疗水平低，10.9%的人认为门诊救助额度低。可见影响救助对象利用的主要因素是方便程度、救助额度和医疗水平。见图 13—5 和图 13—6。

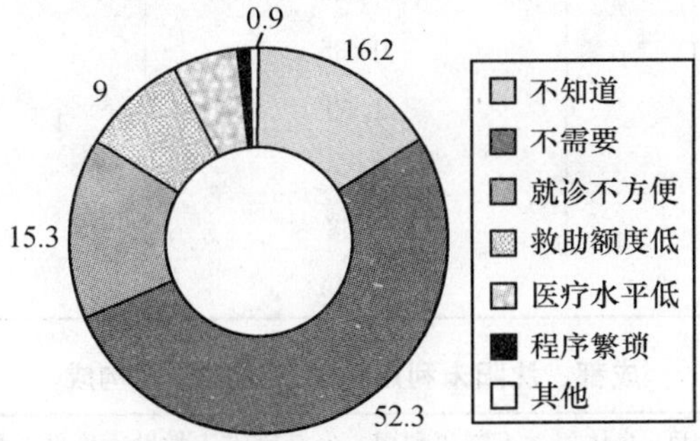

图 13—5　西宁市 2006 年未利用门诊救助服务原因构成

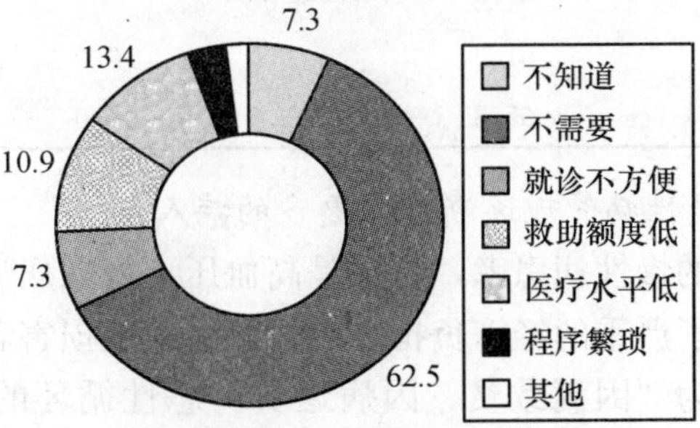

图 13—6　银川市 2006 年未利用门诊救助服务原因构成

第二，救助额度低和利用程序烦琐是影响住院利用的主要因素。西宁市 2006 年调查救助对象与普通居民一年内因病住院率分别为 4.2%和 4.5%，低于 2005 年国家卫生服务调查中青海省城市居民一年内因病住院率 6.1%的水平。西宁 2006 年入户调查中，468 名一年内没有利用住院服务的救助对象中，有 68.22%的人认为不需要利用，有 3.5%和 10.35%的救助对象认为利用程序烦琐和救助额度太低；银川未利用住院服务的主要原因是住院救助额度太低和医疗水平低。见表 13—12。

第三，不知如何用和救助额度低是成都与沈阳影响救助服务利用的原因。对未利用救助服务的调查对象，进一步追问未利用的原因，结果见表

13—13。在沈阳市的两个区，比例最高的原因是“身体好，不需要利用”，“经济困难”所占比例也较高，再次是“不知如何用”和“救助额度低”。在成都市，第一位原因与沈阳相同，是“身体好，不需要利用”，占60%以上，其次为“不知如何用”。

表 13—12　　西宁、银川未利用住院救助服务的原因构成　　单位：%

原因	西宁	银川
不需要利用	68.22	70.93
救助额度低	10.35	10.69
医疗水平低	1.60	8.58
程序烦琐	3.50	0.75
就诊不方便	0.58	4.22
其他	17.49	8.13

表 13—13　　成都、沈阳未利用救助服务的原因构成　　单位：%

项目区	不知如何用	身体好，不需要利用	经济困难	救助额度低	程序繁琐	其他
和平	10.9	37.5	34.7	11.7	1.2	4.0
铁西	19.6	39.3	24.5	11.7	3.1	1.8
锦江	19.1	61.9	0.0	0.0	0.0	19.1
武侯	23.7	65.8	2.6	0.0	0.0	7.9

3.2.2.5　慢性病管理逐渐覆盖更多的病人

贫困人群中的慢性病患者，特别是高血压、糖尿病病例，由于长期患病，给家庭带来了严重的经济负担，同时也极大地损害着他们的健康和生活质量，因此成为“因病致贫、因病返贫”恶性循环的典型。在UHPP项目的帮助下，项目市积极开展各种形式的慢性病防治活动，探索城市慢性病管理的经验，奠定了更大范围开展慢性病防治工作的基础。UHPP慢性病防治工作的开展，降低了社区居民医药费用，提高了居民慢性病卫生服务的利用，拉近了社区卫生服务机构与社区居民的距离，得到了社区居民的欢迎。采取的主要措施包括：(1) 制定慢性病管理配套方案，规范社区卫生服务人员慢性病管理行为。根据方案要求，分别建立医疗档案，制定医疗方案，定期服药、定期检查、定期指导。(2) 外地考察，学习先进经验，开展“共同学习”试点工作。(3) 加强培训，使社区卫生服务人员了解慢性病管理基本理论，提高管理质量。(4) 成立社区组织，促进慢性病的健康教育。成立“高血压、糖尿病患者俱乐部”“残疾病人康复俱乐部”，促进了社区高血压、糖尿病的健康教育的开展，为残疾病人的康复提供了活动场所。同时，又增加了社区精神病病人的社区管理，深受社区居民的欢迎。（5）积极推广慢性病管理的经验，扩大疾病种类和人群的范围。除做好救助对象高血压、糖尿病病人管理外，正在向普通人群扩展。表13—14和表13—15是西宁和银川市慢性病管理的具体情况。

表13—14　　西宁市贫困人群慢性病病人管理情况及趋势

疾病	年份	人群	病人数（个）	建档数（份）	建档率（%）	随访数（个）	管理率（%）	控制数（个）	控制率（%）
高血压	2006年	救助	2 289	2 275	99.4	1 530	66.8	343	15.0
	2007年1—3月	救助	2 738	2 729	99.7	2 225	81.3	845	30.9
	2006年	普通	157	133	84.7	108	68.8	—	—
糖尿病	2006年	救助	879	869	98.9	601	68.4	54	6.1
	2007年1—3月	救助	978	972	99.4	848	86.7	202	20.7
	2006年	普通	36	31	86.1	24	66.7	—	—

注：控制率是指通过UHPP医疗救助管理和用药使血压控制在正常范围的比率。

表13—15　　银川市慢性病救助服务利用情况

疾病	年份	救助人数	利用人次	人均次数	支出（万元）	次均救助费用（元）	人均救助费用（元）
高血压	2005	2 967	8 731	2.9	13.2	15.12	44.49
	2006	2 628	6 239	2.4	17.5	28.05	66.59
糖尿病	2005	651	2 938	4.5	5.9	20.08	90.63
	2006	715	2 714	3.8	8.5	31.32	118.88

3.2.2.6　绝大多数救助对象建立了健康档案并进行常规体检

由图13—7显示，在2007年，西宁和银川两项目市97.8%以上的救助对象都建立了家庭健康档案，皆明显高于2006年的水平；而且从常规

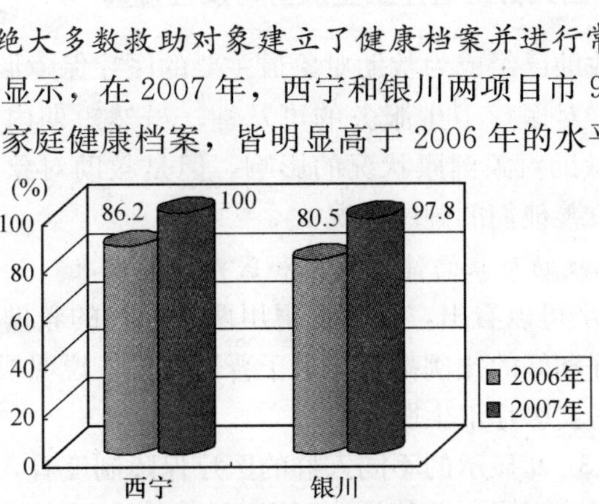

图13—7　两项目市不同年份建立健康档案的比例

体检的比例看，西宁和银川在2007年分别有99.3%和74.5%的救助对象完成了常规体检，也较2006年有明显提高。见图13—8。

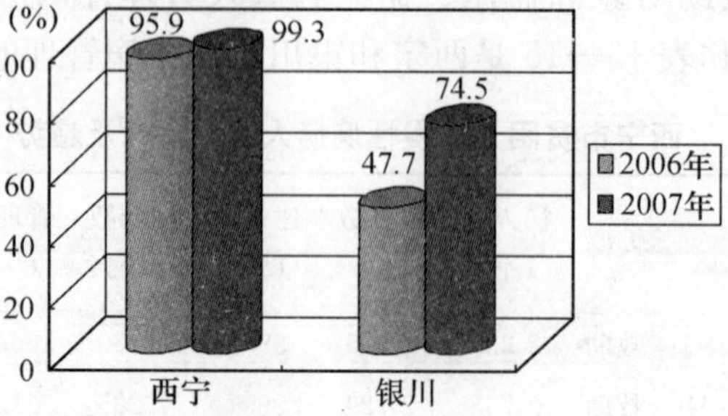

图13—8　两项目市不同年份常规体检的比例

表13—16显示的是救助对象自述的未建立家庭健康档案的原因。可见近一半的人是不知道有此项服务，其次则是不提供服务和没必要。结合上面的分析，说明此项工作的扩面已比较完善，但尚需进行一定的宣传，让所有的救助对象都了解和利用此项服务，以真正实现对健康的早期管理。

表13—16　　2006年没有建立家庭健康档案的原因　　单位：%

项目市	不知道有此服务	没必要	不提供服务	不清楚如何利用	其他
西宁	54.5	23.9	17.0	2.3	2.3
银川	47.8	0.9	39.8	9.7	1.8

3.2.3　贫困人群对医疗卫生服务可及性提高

贫困医疗救助已经成为救助对象最主要的医疗保障形式，项目的开展提高了贫困人群对医疗卫生服务的可及性。虽然短期内还难以真正测量UHPP项目对救助对象健康状况的影响，但是救助对象卫生服务可及性提高，将必然改善他们的健康状况。

3.2.3.1　*救助对象的健康状况和医疗保障情况*

由表13—17可以看出，西宁和银川两项目市的救助对象对自己健康状况评价为很好和好的比例都明显低于普通人群，说明根据健康状况，救助对象确实更需要医疗卫生服务。

但再从图13—9显示的不同人群的医疗保障制度看，大多数救助对象未有任何医疗保障形式，尤其是在西宁市，95%以上的救助对象为自费医疗，会极大影响这部分人群对卫生服务的可及性。

表 13—17 2006年被调查对象自我健康评价构成情况 单位：%

项目市	调查对象	很好	好	一般	合计
西宁	普通	46.9	36.8	16.3	100.0
	救助	40.8	29.5	29.7	100.0
银川	普通	53.1	34.8	12.1	100.0
	救助	38.2	35.0	26.8	100.0

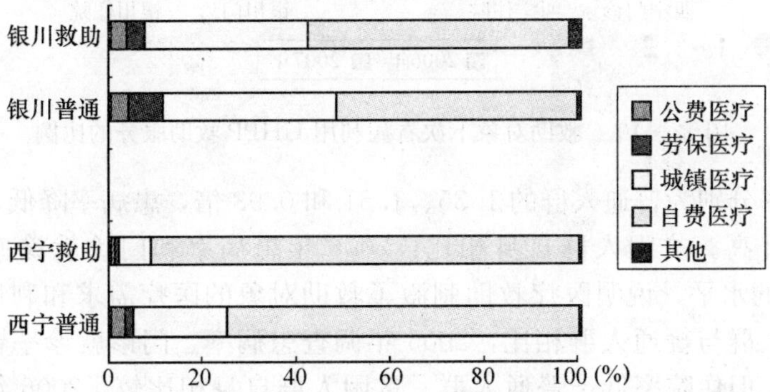

图 13—9 2006年调查人群医疗保障构成情况

3.2.3.2 UHPP项目的实施使救助对象对医疗服务的可及性提高

UHPP项目的实施，解决了大部分贫弱人群的基本医疗问题，在短短两年的时间里，利用很有限的资金，提供了大量的门诊、住院、慢性病防治和预防保健服务，对提高这部分人群对基本卫生服务的可及性起到了决定性的作用，是对我国现有医疗保障制度的极大补充，在项目市产生了很好的社会影响。根据入户调查的结果，2007年西宁和银川市救助对象下次生病98%以上会使用项目门诊和住院救助服务，比2006年均有所提高，见图13—10。这进一步说明了救助对象非常看重这个项目，确实能解决他们的一些问题。

2007年进一步调查发现，西宁市和银川市分别有90.2%和82.6%的救助对象坦言如果没有救助项目，会减少看病次数，反映了救助项目会影响贫困人群对卫生服务的可及性。见表13—18。

3.2.3.3 通过UHPP项目，提高了救助对象对卫生服务的利用，缩小了救助对象与普通家庭之间卫生服务利用的差异

根据2004年和2006年入户调查，西宁和银川两市贫困人群与普通人群相比，患病率高，门诊就诊率提高，贫困人群住院率上升（见表13—19）。西宁市贫困人群与普通人群相比，2006年调查患病率、门诊就诊率

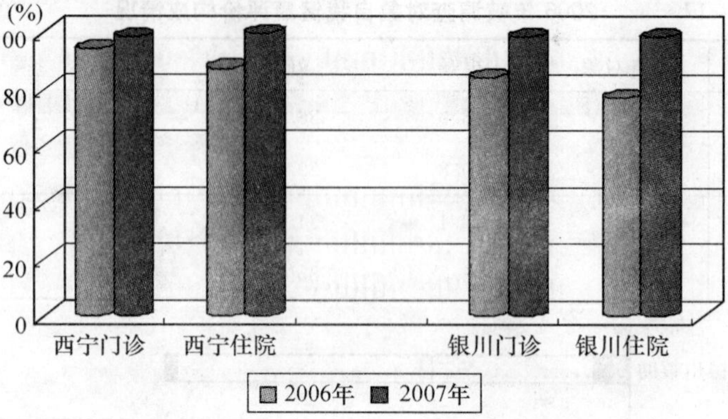

图 13—10　救助对象下次看病利用 UHPP 救助服务的比例

和住院率分别为普通人群的 1.35、1.51 和 0.93 倍，患病率降低，卫生服务利用升高。贫困人群自身相比：2006 年患病率和门诊就诊率皆高于 2004 年的水平，说明医疗救助刺激了救助对象的医疗需求和利用。银川市贫困人群与普通人群相比，2006 年调查患病率、门诊就诊率皆高于普通人群，但住院率低于普通人群。贫困人群自身相比较，2006 年患病率和门诊就诊率均低于 2004 年，但住院率略高于 2004 年基线调查数据。

表 13—18　2007 年救助对象对"如果没有 UHPP 项目会减少看病次数"是否同意情况

单位：%

项目市	同意	不确定	不同意
西宁	90.2	3.9	5.9
银川	82.6	4.0	13.4

表 13—19　贫困人群与普通人群患病率和门诊就诊率情况

单位：%

患病和就诊	西宁			银川		
	普通	救助	救助/普通	普通	救助	救助/普通
2004 年						
患病率	17.40	33.10	1.90	15.70	46.00	2.93
门诊就诊率	34.60	30.10	0.86	48.90	47.6	0.97
住院率	6.10	3.70	0.61	5.60	5.60	1.00
2006 年						
患病率	39.12	52.84	1.35	25.77	36.39	1.41
门诊就诊率	28.46	42.91	1.51	29.12	32.02	1.10
住院率	4.50	4.20	0.93	8.00	5.90	0.74

在成都和沈阳，贫困人口的患病就诊率，在2004年有较大程度提高的基础上，2006年进一步提高到65.77%，比2004年增长了11.7%；贫困人口的门诊医疗服务人群利用率，2006年达到39.22%，较2004年增长了175.2%；贫困人口的住院利用率，2006年达到5.0%，比2004年增长了53.3%。同时，贫困人口与普通家庭的医疗服务利用差距明显缩小。2004年，两个市普通家庭居民和救助对象住院率基本一致，2006年救助对象住院率比普通家庭高，主要是沈阳救助对象住院率比较高。沈阳医疗救助项目中，住院是重要的组成部分。无论2004年还是2006年，救助对象患病率比普通家庭都高。2004年，就诊率比（救助对象就诊率/普通居民就诊率）为1.55，2006年为1.88。也就是说，2006年与2004年相比，救助对象就诊比例相对普通家庭有进一步提高。说明UHPP项目使得贫困人口的医疗服务可及性和公平性得到显著改善。见表13—20。

表13—20　2004年和2006年沈阳、成都二项目市医疗服务利用情况　单位：%

	沈阳		成都		合计	
	普通	低保	普通	低保	普通	低保
2004年						
就诊病例数/病例数	30.8	38.5	62.1	76.4	46.8	58.9
就诊人次数/调查人数	6.1	6.7	11.9	23.4	9.2	14.3
住院率	2.4	2.7	4.0	3.95	3.2	3.2
2006年						
患病率	15.0	21.2	18.9	32.2	16.9	26.6
就诊病例数/病例数	60.5	48.4	69.3	77.9	65.3	65.8
就诊人次数/调查人数	17.2	17.9	26.2	61.7	21.6	39.2
住院率	2.9	4.4	5.4	5.6	4.1	4.9

3.2.4 救助对象疾病经济负担减轻

3.2.4.1 次均门诊费用降低，次均住院费用升高

从项目实施后，贫困人口医疗费用和自负费用的纵向比较，更加直观和清晰地反映了贫困人口医疗负担下降水平和趋势。由于门诊费用和住院费用均呈偏态分布，因此将利用次均费用中位数与基线调查数据比较，西宁和银川两市贫困人群的门诊次均费用都有所下降，其中西宁2005年比2004年下降了11.43元，2006年比2004年下降了12.65元；银川2005年和2006年均比2004年下降近50元。见表13—21。门诊费用的降低与处方限额、药品零利润销售、公共卫生服务的加强、医疗救助提高了患者对卫生服务的利用等因素有关。

表 13—21　　两个项目市不同年份门诊次均费用情况

门诊	西宁				银川		
	2004 年	2005 年	2006 年	2007 年	2004 年	2005 年	2006 年
次均总费用（元）	40	28.57	27.35	29	70	20	19.95
次均自付费用（元）	—	2.857	2.735	2.9	—	0	0
次均救助比例（%）	—	90	90	90	—	100	100

从次均住院费用中位数看，西宁为 4 850 元，银川为 3 300 元，均高于两市基线调查数据，见表 13—22。

表 13—22　　两个项目市住院次均医疗服务费用　　单位：元

住院	西宁		银川	
	基线	项目年度	基线	项目年度
次均总费用中位数（元）	3 800	4 850	3 000	3 300
次均自付费用中位数（元）	—	3 650	—	2 100
次均救助比例（%）	—	24.7	—	36.4

在成都，虽然次均门诊医疗服务费用略有上升，但贫困人口次均自付费用在明显下降。武侯区第一年次均门诊费用为 51.74 元，贫困人口自付费用 24.38 元，下降了 53%；第二年贫困人口自付费用 12.69 元。锦江区第一年次均门诊费用为 36.31 元，贫困人口自付费用 14.76 元，下降了 59%；第二年贫困人口自付费用 7.72 元。在住院费用上，由于住院次均总费用上升较快，贫困人口住院次均自付费用从第一年的 482 元上升到 1 010元，但相对住院次均总费用，贫困人口仍然减轻了 56%。在沈阳，贫困人口的次均门诊费用自付比例也有明显下降，疾病费用的减轻程度从第一年的 46%～48%，进一步下降到第二年的 66%。在住院医疗费用，贫困人口实际住院费用自付水平也出现下降趋势。住院费用实际减轻程度从第一年的 26%～47%，进一步下降到 73%。见表 13—23。

3.2.4.2　入户调查结果显示救助家庭的医疗经济负担明显降低

2004 年基线调查时低保人群医疗费用负担大，借钱看病是贫困家庭经常发生的情况。被调查的低保家庭中，平均每个低保家庭的月医疗费支出占家庭月收入的 40%左右。有的被访者形象地把自己的生活说成“除了吃饭就是吃药”，一旦发生重大疾病，就会面临吃饭还是吃药的两难选择。根据 2006 年入户调查数据，西宁和银川两市救助家庭平均月支出水平仍然高于平均收入水平，但是两市被救助家庭医疗保健支出占收入的比例分别下降到 25.4%和 24.3%，说明通过贫困医疗救助项目的开展，确实减轻了救助家庭的医疗经济负担，但仍明显高于普通家庭的水平。见表13—24。

表 13—23 成都、沈阳四个项目区的次均医疗服务费用 单位：元

各类费用	武侯		锦江		和平		铁西	
	第一年	第二年	第一年	第二年	第一年	第二年	第一年	第二年
次均门诊总费用	51.7	60.7	36.3	37.9	51.3	63.9	47.9	82.2
次均门诊自付费用	24.4	12.7	14.8	7.7	26.8	21.5	25.8	27.6
次均门诊救助费用	27.4	48.0	21.6	30.2	24.5	42.4	22.1	54.6
次均门诊救助比例（%）	53	79	59	79	48	66	46	66
次均住院总费用	1 578.1	2 274.8	—	—	1 011.4	1 445.7	2 763.4	4 123.0
次均住院自付费用	482.0	1 010.1	—	—	749.6	392.0	1 463.6	1 115.2
次均住院救助费用	1 096.1	1 264.7	—	—	261.8	1 053.7	1 299.9	3 007.8
次均住院救助比例（%）	69	56	—	—	26	73	47	73

表 13—24 被调查救助家庭过去一年收支状况

项目市	调查人群	平均月收入（元）	平均月生活支出（元）	食品支出占收入（%）	医疗保健支出占收入（%）
西宁	普通	997.0	805.3	42.4	14.5
	救助	387.8	482.1	55.3	25.4
银川	普通	1 514.4	1 187.4	40.9	17.1
	救助	473.3	573.4	62.1	24.3

从低保家庭与普通家庭的两次医疗负担调查结果的横向比较看，在医疗救助项目实施后，低保家庭相对于普通家庭来说，医疗保健支出负担减轻。医疗支出占支出的比重比：沈阳、成都分别为1.83和0.91，均低于基线调查（分别为2.47和1.13）；医疗支出占收入的比重比：沈阳、成都分别为2.45和1.37，均低于基线调查（分别为4.60和1.68）。尽管由于贫困家庭的收入低，贫困人口的医疗负担高于一般普通家庭，但是在贫困医疗救助项目实施后，贫困家庭医疗负担下降非常明显。见表13—25。

3.2.4.3 救助对象对医疗救助项目减轻贫困家庭疾病经济负担的认可度较高

入户调查数据显示，西宁市2006年和2007年分别有81.2%和94.8%的救助对象认为UHPP项目能减轻贫困家庭疾病经济负担，银川分别有59.3%和85.9%救助对象同意此观点，比例都较高。见图13—11。

表 13—25　　调查家庭的收支、医疗保健支出状况

	沈阳		成都	
	普通	低保	普通	低保
医疗保健支出占总支出%				
2001 年	9.20	22.7	9.44	10.67
2004 年	9.00	16.47	8.06	7.32
比重比（按支出低保/普通）				
2001 年		2.47		1.13
2004 年		1.83		0.91
医疗保健支出占总收入%				
2001 年	7.5	34.5	6.6	11.11
2004 年	8.14	19.94	5.12	7.03
比重比（按收入低保/普通）				
2001 年		4.60		1.68
2004 年		2.45		1.37

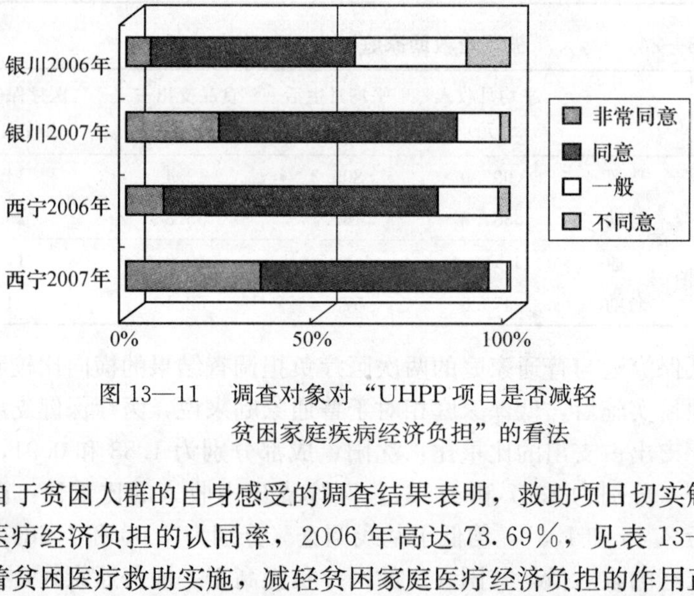

图 13—11　调查对象对“UHPP 项目是否减轻贫困家庭疾病经济负担”的看法

来自于贫困人群的自身感受的调查结果表明，救助项目切实解决了贫困家庭医疗经济负担的认同率，2006 年高达 73.69%，见表 13—26。这表明随着贫困医疗救助实施，减轻贫困家庭医疗经济负担的作用正在进一步发挥。但随着贫困医疗救助实施，贫困人口医疗服务利用的提高和有效需求的释放，贫困人口对医疗救助的期望和要求也在逐步提高。从 2004 年与 2006 年分项目区的调查结果比较可以发现，成都市的两个项目区，武侯区和锦江区，基本变化不大，都比较高。但沈阳市的两个区却出现明显的分化，铁西区的认同率从 2004 年到 2006 年下降约 10 个百分点，而和平区的认同率上升约 19 个百分点。

表13—26　救助项目解决贫困家庭医疗经济负担情况　单位：%

项目区	2004年			2006年		
	同意	一般	不同意	同意	一般	不同意
武侯	89.01	10.44	0.55	87.50	8.70	3.81
锦江	84.21	13.16	2.63	86.22	10.72	3.06
和平	55.84	35.53	8.63	74.20	22.11	3.69
铁西	66.48	28.98	4.55	56.61	24.53	18.86
合计	73.69	22.15	4.16	76.95	16.19	6.85

3.2.5　UHPP项目对定点社区卫生服务机构的影响

3.2.5.1　定点社区卫生服务机构采取质量控制措施，提高服务质量

项目市的项目办通过制定规范的门诊、住院救助配套方案，加强服务技能和理念的培训，建立日常监测、长效监管和民主监督机制，签订协议等方式，加强对定点社区卫生服务机构的监督管理，规范其行为，确保医疗救助服务的有效性。

主要做法包括：(1) 制定社区卫生服务诊疗手册。有效提高社区卫生机构的服务能力，规范其诊疗行为，合理控制医疗费用。例如银川市卫生局与项目办组织当地专家和部分社区卫生服务工作者，制定了《银川市社区卫生服务机构诊疗手册》，明确了社区卫生服务常见病和多发病的诊治和处理方式以及转诊指征。(2) 处方和病例管理。医疗救助对象接受门诊或住院治疗时，定点医疗机构必须使用复式处方，限定门诊用药一次最多不超过三天量，处方按卫生行政部门的规范要求书写和保存，项目办人员不定期进行抽查，分析用药情况和费用。(3) 抽查医疗档案和入户调查。对慢性病救助对象，根据方案规定，社区卫生服务中心每月抽查20份医疗档案，检查记录、换药、化验等是否符合要求，并上报项目办，同时，每月入户调查20名患者，观察恢复情况，问询满意度，并上报项目办。(4) 绩效评价。项目办组织专家对贫困医疗救助的绩效进行阶段性评价和监测。通过制定核心监测指标体系，利用医疗救助信息管理系统，按月收集医疗救助进展的相关信息资料，分析和评价救助实施情况，以总结经验、发现问题、提出意见和建议，及时调整方案。

从西宁市定点机构抽取的药品处方分析结果看，开抗生素的普通居民药品处方较基线略有降低，而开抗生素的救助对象药品处方比基线降低了25个百分点；开2种以上抗生素的普通居民药品处方比基线增加了5.8个百分点，而救助对象则比基线降低了近5个百分点。从银川市抽取的处方分析结果看，抗生素及2种以上抗生素的比例皆较基线降

低，且救助对象降低的比例明显高，见表 13—27。说明处方的管理对提高医疗服务质量是有效的，如果能把此措施推广到普通人，将会使更多的人受益。

表 13—27　社区卫生服务机构处方用药情况　单位：%

处方	基线	普通居民药品处方	比基线降低	救助对象药品处方	比基线降低
西宁					
抗生素	52.87	52.10	0.77	27.80	25.07
2 种及以上抗生素	8.32	14.20	−5.88	3.50	4.82
银川					
抗生素	45.67	41.00	4.67	26.90	18.77
2 种及以上抗生素	4.60	2.80	1.80	2.70	1.90

3.2.5.2　救助服务利用占社区卫生服务机构总利用的比例呈现升高趋势

由图 13—12 可以发现，西宁市定点社区卫生服务机构的门诊总人次数、普通人群和救助人群的就诊人次数的变化趋势基本相近，在冬季都有一个较高的波峰，此与冬季发病人数增多有关。

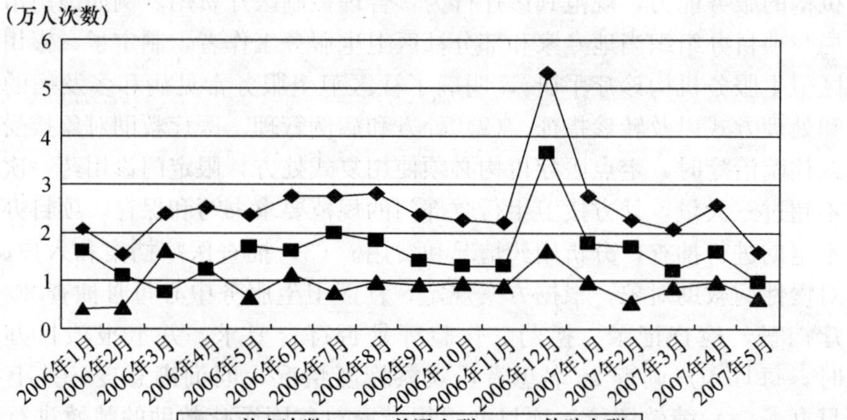

图 13—12　西宁市区社区卫生服务机构门诊量变化趋势

再进一步从图 13—13 可以看出，救助服务的门诊利用占社区卫生服务机构的总人次数的比例范围大多在 20%～40%，仅有两个月例外，分别达到 70%和 50%。从社区卫生服务机构的收入比例看，处于 6%～21%的范围，随着时间的推移呈逐渐增加的趋势，除个别点以外，与工作量的比例变化趋势较为一致。说明医疗救助门诊服务在社区机构的门诊工作量中起着越来越大的作用，从对收入的影响看亦如此。

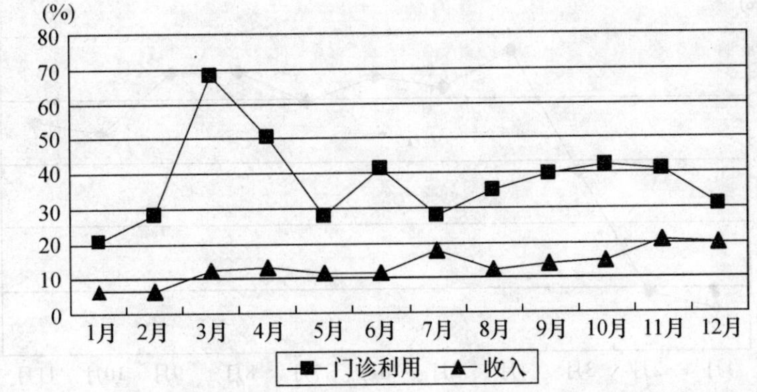

图 13—13 西宁市救助卫生服务占社区机构工作百分比变化趋势

图 13—14 是银川市 2006 年 28 个定点社区卫生服务机构的门诊总人次数的变化趋势，可见从 1 月至 11 月呈明显增加趋势，11 月份是 1 月份的 1.4 倍，增加了 9 000 人次。

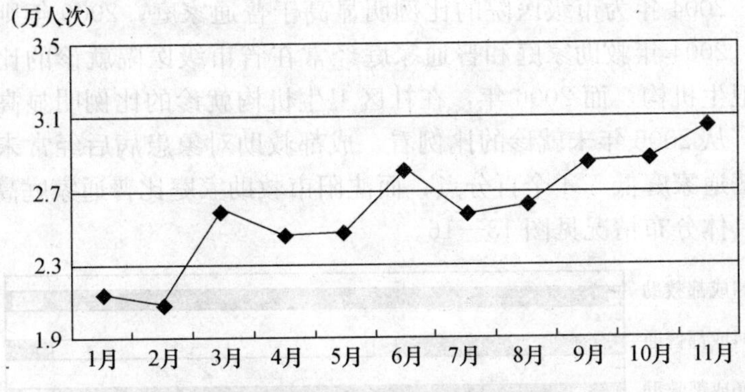

图 13—14 银川市 2006 年 28 个定点社区机构门诊总人次数变化趋势

从银川市 28 所定点社区机构救助门诊人次占总人次比例看，救助对象所占的比例在 4 月份之前呈明显增加趋势，之后基本稳定在 8%左右。说明救助人数利用在 1—4 月份呈明显增加趋势，从 4 月份往后，救助对象的利用基本稳定。所以救助门诊人次占总人次的比例呈现缓慢下降的趋势。见图 13—15。

3.2.5.3 医疗救助使救助对象和普通患者对社区卫生服务机构的利用增加

在 2004 年，成都救助家庭经常就诊单位为社区卫生服务机构的比例是 91.5%，市和省级医院的比例仅为 5.3%，而普通家庭的比例分别为 18.6%和 51.7%；但在 2006 年，救助家庭两者的比例分别为 83.9%和

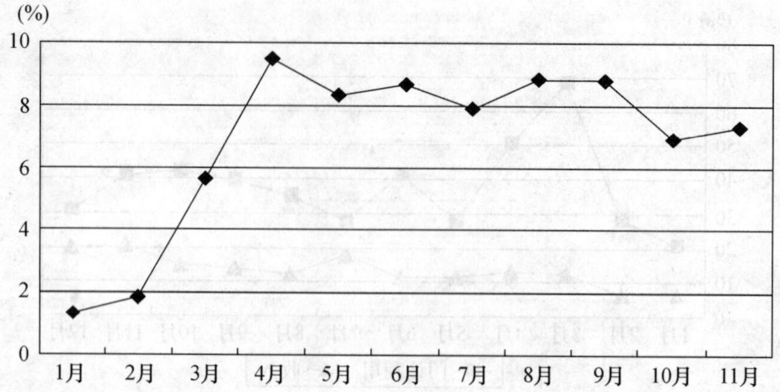

图 13—15 银川市 28 所定点社区机构救助门诊人次占总人次比例变化趋势

4.1%，变化不大，而普通家庭社区卫生服务机构就诊的比例升高了 18.9 个百分点，省市级医院降低了 10 个百分点。在沈阳，救助家庭 2004 年和 2006 年经常就诊单位为社区卫生服务机构和省市级医院的比例皆低于普通家庭，2004 年为市级医院的比例明显高于普通家庭，2006 年则低于普通家庭；2004 年救助家庭和普通家庭经常在省市级医院就诊的比例皆高于社区卫生机构，而 2006 年，在社区卫生机构就诊的比例明显高于省市级医院。从 2006 年未就诊的比例看，成都救助对象患病后经常未就诊的比例比普通家庭低 5.4 个百分点，而沈阳市救助家庭比普通家庭高 2 个百分点。具体分布情况见图 13—16。

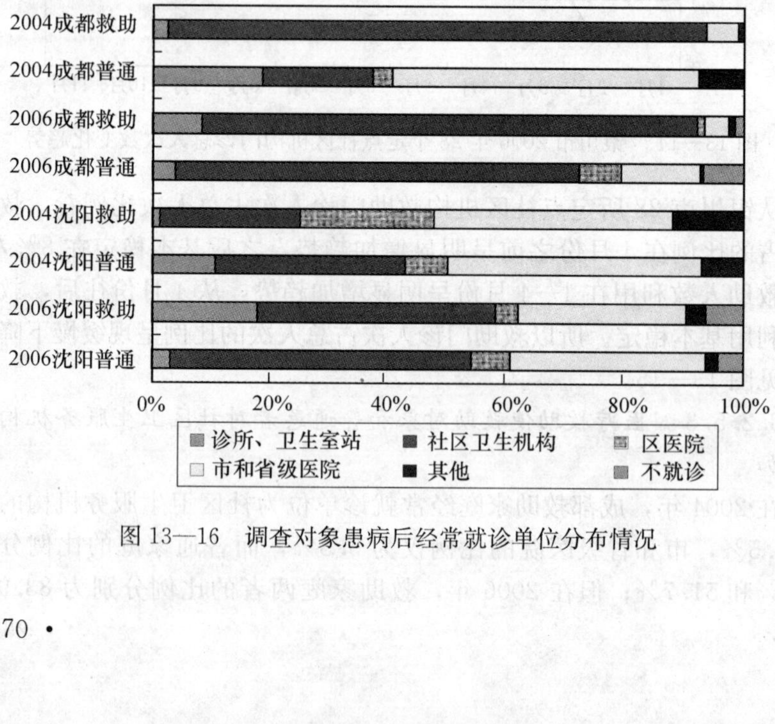

图 13—16 调查对象患病后经常就诊单位分布情况

从图13—17可以看到普通和救助家庭最近1个月内社区卫生服务的利用情况，这是2006年家庭调查的结果。在四个项目区，救助家庭对社区卫生服务机构的利用都明显高于普通家庭；从总的情况看，无论是救助家庭还是普通家庭，对社区卫生服务机构的利用量从高到低的顺序依次为锦江、武侯、和平、铁西。此可能与经济状况、社区卫生服务的发展状况及到社区卫生服务机构的距离有关系。

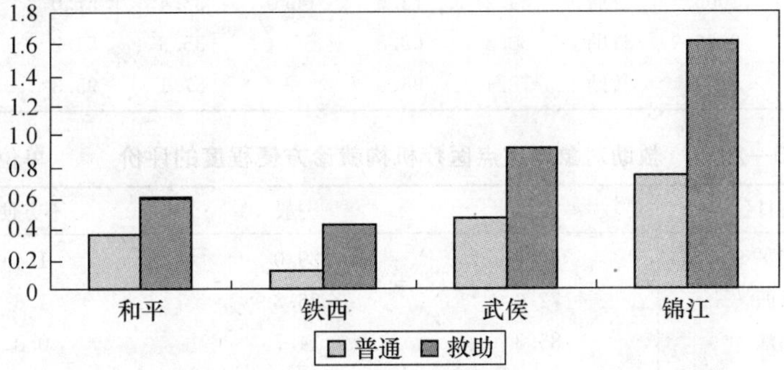

图13—17　调查家庭最近1个月内平均利用社区卫生服务次数

3.2.5.4　救助对象对社区卫生服务机构的满意度较高

从表13—28中可以看出，西宁市2007年救助对象对社区卫生服务机构不同方面的满意度皆高于70%，其中对服务态度和就医环境的满意度接近100%，对技术水平的满意度也比较高，比较低的是医疗费用和设备条件。从不同年份之间的比较情况看，2007年救助对象的满意度都明显高于2006年。银川市的情况基本与西宁一致，只是无论救助对象，还是普通人群，2006年对设备条件和技术水平的满意度都比较低，2007年的情况略有好转。可见救助对象对社区卫生服务机构的发展给予了充分的肯定，希望技术水平和设备条件能得到进一步的改善。从2006年普通人群与救助对象之间的比较情况看，发现西宁市和银川市普通人群对社区卫生服务机构各方面的满意度基本都高于救助对象，说明社区卫生服务机构的发展也得到了普通人群的关注，此为进一步推广社区首诊制和双向转诊制度奠定了群众基础。

从成都和沈阳的调查结果看，救助对象对定点医疗机构就诊方便程度和对定点医疗机构医疗水平与服务态度的评价：总的来看，78.7%的人认为在定点医疗机构就诊方便，认为不方便的比例仅占3%。但从各区之间的比较情况看，差异有统计学意义，锦江区和武侯区认为方便的比例明显高于和平区和铁西区，锦江区比和平区高15.6个百分点。而认为一般的比例沈阳市的两个区明显高于成都的两个区。具体数值见表13—29。

表 13—28　　调查对象对社区卫生服务机构不同方面满意的百分比　　单位：%

项目市	年份	对象	医疗费用	服务态度	诊疗时间	技术水平	就医环境	设备条件
西宁	2006	普通	74.0	84.3	79.0	64.0	77.4	59.8
	2006	救助	63.6	79.5	77.4	63.3	76.6	54.2
	2007	救助	73.3	99.4	—	94.1	98.7	70.6
银川	2006	普通	54.2	73.6	66.0	33.4	57.0	36.1
	2006	救助	50.3	62.8	55.4	35.3	54.2	31.6
	2007	救助	78.4	98.0	—	87.1	95.3	47.3

表 13—29　　救助对象对定点医疗机构就诊方便程度的评价　　单位：%

项目区	方便	一般	不方便
和平	69.7	29.0	1.4
铁西	72.0	26.3	1.6
锦江	85.3	14.7	0.0
武侯	80.8	12.4	6.8
合计	78.7	18.3	3.0

从对医疗水平的满意度看，68.1%的人满意，31.5%的人认为一般。从对服务态度的满意度看，90.9%的人满意，9%的人认为一般。各区之间略有差异。见表 13—30。

表 13—30　　对定点医疗机构的医疗水平和服务态度的满意度　　单位：%

项目区	医疗水平			服务态度		
	满意	一般	不满意	满意	一般	不满意
和平	62.8	37.2	0.0	89.7	10.3	0.0
铁西	52.7	46.2	1.1	83.3	16.7	0.0
锦江	77.7	21.5	0.7	93.1	6.9	0.0
武侯	71.0	29.0	0.0	93.8	5.9	0.3
合计	68.1	31.5	0.4	90.9	9.0	0.1

3.2.6　救助对象对 UHPP 项目的满意度较高

从居民家庭调查结果看，整体上西宁和银川 UHPP 项目的实施，得到了救助对象和社会的认可，救助对象对救助内容、申请和注册程序、慢性病管理服务、家庭健康档案和健康体检的满意度都比较高，高于或接近80%，而对门诊和住院救助额度的满意度较低，希望增加更多的资金，解决贫困人群的医疗卫生问题。

3.2.6.1 40%的调查对象对门诊和住院救助服务利用满意

根据2006年入户调查结果发现，西宁和银川两项目市救助对象对门诊定点医疗机构满意度高于住院定点医疗机构。西宁市利用过门诊和住院服务的救助对象对其利用救助服务满意度达到71.8%和52.2%，银川市分别有57.6%和44.4%的救助对象对门诊和住院救助服务满意。见表13—31。说明尚有较大空间提高病人的满意度。而通过对救助对象的访谈了解到，对门诊服务不满意的原因主要是定点社区卫生服务机构的设备简陋和药品种类少，而住院利用不满意的主要原因是医疗费用太高。可见不同医疗机构所面临的问题也不同。

表13—31 2006年救助对象对门诊和住院救助服务利用满意度 单位：%

项目市	门诊				住院			
	满意	不满意	一般	不知道	满意	不满意	一般	不知道
西宁	71.77	2.07	15.83	10.33	52.18	4.35	17.39	26.09
银川	57.63	7.27	32.20	2.91	44.44	11.11	11.11	33.33

3.2.6.2 80%的调查对象对慢性病管理服务满意

慢性病的管理是既复杂又琐碎的一项工作，既需要业务技术，也需要耐心和周到细致的服务。从入户调查的情况看，2007年西宁和银川两项目市分别有84.7%和81.7%的救助对象对此项服务很满意和满意，较2006年分别提高了5.4和5.9个百分点。见表13—32。而且在访谈中也进一步了解到对慢性病救助的必要和所发挥的巨大作用。说明随着UHPP项目的运行，慢性病管理服务的质量也在相应提高，但尚有继续提高的空间。

表13—32 对慢性病管理服务的满意度 单位：%

项目市	年份	很满意	满意	一般	不满意
西宁	2006	10.3	69.0	14.7	6.0
	2007	38.9	45.8	15.3	0.0
银川	2006	6.1	69.7	18.2	6.1
	2007	20.4	61.3	10.2	8.1

3.2.6.3 99%和93%的调查对象对常规体检满意

从满意度情况看，西宁和银川两项目市分别有99%和93%的救助对象对常规体检表示满意和非常满意，满意度比较高，见图13—18和图13—19。

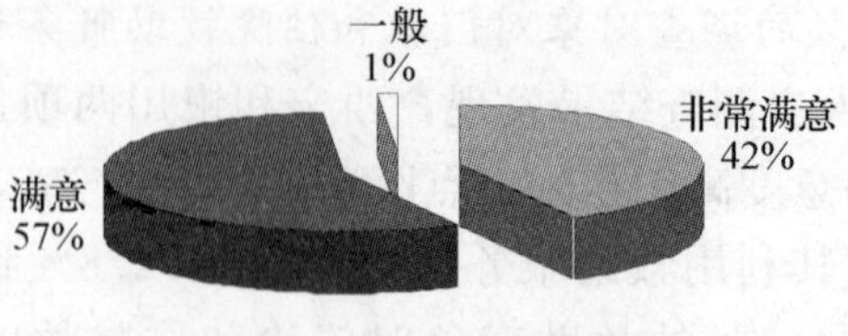

图 13—18　西宁市救助对象对常规体检满意度

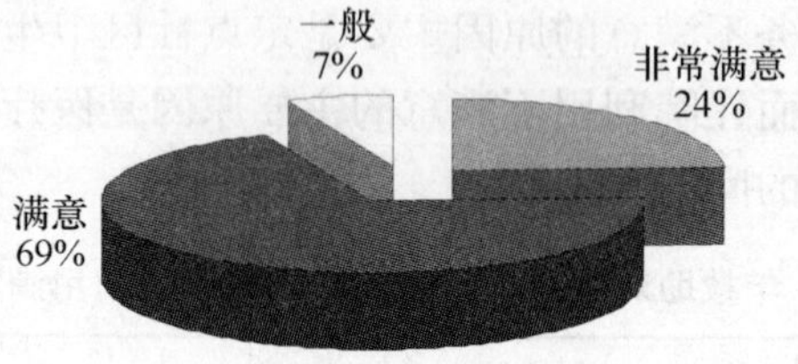

图 13—19　银川市救助对象对常规体检满意度

4. 结论和建议

4.1　城市医疗救助试点工作效果

4.1.1　城市医疗救助试点稳步推进，医疗救助制度初步成形

城市医疗救助制度作为我国历史上一项前所未有的保障制度，从无到有，从局部试点到稳步推进，从具体实践的摸索到制度建设的不断完善，取得了巨大的进步。到 2006 年，全国 2 862 个县（市、区）中已有 1 865 个县（市、区）启动了城市医疗救助试点，建立了城市医疗救助制度，1 440万城市贫困人口得到医疗救助制度的保障，试点县（市、区）覆盖率和贫困人群覆盖率分别达到 65.16%和 64.26%，远远超出了《意见》设定的试点目标。

4.1.2　城市医疗救助试点工作在一定程度上缓解了城市贫困人群的疾病经济风险

从数据上来看，医疗救助制度的建立，平均帮助每位城市贫困患病就医对象分担了 22%的住院费用和 59%的门诊费用，在一定程度上缓解了困难群众就医的经济压力。上海、大连、武汉、长沙、广州、重庆 6 个市 852 户居民调查也显示，尽管贫困对象仍然感觉疾病经济压力沉重，但有 76.52%的居民认为医疗救助的开展较大程度上缓解了家庭的疾病经济负担。

4.1.3　城市医疗救助试点工作密切了干群关系，促进了社会的稳定与和谐发展

城市医疗救助试点工作作为一项惠民工程，得到了各级政府的高度重视和广大群众的普遍拥护。医疗救助试点工作的开展让城市贫困对象切身体会到了政府和人民干部，尤其是基层广大干部对困难群众和社会弱势人群的关心，增强了他们对党和政府的信任，提高了他们对未来生活的预期和信心，改善了干群关系，促进了基层组织的稳定。

4.1.4　在救助机构方面积累了丰富的经验

第一，“分类纳入，分层救助”有利于提高救助效率，促进救助公平。医疗救助对象的多样性和贫困程度的差异性直接决定了他们卫生服务需求的多样性和多层次性。根据救助对象的不同和实际疾病经济负担的差异制定不同的起付线或救助比例，可以更好地促进救助结果的公平。分类救助可以通过政策调节保障救助资金流向最需要救助服务的人群，在促进公平的同时，也可以提高救助资金的边际效率。

第二，大病救助为主，门诊救助为辅的救助模式符合救助对象的实际需求。大病救助为主的医疗救助模式在各地试点以来，得到了救助供方和需方较广泛的认同。民政部组织的对全国东、中、西6个城市1 207户贫困居民医疗救助需求调查发现，57％的城市贫困人群希望医疗救助最先保证大病医疗救助，而在城市医疗救助模式的选择中72.9％的对象选择了住院、门诊相结合，大病救助为主的救助模式。

第三，医前和医中救助的方式可以提高贫困人口对医疗卫生服务和救助服务的利用。医前救助的实施，可以消除贫困对象因为住院押金或其他门槛费用而无法利用卫生服务、最终不能享受医疗救助的情况，提高贫困人口对卫生服务和救助服务的利用。广州、武汉等6个市的调查显示，80％以上的贫困居民希望在就医前或就医过程中得到救助，“无法垫付医药费用”被认为仅次于“补偿额度较低”“病种范围较小”以及“起付线高”的第四大影响贫困居民医疗救助利用的因素。改革现有医疗救助方式，大力推行医前救助或医前救助与事后救助相结合的方式是我们城市医疗救助的发展方向。

第四，降低或取消医疗救助起付线，合理设定救助封顶线，适当提高救助比例有助于提高救助利用率和改善实际救助效果。救助起付线的设置违背医疗救助的初衷，它将最需要救助、最贫困的患者排斥在救助范围之

外。实际利用中“救助补偿额度低”和“救助起付线高”已成为阻碍贫困居民利用医疗救助获取相应卫生服务的首位和第三位原因。起付线和共付比的过高设置限制了相当部分贫困对象对医疗救助的利用和受益程度，导致医疗救助筹资绝对不足与救助资金相对过剩的矛盾。2006 年全国医疗救助资金使用率仅为 63%，使得超过 35%的救助资金未能发挥解危济困的作用。

第五，民政部门主导，多部门协作的管理机制是医疗救助顺利有效开展的保障。实际试点过程中，针对当前具体操作层面普遍存在的定点医疗机构与民政部门进行医疗费用结算时存在程序上的烦琐，以及民政部门对定点医疗机构行为监管力度不强，无法保障救助资金的使用效率的问题，不少地区充分发挥协调小组的作用，通过部门合作给予了很好的解决。西宁和广州分别建立多部门合作机制，强强联合，发挥各自资源和技术优势，提高工作效率，

第六，社会团体和组织募捐的医疗救助资金或直接开展的医疗救助活动，是民政部门医疗救助工作的良好辅助。在民政医疗救助主体下，开展多种形式的社会帮扶和互助，丰富了贫困人群救助内容，缓解了政府筹资压力。如上海的城市医疗救助体系除了有政府提供的医疗救助外，还有各种社会慈善团体，如“上海市慈善基金会”“上海市红十字会”等，以及市总工会和企业单位积极参与医疗救助事业。市政府用有限的财政资金吸引了无限的社会力量，参与到医疗救助事业中。

4.2 UHPP 医疗救助的实施效果

UHPP 项目自 2001 年正式启动以来，中国在保持经济快速发展的同时，经济社会发展目标和政策发生了很大变化，中国政府提出了以人为本的科学发展观，提出了一系列建设和谐社会的行动纲领和措施，弱势群体社会保障问题得到了高度重视。在完善城市卫生服务体系方面，更加明确了社区卫生服务系统的地位和作用，并把社区卫生服务体系建设作为卫生改革的突破口。上述政策环境的变化，为 UHPP 项目实施创造了难得的机遇，也为 UHPP 项目发挥更大的政策影响作用奠定了基础。

4.2.1 探索和建立城市医疗救助制度，为完善医疗救助政策提供了经验

与成都和沈阳相比，西宁和银川贫困人口比例比较高，救助需求大，地方财力薄弱，对建立医疗救助制度提出了更多的挑战。西宁和银川在充分借鉴成都和沈阳经验的基础上，结合各自的实际，在建立医疗救助制度

方面有新的探索，为经济欠发达地区如何完善医疗救助制度提供了经验。

4.2.2 提出建立“以社区卫生服务为平台的医疗救助机制”，为国家医疗救助政策实施提供了借鉴

西宁和银川医疗救助平台建设，在成都和沈阳经验的基础上，有了进一步的发展。其主要特征是，更加明确了利用社区卫生服务机构作为主要医疗救助服务提供者的政策，并通过实践，证明了社区卫生服务为平台的医疗救助制度的有效性和公平性。在医疗救助实践中，西宁和银川UHPP项目也进一步理顺了社区卫生服务机构与医院之间的关系，形成了不同层次医疗卫生机构在医疗救助中既分工又合作的良好机制。

4.2.3 帮助西宁和银川建立了医疗救助制度

UHPP项目帮助西宁和银川建立了医疗救助制度，改善了贫困居民卫生服务可及性，降低了医疗经济负担，提高了社会满意度。

第一，救助对象卫生服务可及性和卫生服务利用得到改善和提高。在我国城市，尚有2 000多万人处于贫困线以下，他们更需要得到基本的医疗服务，解决这些弱势群体的医疗问题已成为当前建设和谐社会中大家关注的焦点。因为UHPP救助方案对门诊和住院服务的利用没有病种和门槛费的限制，使所有贫困人口都能得到救助，提高了他们对卫生服务利用的可及性，做到有病早医，预防小病拖成大病，避免加重疾病经济负担。通过UHPP项目医疗救助活动的开展，救助对象卫生服务可及性和卫生服务利用得到改善和提高，救助对象患病率降低。虽然短期内还难以真正测量UHPP项目对救助对象产生的健康状况的变化，但是救助对象卫生服务可及性提高，将必然改善他们的健康状况。尤其是在成都市探讨了对家庭病床实施救助，受到了广大患者的极大欢迎，认为家庭病床“方便、经济”，促进了有限资源的合理利用。

第二，UHPP项目促进了病人的合理就医，推动了社区卫生服务机构的发展。UHPP项目实施了社区卫生服务机构的首诊制和规范的双向转诊制度，促进了居民对社区卫生服务机构的利用，使社区卫生服务机构进入良性循环状态。首先，UHPP项目的开展影响了政府部门对社区卫生服务的认识和定位，提高了对社区卫生服务发展的重视程度和支持力度；其次，进一步认识到社区卫生服务机构在基本医疗保障中的作用；最后，通过项目这个平台，特别是家庭健康保健合同的执行、慢性病的救助管理和进行健康教育，扩大了社区卫生服务中心的影响力，增强了社区居民对社区卫生服务机构的信任度，缓解了医患矛盾，不仅贫困人群对医疗

服务的利用明显上升，一般社区居民对社区卫生服务机构的利用也在增加。

第三，减轻了救助对象疾病经济负担。能否减轻救助对象医疗经济负担是 UHPP 项目一项重要指标。事实上，由于 UHPP 项目利用英方项目资金和中方配套资金，对医疗救助进行了投入，必然在一定程度上减轻救助对象的医疗经济负担。从评价中发现，救助对象医疗费用已经下降，救助对象次均门诊服务费用大幅度降低。此外，救助对象对医疗救助项目解决贫困家庭疾病经济负担的认可度较高。在家庭调查中发现，西宁市和银川市分别有 95%和 87%的救助对象认为 UHPP 项目减轻了贫困家庭的医疗经济负担，有 91%和 86%的救助对象认为项目改善了其家庭经济状况。

第四，提高了社会满意度。救助对象是否满意是 UHPP 项目医疗救助是否成功的重要指标。从居民家庭调查结果看，从整体上讲，UHPP 项目医疗救助的实施，得到了救助对象和社会的认可，救助对象对医疗救助项目实施的程序比较满意；对定点社区卫生服务机构的满意度提高，90%以上的救助对象对定点社区卫生服务机构服务态度、医疗费用和诊疗时间都比较满意。但由于各个项目地区的贫困人口数迥异、救助资金总量相等，使贫困人口的受益程度差异较大，从而使得救助对象对 UHPP 项目的满意度出现差异。

第五，项目的开展对项目市医疗救助政策产生了深远影响，带动了当地城市和农村医疗救助政策的出台。UHPP 项目管理的经验和模式对于省级医疗救助政策的出台，发挥了主导性作用。例如青海省和宁夏回族自治区于 2006 年出台城市救助办法，将项目的管理模式推广到全省；银川市 2007 年出台的农村医疗救助办法也借鉴了项目的管理经验和模式。

4.3 政策建议

UHPP 项目的实施，在项目市给民政部门带来理念的更新和制度的更新，全国医疗救助试点和 UHPP 项目取得了重大成果。医疗救助制度的完善是一项长期系统工程，与 UHPP 项目救助相比较，民政救助的显著特点是保大病、起付线高、封顶线高、事后救助、受益面小。民政救助与 UHPP 项目融合，扩大了医疗救助范围，提高了救助对象覆盖面，以社区为基础的医疗救助模式初步建成。主要的调整包括：一是关口前移，将（计划免疫）儿童保健、孕产妇保健、家庭健康管理等预防保健内容纳入救助；二是小病早治，对门诊患者、慢性病病人进行救助；三是降低门槛，凡是经社区卫生机构转诊的住院病人都给予救助。这种全新救助方式不仅减轻了贫困人群疾病负担，同时对其健康给予了全面呵护。

但是与医疗救助制度完善的要求相比，还存在需要进一步解决的问题。主要的问题和政策建议如下：

第一，由于资金来源单一，资金数量有限，还不可能彻底解决所有低保贫困人群的基本医疗问题。尽管救助方案一再调整，救助额度增加了，自付比例降低了，在一定程度上缓解了贫困人口“看病难”的问题。但是有一部分低保户家庭特别困难，在降低自付比例后仍然无法支付自付费用。对特困低保户而言，这些调整似乎意义不大，对他们的救助力度还应继续加大。

第二，无法解决大额医疗费用负担。目前各个地区大多采用统一封顶的方式进行救助，对于特困患重大疾病的家庭可能会享受二轮救助，但由于资金的有限，对于重大疾病的医疗费用，目前的救助额度是杯水车薪，解决不了什么问题。

第三，流动人口和临界贫困人口的救助问题。流动人口识别困难，且流动性大，许多人不愿意办理暂住证或证件丢失，难以确认。再者，有些流动孕产妇经济困难，不去医院分娩，造成孕产妇死亡事故。能否提供部分补助，鼓励流动孕产妇住院分娩。临界贫困人口确定尚无统一的标准，界定困难，但许多研究证明这些人群也迫切需要获得医疗救助。

参考文献

孟庆跃，严非，张静等. 中英城市卫生服务与贫困医疗救助项目：成都和沈阳实施效果评价. 中华医院管理，2007（1）：14-17

王健，孟庆跃，张静等. 成都和沈阳医疗救助项目实施评价. 中华医院管理，2007（1）：20-23

刘远立，程晓明. 贫弱人群医疗救助基本服务包的设计. 中国卫生经济，2003（6）：14-15

王桂林，孟庆跃. 沈阳市和成都市贫困医疗救助项目实施效果评价. 中国卫生经济，2005（12）：74-76

孟庆跃，严非主编. 中国城市卫生服务公平与效率评价研究. 济南：山东大学出版社，2005

刘远立，程晓明. 贫弱人群医疗救助基本服务包的设计. 中国卫生经济，2003（6）：14-15

第14章

我国医疗救助可持续发展与政策思考

本章要点

➢医疗救助作为在我国新建立不久的制度，在其逐步建立并完善过程中，面临着一系列挑战。但总体看来，我国已基本具备了促进医疗救助制度可持续发展的条件。医疗救助基本的管理体系和筹资制度已经建成，这是医疗救助制度可持续发展的基本条件；较强的政治意愿、有利的政策环境、较快的经济发展速度为医疗救助制度持续健康发展奠定了基础。

➢医疗救助是医疗保障体系中重要组成部分，它发挥着任何其他医疗保障制度所不能替代的作用。医疗救助与医疗保险不应相互割裂，需要将两项制度有效衔接，促进两者协调发展，并提高医疗救助的效果和效率。

➢我国发展医疗救助的环境条件在不断改变，医疗救助制度不应一成不变，而需要适时调整，以满足完善我国医疗保障制度的需求和弱势人群对卫生服务的需求。

城市医疗救助作为医疗保障体系的重要组成部分，在我国城市积极推广始于2005年。近年来，全国各地进行了不断的探索尝试，医疗救助制度日趋完善，并与其他医疗保障制度逐步衔接而协调发展。未来，随着社会条件的改变，我国城市医疗救助制度将适时动态调整，进一步完善。政府持续的政策及财政支持，以及各项条件的逐步成熟，我国城市医疗救助将会持续发展。

1. 医疗救助可持续发展的条件

医疗救助制度并不是一种临时性的制度，需要长期发展和完善。我国医疗救助制度建设尚处在起步阶段，其可持续和健康发展需要很多条件的支持。从世界各国医疗救助制度发展经验以及我国医疗救助制度探索看，确保医疗救助制度可持续性发展需要较强的政治意愿、有利的政策环境、良好的经济基础等外部条件支持，还需要完善医疗救助制度自身建设。从整体上讲，我国已经基本具备了促进医疗救助制度可持续发展的基本条件。

1.1　逐渐增强的政治意愿推动医疗救助制度的建立和完善

确立一项新的制度，一方面要考虑这项制度与其他制度的利益关系，另一方面，还要考虑这项制度本身所带来的收益。在美国，医疗救助发展的主要阻力在于有些人认为：医疗救助成本昂贵，预算难以控制，常常成为教育、公共安全等公共领域筹资的竞争者。另外，决策者从投资与结果的角度考虑，往往认为针对医疗救助的投入难以带来立竿见影的成果。此外，医疗救助所带来的健康结果同决策层所关心的生产力提高和社会经济发展之间似乎并没有直接的关系，决策者往往忽视健康投资促进宏观经济发展的基本事实。

在我国，自改革开放以来的很长一段时间里，政府一直强调“以经济建设为中心”，在追求经济增长的同时，其他社会事业的改革与发展服从和服务于经济发展的政治主流之下，导致中国社会保障体系改革，包括医疗保障体制改革在反复和波折中前进。

2002年，中共十六大报告中提到了我国社会发展不平衡，提出中国未来二十年的发展目标是“全面建设惠及十几亿人口的更高水平的小康社会，使经济更加发展、民主更加健全、科教更加进步、文化更加繁荣、社会更加和谐、人民生活更加殷实”。这是中国政府从追求经济增长转向经济与社会各方面均衡发展的开始。2004年十六届四中全会，“构建社会主义和谐社会”作为中共提高执政党的五种能力之一被提出。社会要和谐发展，意味着政府要关注民生，关注社会公平与正义，必然要关注现阶段最迫切需要解决的社会问题[①]。在诸如就业失业、收入差距过大、贫富分化、养老保障、教育收费、住房价格过高、社会治安等诸多社会问题中，

① 民政部．城市医疗救助试点工作评价研究．2007

“看病难、看病贵”成为主要的社会问题。2005年国务院下发的《关于建立城市医疗救助制度试点工作的意见》是我国政府为加快城乡特殊困难群体社会救助体系建设采取的一项重要举措，也是努力缓解城市困难群众看病难，防止因病致贫的有效途径。

1.2 有利的政策环境推动医疗救助向前发展

我国已经为医疗救助制度的建立创建了良好的政策环境。在建立和谐社会已经成为政府工作目标和人民普遍愿望的今天，建立城市贫困人群医疗救助制度，使贫困人群能和正常人一样得到基本的医疗保障已经体现在许多政策的制定和实施中。表14—1和表14—2是中央和地方有关医疗救助的主要政策。可以说，医疗救助制度的建立和发展已经具备了良好的政策环境。

表14—1　　中央有关医疗救助的政策文件、政治会议及其主要规定

中央性文件及会议	主要规定
2000年国务院下发《关于完善城镇社会保障体系的试点方案》	积极探索建立社会医疗救助制度，帮助贫困人群解决医疗问题
2003年年初，国务院《关于解决国有困难企业关闭破产企业职工基本生活若干意见的通知》	各地要尽快通过建立社会医疗救助制度，对暂时无力缴费、没有参加医疗保险的困难企业职工，提供必要的医疗救助
2003年国务院第二次常务会议	城市医疗救助制度由民政部牵头，会同有关部门调研后，提出试点方案报国务院审批
2004年国务院第65次常务会议	重点帮助解决城乡特困群众看病难、子女上学难的问题，加快制定建立城市医疗救助试点方案
2005年《关于建立城市医疗救助制度试点工作的意见》	提出用两年时间先行试点，再用2～3年时间建立管理制度化、操作规范化的城市医疗救助制度；重点探索城市医疗救助的管理体制、运行机制和资金筹措机制

1.3 经济发展为医疗救助制度的可持续发展提供财力保证

单纯的经济发展并不一定能建立起成熟的医疗救助制度，如前面讨论的，政治意愿会影响政府对建立医疗救助制度的支持程度。然而，社会经济的发展，国家财政能力的增强，使政府能够投入医疗救助制度建设的能力增强。

表 14—2　　典型代表城市早期的政策探索

上海市	1990年出台《贫困市民疾病医疗困难补助办法》	对传统救济对象给予医疗困难补助
	1997年	探索建立医疗救助制度，通过市政府投入专项资金用于城市居民特困家庭的医疗救助
广州市	1995年	建立慈善门诊制度
	2000年	建立城镇特困人员基本医疗救助制度
	2002年	建立城镇特困人员重大疾病医疗救助制度
	2002年下发《广州市慈善医院关于城镇特困人员重大疾病医疗资助试行办法》	对资助对象、病种、标准作出明确规定

我国目前医疗救助制度建设中所暴露的许多问题与筹资水平有关，如普遍偏低的救助水平、整体较低的筹资水平、较大的地区差异、基层医疗救助经费不足等都需要大量持续的资金投入。医疗救助资金缺乏与我国经济发展水平和财政收入快速增长不相适应。"十五"期间，我国国民经济保持平稳较快发展，综合经济实力明显增强，国内生产总值由2000年的99 215亿元上升到2005年的182 321亿元，平均每年以9.5%的速度递增。人均国内生产总值则由2000年的7 858元（949美元）提高到2005年的13 985元（1 707美元），步入1 000美元～3 000美元的新的发展阶段。因此，我们有条件和能力加大对医疗救助的支持力度①。

1.4　完善医疗救助的自身建设是促进救助制度可持续发展的保证

完善医疗救助制度自身建设，如建立完善的医疗救助管理体系、筹资体系和服务提供体系，是促进医疗救助制度可持续发展的保证。

医疗救助制度要建立起完善的医疗救助管理体系，首先需要提升政府部门的行政能力、基层组织的管理能力；其次需要加强部门协作沟通能力；还要加强各行为主体的参与能力，尤其是贫困人口的参与能力。

基本的医疗救助管理体系包括三个方面：一是政府领导、民政牵头、部门协作的管理体制；二是管理平台的建设；三是基层组织机构的构建。大部分试点地区利用低保健全的组织机构，在基层已经形成了社区、街道、县（区）一体化的低保组织机构体系，为城市医疗救助工作的开展提

① 国家统计局."十五"时期社会经济发展回顾系列报告.中央政府门户网站，www.gov.cn，2006-03-06

供组织保障。

2. 医疗救助与城镇职工基本医疗保险和居民医疗保险衔接

实现医疗救助与城镇职工基本医疗保险和居民医疗保险的衔接是非常必要的，但也并非容易的事情。作为两项制度安排，实现医疗救助制度与医疗保险制度的衔接涉及政策、管理制度、筹资、服务内容、监督评价等多个层面。目前的实践表明，两项制度的衔接尚处在探索阶段，需要进一步实践。

2.1 医疗救助与城镇职工基本医疗保险和居民医疗保险衔接的意义

医疗救助和城镇职工基本医疗保险，以及正探索逐步建立的城镇居民基本医疗保险将成为我国城市医疗保障体系中三个重要的组成部分。目前，城镇职工基本医疗保险主要覆盖城市的正式职工和有收入的人员；医疗救助覆盖被城镇职工基本医疗保险排除在外的贫困人群，根据 2005 年国务院出台的《关于建立城市医疗救助制度试点工作的意见》，其主要包括城市居民最低生活保障对象中未参加城镇职工基本医疗保险的人员、已参加城镇职工基本医疗保险但个人负担仍然较重的人员和其他特殊困难群体；而开始试点的城镇居民基本医疗保险则将主要面向未被城镇职工基本医疗保险覆盖的那部分人群。三项医疗保障制度有各自不同的、明确的目标群体，它们在满足不同对象的健康需求方面发挥着重要的、且不可相互替代的作用。同时，作为整个医疗保障体系中的重要组成部分，医疗救助、城镇职工基本医疗保险、城镇居民基本医疗保险均肩负着确保城市全体居民享有医疗保障的共同使命，因此，即使是不同的制度设计，归属管理的部门不同，医疗救助同其他两项保险应该有效的衔接起来，实现三项医疗保障制度共同、协调的发展，以实现维护城市人群基本医疗保障的共同目标。

2.2 医疗救助与城镇职工基本医疗保险和居民医疗保险的衔接

城镇职工基本医疗保险和城镇居民基本医疗保险发展过程不同，医疗救助制度与两项保险制度衔接面临着不同的问题。由于城镇职工基本医疗保险制度的建立时间较早，在某些地区已经进行了与医疗救助制度衔接的探索和实践；城镇居民基本医疗保险制度是刚刚启动的保险制度，如何与医疗救助制度衔接需要更多的实践。

2.2.1　医疗救助与城镇职工基本医疗保险衔接的探索与实践

近年来，医疗救助制度与城镇职工基本医疗保险制度衔接得到了政策层面的支持，一些地区也在积极实践和探索。

2.2.1.1　政策层面支持医疗救助与城镇职工基本医疗保险的衔接

在国务院下发的《关于建立城市医疗救助制度试点工作的意见》中指出，民政部门要牵头研究拟定城市医疗救助政策，建立健全城市医疗救助管理有关规章制度，认真组织实施；卫生部门要加强医疗服务行为监管；劳动保障部门要配合做好医疗救助制度试点与城镇职工基本医疗保险制度的有关衔接工作。国家政策虽然没有明确医疗救助与城镇职工基本医疗保险应该如何衔接，但明确了实行两种制度衔接的必要性。

2.2.1.2　医疗救助与城镇职工基本医疗保险在管理层面的衔接

目前，国内有的地区进行了医疗救助与城镇职工基本医疗保险在管理层面衔接的探索。如在湖北省钟祥市，市民政部门协调劳动保障、卫生部门和医疗救助定点医院，在定点医院设立了城镇职工基本医疗保险、新型农村合作医疗、城乡贫困群众医疗救助“三办”合一的管理窗口，并统一了结算程序和方式。医疗救助对象凭个人身份类别证件（《低保金领取证》《农村特困救助证》《农村五保供养证》等）和医保卡（或者新型农村合作医疗证）到定点医院窗口办理住院手续，定点医院诊断后，填写《城乡贫困群众大病医疗救助入院通知书》并报市民政部门审核，低保局审核后签署救助意见，定点医院按审批意见实施垫资治疗。住院结束时，定点医院依次按基本医疗保险政策（或新型农村合作医疗政策）、城乡贫困群众医疗救助政策，剔除基本医疗保险报销或新型农村合作医疗补偿、医院优惠减免、民政部门大病医疗救助后与患者结算，剔除的费用由定点医院分别与相关部门结算。通过这种方式有效衔接了城镇职工基本医疗保险（新型农村合作医疗）和医疗救助政策，减轻了救助对象住院前和住院治疗期间的费用压力①。

在西宁市，民政部门与医保部门进行了合作。在医保部门已经建立起一套集审核、管理、报销、资金流动于一体的制度下，民政部门直接借用这套现成的信息平台用于医疗救助的结算和支付，实现了两项制度在信息管理层面的衔接。

---

① 罗先荣. 降低门槛，事中救助，让医疗救助普惠城乡困难群众. 会议讨论资料. 2007

虽然钟祥、西宁两市的实践是成功案例的典型，但从全国范围看，医疗救助与城镇职工基本医疗保险制度衔接面临许多困难。在大多数地区，开展医疗救助工作仍是民政为主，单独进行医疗救助资金的管理、报销和审核，难以实行两种制度的结合，也难以实现行政管理的合理分工。

2.2.2 医疗救助与城镇居民基本医疗保险制度的衔接

《国务院关于开展城镇居民基本医疗保险试点的指导意见》提出，从2007年起在全国开展城镇居民基本医疗保险试点。随后，选定79个城市为试点城市。城镇居民基本医疗保险主要解决城镇非从业人员，特别是中小学生、少年儿童、老年人、残疾人等群体看病就医问题。设计这项制度旨在覆盖城市中被城镇职工基本医疗保险制度排除在外的人群，这与医疗救助覆盖的贫困人群有着较大程度的重叠，更加需要医疗救助制度与城镇居民基本医疗保险制度的衔接。两项制度衔接存在的主要问题包括：第一，两项制度衔接首先需要在管理制度方面进行衔接；第二，城镇居民基本医疗保险与城镇职工基本医疗保险是两个不同的制度设计，因此医疗救助制度与其衔接需要有不同的对接方式；第三，城镇居民基本医疗保险制度是尚待建立的新制度，在其自身的建立及完善过程中有许多需要解决的问题，而不成熟的制度之间进行衔接困难较大；第四，医疗救助与城镇居民基本医疗保险制度衔接缺乏实践探索，尚没有经验可循。

2.2.2.1 医疗救助制度与城镇居民基本医疗保险制度在政策层面的衔接

虽然目前国内没有医疗救助制度与城镇居民基本医疗保险制度衔接的实践探索，但有的地区却为两项制度衔接进行了政策考虑。如吉林省为了实现医疗救助制度与城镇居民住院医疗保险制度的合理衔接，并配合做好低保人员的参保工作，制定了关于白山市部分困难居民和特殊群体参加城镇居民住院医疗保险的补助办法，低保对象可年缴费120元（由市、区两级财政和省医疗救助资金支付），统筹金年度最高支付额可达1万元，逐步向城镇居民基本医疗保险过渡，解决困难群众看病难的问题。海南省专门下发了《关于做好城市医疗救助制度与城镇居民基本医疗保险制度衔接工作的通知》，文件中明确要求积极帮助城市医疗救助对象参加城镇居民基本医疗保险，努力提高两项制度的可及性和有效性。重庆市最新出台的《重庆市人民政府关于全面建立和完善城乡医疗救助制度的意见》明确了城市医疗救助与城镇居民基本医疗保险的衔接办法，具体内容是：首先要帮助城市困难群众参加城镇居民基本医疗保险，同时开展日常医疗救助、大病医疗救助和临时医疗救助；辽宁省在最新出台的文件中规定，凡实施城镇居民基本医疗保险的地区，城市医疗救助的运行管理原则上要与城镇居民基本医疗保险统一组织，使用同一网络平台，实行同步启动、同步实施、同步结算的运行管理体制①。

2.2.2.2　医疗救助制度同城镇居民基本医疗保险制度在操作层面的衔接

各地区出台的政策文件表明，在操作层面，医疗救助同城镇居民基本医疗保险的衔接有两种形式，一是医疗救助资金仅用于支持贫困人群参保，一是医疗救助在支持贫困人群参保的同时继续开展日常医疗救助。从贫困人群是否真正受益的角度看，医疗救助促进贫困人群参保并同时开展日常医疗救助更为合理和有效。

医疗救助资金仅用于支持贫困人群参保，救助效果可能大打折扣。即使贫困人群加入了城镇居民基本医疗保险，但是他们要获得服务，必须要越过医疗保险设立的“门槛”，还要共付医疗费用。而很多情况下，贫困人群既交不起门槛费，更交不起高比例的共付费用。因此，医疗救助支付的参保费用仅让贫困人群中少数相对富有的人群和普通的参保人群（非贫困者）受益。

为确保医疗救助资金有效使用，确保医疗救助的效果和效率，最理想的状态是，医疗救助资金资助贫困人群参保的同时继续用于开展日常医疗救助工作。可以考虑的做法包括：针对一些门诊服务实施政策性费用减免，可包括挂号费、诊察费、常规检查、某些特殊检查等项目的部分减免或全免；对住院大病和重病按病种、分对象、按比例的给予救助；定期或不定期的发放一定数额的救助金；为贫困对象发放医疗救助优惠卡；针对某些特殊重大疾病或特殊人群给予临时性或一次性救助等。

2.2.3　医疗救助与城镇职工基本医疗保险和居民医疗保险衔接的建议

医疗救助与城镇职工基本医疗保险和居民医疗保险衔接任务艰巨，但十分必要。建议在以下六个方面探索制度间的衔接。

第一，继续探索政策层面的衔接。从目前的情况看，专门针对医疗救助与城镇职工基本医疗保险和城镇居民基本医疗保险衔接的国家性文件还没有，而在地方层面，仅有少数地区出台了针对医疗救助制度与城镇居民基本医疗保险制度衔接的政策。

第二，继续探索医疗救助制度同两项保险制度在管理层面的衔接。目前，即使部分地区进行了医疗救助制度同城镇职工基本医疗保险制度在管

① 民政部. 2007年1—6月城市医疗救助分析报告. 2007

理层面衔接的探索，但是大多停留在政策上，还缺乏实践。

第三，实践操作层面的衔接。不同地区出台的文件指出医疗救助制度与城镇居民基本医疗保险制度在操作层面衔接时，根据当地实际条件，可以用救助资金资助贫困人群参加城镇居民基本医疗保险，或者在资助参保的同时，继续开展日常医疗救助工作。

第四，探索筹资制度的衔接。医疗救助与医疗保险虽然都属于医疗保障体系的组成部分，但两项制度却有不同的筹资制度设计。城镇职工基本医疗保险的筹资主要由雇主和雇员分担；城镇居民基本医疗保险的筹资则主要来自政府和个人；医疗救助的筹资主要来自政府。从这些制度的筹资来源看，城镇职工基本医疗保险在很大程度上强调个人的筹资责任；城镇居民基本医疗保险虽然也强调了个人的筹资责任，但同时也强调政府的筹资责任；医疗救助则在极大程度上强调政府的筹资责任。医疗救助与医疗保险在筹资方面的衔接需要着重考虑医疗救助同城镇居民基本医疗保险在筹资方面的衔接，需要民政部门和医保部门间的协调，以及两个部门同财政部门的协商。

第五，探索服务内容的衔接。医疗救助和医疗保险在为其覆盖的人群提供医疗保障时，均设计了自己的服务包。由于享受医疗保险的部分人群同时也是享受医疗救助的人群。在两项制度同时为这部分人群提供医疗保障之时，需要对两项制度的服务包进行再设计，实现两类服务包的有效整合，以便满足贫困人群的需求。

第六，探索监督评价机制的衔接。无论是医疗救助还是医疗保险，均希望能实现有效的利用资金，并最大限度地保障人群健康的共同目标。为实现这一目标，除了需要很好的制度设计外，还需要在制度运行过程中，进行持续的监督和评价，包括对同时享有医疗救助和医疗保险的贫困人群的行为进行监管，以及对医疗救助和医疗保险定点机构的监管。通过合作式的监管与评价，最终确保两项制度的资金能合理、有效的使用，人群能最大程度的获益。

总之，在城市医疗保障体系中，医疗救助应发挥黏合剂的功能，将现在尚未整合于一体的医疗救助制度和医疗保险制度整合起来，形成一个覆盖所有城市居民的医疗保障网，提高医疗保障的整体效果和效率。

3. 医疗救助制度的未来

经过近年来的探索，医疗救助制度在我国正在逐步完善。但是，由于此项制度仍处在初创阶段，又缺乏可借鉴的经验，因此，对这项制度未来的发展还有许多值得研究的问题。在未来发展中，医疗救助需要着重关注两个问题，一是如何继续发挥公共财政主导医疗救助筹资的作用；二是如何设计和实施适宜的医疗救助机制。

3.1　公共财政支持是医疗救助制度完善的保证

无论是发达国家还是发展中国家，均把医疗救助事业作为政府责任而承担起来，主要表现是政府承担了主要的筹资责任。如美国的Medicaid和Medicare，是通过征收社会保障税筹集资金，专门为穷人、老人还有伤残人员等提供医疗服务，满足其基本的医疗需求；新加坡是由政府财政出资，设立专门基金对没有建立个人储蓄医疗账户或者个人储蓄医疗账户资金不够支付个人医疗费用的人群给予救助；韩国通过国家预算对公共救助对象进行医疗救助；日本政府规定当支付医疗费用使收入低于当地最低生活标准时，由政府支付现金给予帮助。而在泰国、菲律宾、印度尼西亚、马来西亚等一些发展中国家，为解决贫困人口的基本医疗保健需求，也一般都由政府负责，从财政预算给予支持。

在我国，医疗救助作为一项福利性的社会保障制度，应该由政府主导筹资。国务院《关于建立城市医疗救助制度试点工作的意见》已经明确指出：要建立城市医疗救助基金。通过财政预算拨款、专向彩票公益金、社会捐助等渠道建立基金。地方财政每年安排城市医疗救助资金并列入同级财政预算，中央和省级财政对困难地区给予适当补助。

从各地开展医疗救助工作的实践看，据民政部门2007年1—6月份统计，各省地方医疗救助资金主要来自省（自治区、直辖市）、地（市）、县（市、区）三级财政预算。与2006年同期比较，全国大部分地区都加大了城市医疗救助资金的投入力度，各级医疗救助财政预算总额增长3.9亿元，平均增幅为30.5%。无论医疗救助未来将如何发展，政府担责、公共财政主导筹资的方向都不应该改变。

3.2　医疗救助方案设计需要遵循适时的动态原则，不断进行调整

医疗救助方案设计首先要解决的问题是确定医疗救助对象、界定救助服务包及确定救助程度，这三者是医疗救助方案设计中的关键要素。这些要素的确定需要考虑多方面的条件，如社会经济发展水平、医疗保险覆盖面、医疗服务体系的完善等。社会经济水平因直接影响可动用的医疗救助资金量，继而影响医疗救助可覆盖的目标群体、服务内容，及可承受的救助程度；医疗保险是医疗保障体系中的重要防线，贫困医疗救助建立在医

疗保险的基础之上，两者共同作用，保障人群享有医疗服务的基本权利；医疗服务体系通过服务提供影响医疗救助的成效。随着社会的发展，这些条件也发生改变，因此，医疗救助方案也应相应调整。

3.2.1 社会经济的发展与救助方案设计

医疗救助对象的确定与社会经济发展水平紧密相连。由于救助对象的人数在一定程度上反映了救助资金的需求，两者存在的正向关系决定在确定救助对象范围时，需要考虑社会经济的发展水平及与之相关联的财政支付能力，随社会经济的发展及财政实力的逐步增强进行动态调整，合理地扩大救助对象的范围，从而兼顾到有限资金的合理使用和最大限度的扩大享受医疗救助的受益人群范围。

社会经济发展水平和政府财政的负担能力也是决定医疗救助服务包内容设计的主要制约因素。我国尚处于社会主义初级阶段，人口众多，经济发展总体水平还比较低，社会保障体系尚不健全，医疗保障覆盖率低。在救助资源有限，而需要救助人群众多的情况下，医疗救助的目标在于帮助最需要救助的人群优先解决最需要救助的疾病。根据人群的需求调查及政府的财政负担能力，目前全国推行的医疗救助模式是以大病救助为主，结合开展门诊救助；此外还有极少数地区开展了预防保健服务救助。随着社会经济的发展，救助资源必然会呈现逐步的增长趋势，政府将会有提供更大广度和深度的医疗救助服务的财政负担能力，由此需要对医疗救助服务包进行不断的重新设计，增加大病的救助病种，增加慢性病服务内容，使得医疗救助包与社会经济发展水平相适应，能够满足贫弱群体的医疗服务需求。

在有限的救助资金安排下，政府常常出于谨慎和风险防范因素，压低人均的医疗救助水平，保守设计医疗救助服务包，严格限定享受医疗救助的目标人群。但随着社会经济的发展和财政能力的增强，政府应当进行科学的测算，合理确定医疗救助人群、救助服务包，在此基础上尽可能地提高医疗救助水平，实现救助资金充分、高效的利用。

3.2.2 医疗保险制度的完善与救助方案设计

医疗救助制度建立在医疗保险的基础之上，为医疗保险制度之外的人群和制度内的人群分担疾病经济风险。由于在我国还没有建立起覆盖全人群的基本医疗保险制度，因此必然存在被医疗保险制度排除在外的人群，这些人群中，有大量的人群无法享受到基本的医疗保障。此外，还有一部分人即使参与了医疗保险，却因为医疗保险制度设计中要求人群负担一定比例的医疗费用超过了这些人的经济承受能力，从而导致这些人无法实际享受到基本的医疗保障或无法享受到与其他参保人同等待遇的医疗保障。这些人的医疗保障权利需要由医疗救助给予确保，即，医疗救助帮助医疗保险制度之外的人群有机会被纳入到医疗保险制度的覆盖范围内，以及医疗救助为医疗保险制度内的弱势人群提供进一步的救助，通过医疗保险和医疗救助的共同作用，使得弱势人群能享受到同样的医疗保障待遇。

从医疗保险及医疗救助之间的关系看，可以预见，随着医疗保险制度的进一步完善，当更多的弱势人群被纳入到医疗保险制度的覆盖范围之内时，这些人可能不再需要医疗救助，或者需要更少的医疗救助，此时，医疗救助的服务对象需要进行重新调整；当医疗保险提供的服务包涵盖了更多的服务内容，如更多的重大疾病或基本医疗服务项目，此时医疗救助的服务包设计也需要进行相应的调整；当医疗保险制度设计中进行封顶线、起付线、共付比例的调整，使得更多人能够承受某些医疗服务的费用时，这些医疗服务将不会成为医疗救助的关注重点，医疗救助所关注的人群也发生相应的改变。因此，随着未来医疗保险制度的完善，在医疗保险能更大程度的发挥保障作用的领域（包括保障的人群和保障的服务内容），医疗救助将没有必要在这些领域过多的提供重复的保障作用，而应该调整方案设计，让救助资金用于需要救助的人群及其需要救助的疾病，并使这些人群能享受到高水平的医疗救助服务。

3.2.3　卫生服务体系完善与医疗救助方案设计

当前，城市的卫生服务体系包括两级，一是城市的基层卫生服务体系，即为当前提倡大力发展的城市社区卫生服务体系；一是城市的非基层卫生服务体系，即为上一级医疗服务体系。完善的城市卫生服务体系，应当是基层卫生服务体系主要承担基本医疗服务和公共卫生服务职能，而高一级卫生服务体系主要提供疑难杂症及重大疾病的诊疗服务。由于国情不同，财力有限，我国还无法做到像某些福利国家那样提供免费医疗服务，只要有服务收费，总会有人无力承担。这些人群需要医疗救助来平等地获取医疗卫生服务。随着社会经济的发展，政府财力的增加，以及政府执政理念的改变，在未来进一步完善卫生服务体系构建的过程中，我国也可能会逐步地像福利国家学习，越来越多地为人群提供许多免费的医疗服务。

国家免费提供基本医疗服务带来的结果是，首先，这些服务不再需要纳入到医疗救助的服务包中；其次，可以减少贫困人群由小病拖成大病的可能，并减少将来需要大病救助的人数；第三，国家的救助资金可以投放到贫困人群更需要救助的疾病，并尽可能提高救助水平。可见，通过服务体系的完善，同样促使医疗救助方案的调整设计。

总之，无论从理论还是实践看，无论国家经济发展到何种程度，社会上都会有一部分弱势人群存在。健康作为每个人的基本权利，在贫困人群无力负担医疗服务费用时，需要医疗保障制度的支持，医疗救助制度是健康安全网的重要组成部分。建立和完善医疗救助制度，对于保障人民群众的身体健康和生命安全，维护人民群众的根本利益，推动经济可持续发展，促进社会和谐发展，具有十分重要的意义。

参考文献

孟庆跃，王健，孙强等. 成都市、沈阳市 UHPP 医疗救助实施效果及机制创新评价分报告. 山东大学卫生管理与政策研究中心，2006

Alan Weil. There's Something About Medicaid. HEALTH AFFAIRS，2003，22 (1)：13-30.

Christine C. Ferguson. Barriers To Serving The Vulnerable: Thoughts Of A Former Public Official. HEALTH AFFAIRS，2007，26 (5)：1357-65.

Diane Rowland，Sc. D. Medicaid：Health Care on the Front Lines. The Commonwealth Fund. 2005，http：//www. commonwealthfund. org/publications/publications _ show. htm? doc _ id＝300308

高梦滔，顾昕，张颖. 青海省与甘肃省城市医疗救助试点情况调查报告. 2006 (2)：3-8

官延美. 医疗救助制度模型设计与可行性研究. 卫生经济研究，2005 (3)：14-15

附件

UHPP 通过宣传策略推动医疗救助活动的顺利开展

1. UHPP 项目的营销活动

确定医疗救助对象后，要保证医疗救助的顺利开展和医疗救助服务的充分利用，医疗救助管理机构必须要组织做好救助方案的宣传推广工作，这是救助政策顺利实施的基本保障。UHPP 项目开展以来，各项目市积极开展了包括广告、公共关系、人员推销等各种形式的营销活动，主要利用社区卫生服务网络和民政救助网络开展宣传活动①。

1.1 召开项目启动和宣传大会，扩大社会影响

根据项目方案设计，四个项目市（区）在救助方案启动前期都做了周密的安排和筹划，并举行了隆重的启动和宣传大会。

2003 年 7 月，成都市隆重召开了 UHPP 医疗救助启动会，市政府副秘书长李宁主持会议，郝康理副市长、民政部救灾救济司王辉处长、卫生部基妇司社区卫生处官员刘利群、中央项目办副主任、项目经理、四川省卫生厅副厅长颜炳约、项目区政府分管区长出席并讲话。参会领导为两个项目区承担 UHPP 救助任务的 20 个社区卫生服务中心和 2 个妇幼保健机构进行授牌，20 名被救助对象代表得到了首批发放的救助手册。

西宁市成立了以民政局局长薛建华任组长，各相关部门领导参加的贫困人群医疗救助宣传领导小组，并于 2005 年 6 月召开了 UHPP 宣传发动大会。市人大、市政府、市政协、UHPP 项目领导小组成员、四区政府有关领导、民政助理员、定点医疗机构负责人等 240 余人参加了会议。市民政局局长薛建华就项目实施前的宣传工作做了具体安排部署。市政府副市长王绚就进一步做好宣传工作做了具体要求。

2005 年 6 月，银川市城市贫困人群医疗救助实施方案启动，银川市市长等政府领导、英国国际发展部官员、卫生部及民政部官员、中央项目

---

① 山东大学. 沈阳、成都医疗救助评价报告. 2004；山东大学. 西宁、银川医疗救助评价报告. 2007

办经理、市项目办、相关部门领导以及街道居委会的低保专干和低保家庭代表近300人参加启动会，会议宣布从7月起，在全市正式实施贫困医疗救助。

借助隆重的项目启动和宣传大会，在各市项目领导小组的带领和号召下，卫生、民政等多个部门对医疗救助项目高度重视，不仅有助于项目的顺利开展，而且在社会产生一定影响，使更多的人关注城市贫困医疗救助的进展。

1.2 对民政和卫生机构人员进行培训，推动医疗救助对象确定和项目宣传工作

公共关系作为一种促销方式，其特点是影响面广，容易取得消费者信任。在总结成都和沈阳项目开展的基础上，西宁和银川两市通过多部门间协作，共同持续组织各类培训活动，培训力度大，覆盖范围广，充分调动了各部门和相关利益群体参与的积极性。通过对民政系统人员和社区卫生服务人员开展一系列的培训，使其了解UHPP项目的救助内容、救助额度、救助对象、救助程序等内容，并通过其与救助对象建立的公共关系来推动和实施项目的宣传工作。

1.2.1 西宁市对参加医疗救助的工作人员开展培训活动

项目启动前，项目办组织对社区卫生服务机构管理者、服务人员进行了一系列培训，包括医疗救助方案内容、程序、结算系统等方面的培训、社区管理方面的培训和全科医师培训等。

项目启动初期，为了更好地提高社区居民和贫困人群对医疗救助内容的知晓率，使社区卫生服务机构与社区居委会相互配合，共同推动促进医疗救助工作，市项目办与民政部门配合，组织举办了六期西宁市四区社区居委会主任、低保专干共470余人的培训班。通过培训，使居委会主任、低保专干对社区卫生服务以及国家政策有了更进一步的了解，并通过与社区卫生服务机构医务人员交流沟通，强化主动配合，共同完成贫困人群医疗救助工作。

另外，市卫生局还举办定点社区卫生服务机构工作人员培训班二期，60余人参加了培训，使工作人员进一步明确UHPP项目的具体内容、掌握贫困人群医疗救助政策，为项目的宣传和实施打下良好的基础。

2006年，项目办除了继续对社区卫生服务机构人员进行全科医生和全科护士培训外，在四区政府、民政、卫生局的配合下，对四区所有社区居委会主任和低保专干进行了5次救助政策培训。2007年，举办2期民政干部培训班，主要由项目办介绍经验和项目实施办法。西宁市开展的培

训活动见表1。

表1　　西宁市项目办举办关于救助内容的培训活动

时间	培训对象	培训内容	培训天数（天）	培训人数（人）
2005年12月	社区卫生服务人员	贫困医疗救助信息系统培训	3	60
2006年5—6月	社区居委会人员	救助方案及相关内容	6	132
2006年8月	社区居委会人员	救助方案及相关内容	6	120
2006年9月	社区居委会人员	救助方案及相关内容	6	140
2006年10月	社区居委会人员	救助方案及相关内容	6	120

资料来源：山东大学．西宁市和银川市医疗救助评价报告．2007年。

1.2.2　银川市对民政和社区工作人员开展培训活动

2005年银川市对三区政府、民政、街道办事处及专门负责低保工作的人员和社区卫生服务工作人员等200余人开展了贫困救助宣传的分级培训班；对定点医疗救助服务机构的110名工作人员，开展了贫困医疗救助配套方案的培训工作。

2006年县区居委会换届后，基层民政工作人员更换，部分人员对贫困医疗救助政策了解不够，为避免由此对医疗救助造成影响，市项目办与市民政局分三批对三区民政局、街道办事处和居委会近1 300名工作人员和52家医疗救助定点服务机构的工作人员开展了以贫困医疗救助政策和医疗救助方案为主要内容的培训。

2007年主要对修改后的方案和培训政策、信息管理等进行培训。为配合调整方案的顺利实施，分阶段在2007年2月完成对门诊、住院医疗救助定点服务机构近120名工作人员和3月完成对三区街道、居委会近920名社区工作者《银川市城市贫困人群医疗救助调整方案》的培训工作(见表2)。

通过对民政和社区卫生服务人员的培训，不仅使他们对项目的内容、程序等更加熟悉，而且利用他们与救助对象接触过程，广泛宣传项目，使项目宣传充分与其日常工作结合，同时密切了民政基层组织与社区卫生服务机构的关系，充分利用各自优势，为共同推动项目的顺利开展提供组织保障。

1.3　开展多种形式的广告宣传活动

广告媒体包括电波媒体（广播、电视等）、印刷媒体（报纸、杂志

表 2　　银川市项目办组织的有关培训活动

时间	培训对象	培训内容	培训人数
2005 年 6 月	三区政府、民政、街道办事处、低保专干、社区卫生服务机构负责人	项目背景、贫困医疗救助政策、工作部署	110
2005 年 7 月	医疗救助服务机构	贫困医疗救助配套方案	110
2006 年 1 月	医疗救助定点机构	住院救助方案	
2006 年 1 月	三区低保专干	医疗救助政策内容、救助对象的识别管理	1 000
2006 年 11 月	三区 22 街道办事处、240 个居委会的社区基层工作人员和 52 家医疗救助定点服务机构相关人员	医疗救助和社区建设相关政策	1 000
2007 年 2 月	47 家社区卫生服务机构、10 家乡镇卫生院和农场职工医院负责人、相关工作人员，住院定点机构	2007 年方案调整、配套实施方案	120
2007 年 7 月	医疗救助定点机构	救助结算系统的使用	150

资料来源：山东大学．西宁市和银川市医疗救助评价报告．2007 年。

等）、户外媒体（广告牌、路牌等）、邮寄媒体、焦点媒体等多种形式和种类，但占主导地位的四大媒体为电视媒体、报纸媒体、广播媒体和杂志媒体。UHPP 在宣传推广过程中，充分利用四种大众媒体，但各个项目市根据当地特点选择了不同的广告宣传方式。

1.3.1　利用新闻媒体进行大力度宣传

项目市充分利用当地媒体的广泛影响，对项目进行宣传。

成都市。2003 年 7 月，成都市卫生局、市项目办邀请了 10 余家新闻媒体的记者召开了 UHPP 医疗救助启动新闻通气会，介绍 UHPP 项目和医疗救助方案。启动会当天，成都市的主要媒体（四川电视台，成都电视台 15 频道，33 频道，成都日报，成都商报，华西都市报，天府早报）都用大量篇幅报道了 UHPP 项目和医疗救助方案，成都市健康教育所主办的《健康时代报》整版介绍了 UHPP 项目，由成都市爱国卫生运动委员会和成都市卫生局主办的健康教育专栏也用三个独立的宣传版专门对 UHPP 项目和救助方案进行了宣传。2003 年 10 月的《健康报》以“成都全面关照贫困人群”为题专门报道了 UHPP 救助方案。《成都日报》《成都晚报》《锦江报》作了有关医疗救助方案和活动的连续报道。四川电视台“今晚十分”栏目播出了有关医疗救助的专题节目，覆盖面广，具有很好的社会影响力。

沈阳市。项目启动以来，沈阳电视台“沈视早报”时段和“特别关注”栏目两次对和平区的项目开展工作给予报道。2003年10月中旬沈阳电视台的直播生活节目播放了中英城市贫困医疗救助项目的实施情况，并采访了贫困患者。辽宁电视台新闻联播、辽宁电视台经济频道、沈阳晚报、时代商报、晚晴报等每天均对铁西区的项目开展工作给予报道，中央多家媒体也在项目区进行采访和宣传工作。

西宁市。2005年在宣传活动期间，西宁电视台、西宁晚报、西宁都市报等媒体对项目宣传工作进行报道，向社会宣传贫困人群医疗救助工作进展情况。

银川市。2005年银川市卫生局利用中央电视台、宁夏广播电视台、银川电视台、宁夏日报、银川晚报和新消息报等新闻媒体开展了大量的、密集的社区卫生服务宣传报道，提高了群众对项目的知晓率，增进了社区卫生服务工作者的工作热情和信心。2007年2月召开了城市贫困医疗救助工作新闻发布会，邀请包括中央人民广播电台、新华社和宁夏电视台、银川晚报等自治区、银川市10家媒体，集中宣传报道了2006年医疗救助执行情况和2007年方案调整内容。

1.3.2 利用宣传材料和手册等印刷媒体进行宣传

各市项目办根据各自的救助方案，自己动手，开动脑筋，针对不同的对象设计各具特色的救助手册，通过社区居委会、社区卫生服务机构和妇幼保健机构等发放到被救助对象手中，保证每个低保家庭至少一份宣传手册，并根据方案变动情况及时更改手册内容，使被救助对象及时了解下年度的救助政策和内容；设计制作宣传折纸、宣传册、宣传单等，发放到被救助对象和普通居民手中，将宣传海报、宣传横幅等张贴到社区和定点医疗机构。通过大量而密集的宣传材料，在社会上引起广泛关注。

1.3.3 通过救助执行单位利用公共关系开展面对面宣传

在项目开展中，救助具体执行单位包括街道办事处和社区居委会以及社区卫生服务机构，每个项目市的执行机构与所辖居民关系具有不同特点，如成都的社区卫生服务机构与居民关系密切，其他城市主要是社区居委会人员与居民关系密切，而这些机构根据自身拥有的资源开展不同形式的项目宣传活动，每个城市各具特色。

成都市。社区卫生服务机构制作医疗救助健康教育专栏7期、举行讲座100次、张贴社区布告信息65张。社区医生深入社区、深入家庭宣传救助活动，为救助对象办理救助手续，使救助活动按计划顺利进行。社区宣传活动形式多样，有声有色，例如莲新社区卫生服务中心在海椒市文化广场举行“UHPP进社区，滋润低保居民心”大型宣传活动；龙舟社区举办大型文艺活动为广大居民宣传医疗救助政策；书院社区卫生服务中心分别在东校场、福字街、活水公园等举行大型宣传活动；狮子山社区卫生服务中心联合师大居委会举办“健康进我家”宣传活动；盐市口社区卫生服务中心医务人员在中秋来临之际，为辖区内低保户送上月饼等慰问品，并免费做了常规检查，建立家庭健康档案，把温暖和健康送到了低保户的家中，等等。

沈阳市。卫生局经常组织卫生系统广大医务人员到各街道、社区，以入户走访、开展义诊、健康教育讲座等多种形式进行发动，宣传贫困人群医疗救助政策，对不方便的患者送医送药上门。和平区还成立了“健康家庭学校”进行健康教育的同时宣传医疗救助项目。

西宁市。市民政局、卫生局、四区政府共抽调500多名干部深入社区、深入贫困户家中开展宣传，办培训班、召开座谈会。社区居委会也采取不同的宣传方式，如消夏晚会上的知识竞赛、宣传板、横幅等，以及和社区卫生服务机构联合办健康体检和健康讲座等方式宣传，同时，在入户访谈时讲解项目的内容、程序、如何就医等。

银川市。民政局组织三区街道办事处、居委会利用入户宣传，发放宣传手册等方式开展医疗救助的宣传工作，同时利用每月低保对象领取低保金的时候进一步对其进行宣传，促进其对医疗救助服务的利用。定点社区卫生服务机构的工作人员除了在患者就诊和家庭访视的时候对其进行项目的宣传外，还利用健康宣传栏、横幅、健康讲座、义诊等方式进行项目宣传。

详细情况见表3、表4、表5。

表3　　成都和沈阳四个项目区宣传发动情况

项目区	印制宣传材料（份）	电视报道（次）	报纸报道（次）	组织社区发动会（次）	上门宣传（次）
武侯区	70 000	10	10	28	15
锦江区	46 000	1	12	11	—
和平区	29 400	4	6	38	45
铁西区	50 000	5	6	43	33

资料来源：山东大学．成都和沈阳医疗救助评价报告．2004年。

表 4　　西宁市开展各种宣传活动情况

宣传方式	数量	宣传方式	数量	宣传方式	数量
给全市低保者的信	5 万余封	张贴标语	1 000 余条	举办培训班	68 期
宣传材料	5 万余份	宣传栏、报	208 块	召开座谈会	200 余次
悬挂横幅	198 条	举办讲座	160 期	入户宣传	548 人次

资料来源：山东大学．西宁和银川医疗救助评价报告．2007 年。

表 5　　银川市开展各种宣传活动情况

宣传方式	数量	宣传方式	数量
2005 年发放救助手册	20 000 余册	2005 年电视台、报纸宣传	中央电视台、宁夏广播电视台、银川电视台、宁夏日报、银川晚报和新消息报
2005 年张贴健康宣传海报	3 500 张	2005 年培训班	每一低保户至少有一人接受培训
2006 年发放救助手册	40 000 余册	2007 年新闻发布会	中央电视台、新华社等驻宁办、宁夏电视台、银川晚报等 10 家媒体

资料来源：山东大学．西宁和银川医疗救助评价报告．2007 年。

2. UHPP 项目营销活动的效果

我们主要通过在项目市的入户调查，分析救助对象了解项目的途径和对项目的知晓率，利用这两个主要指标来评价项目开展的宣传发动效果。

2.1　项目市救助对象对 UHPP 项目的知晓渠道

表 6 为项目执行一年后，四市医疗救助对象了解医疗救助项目的渠道调查情况。根据调查数据显示，四市街道或居委会在项目宣传发动过程中起着关键作用，尤其是西宁和银川，两市被调查救助对象中 94.4%和 88%都是通过街道或居委会了解项目的；社区卫生服务机构作为提供医疗救助的单位，在项目宣传发动中也起着不可忽视的作用，尤其是成都市，36.8%的被调查医疗救助对象通过社区卫生服务机构来了解医疗救助项目，体现了该市社区卫生服务机构与所辖居民之间的密切关系。同时也表明项目设计中通过民政网络和社区网络来实现对项目的营销策略是有效的。

表 6　　救助对象了解医疗救助项目的渠道情况　　单位：%

项目市	年份	街道或居委会	社区卫生服务机构	项目工作人员	媒体	亲戚、朋友、同事及其他
沈阳	2004	68.7	28	4.8	4.8	1.3
成都	2004	49.2	36.8	21.8	8.7	4.7
西宁	2006	94.4	1.3	2.2	2.5	1.5
银川	2006	88.0	2.4	2.0	5.1	2.6

注：此表为多选处理结果。

资料来源：山东大学．成都和沈阳医疗救助评价．2004 年；山东大学．西宁和银川医疗救助评价报告．2007 年。

2.2　项目市救助对象对项目的了解程度

通过 2004 年成都和沈阳的入户调查发现，两市四项目区约 60%的救助对象对医疗救助项目非常了解，不了解的内容主要是救助内容和利用程序，通过分析发现与其未利用救助服务有关（见表 7）。

表 7　　救助对象对医疗救助项目的知晓情况　　单位：%

对医疗救助哪方面最不了解	沈阳		成都	
	和平	铁西	武侯	锦江
无	57.4	52.6	63.7	66.7
申请办法	4.6	4.6	11.7	1.6
救助内容	20.8	11.3	6.4	8.1
救助额度	6.4	5.6	1.9	1.6
利用程序	9.6	18.2	10.3	4.5
咨询和投诉办法	0.0	2.9	4.8	12.3
几乎都不了解	1.1	4.8	1.3	5.2

资料来源：山东大学．成都和沈阳医疗救助评价报告．2004 年。

根据 2006 年在西宁和银川的调查发现，项目执行一年后，西宁和银川被调查救助对象除救助额度有一半以上的人了解外，其余内容了解的比例都比较低，而且两项目市尚分别有 18.8%和 30.4%的救助对象对项目一点都不了解。但再经过一年后，随着项目的运行，知晓情况明显提高，所有被调查对象对 UHPP 项目都有了一定的了解，80%以上的救助对象都清楚门诊救助额度，但由于住院仅涉及少数人，仅有不到 30%的人知道住院的救助额度。可见在项目的执行过程中不断地对救助对象进行宣传是非常必要的。详见表 8、图 1 和图 2。

表 8　　救助对象对医疗救助的了解情况　　单位：%

项目内容	年份	都不了解	申请办法	服务项目	救助额度	利用程序
西宁	2006	18.8	26.6	20.7	68.0	11.1
	2007	0.0	60.0	71.7	85.5	71.0
银川	2006	30.4	24.8	36.1	57.1	17.2
	2007	0.0	56.2	61.0	80.8	67.1

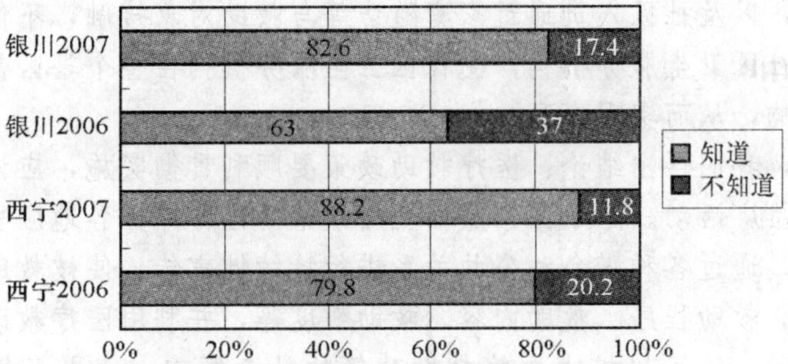

图 1　两项目市不同年份对门诊救助额度的知晓情况

资料来源：山东大学．西宁和银川医疗救助评价报告，2007 年。

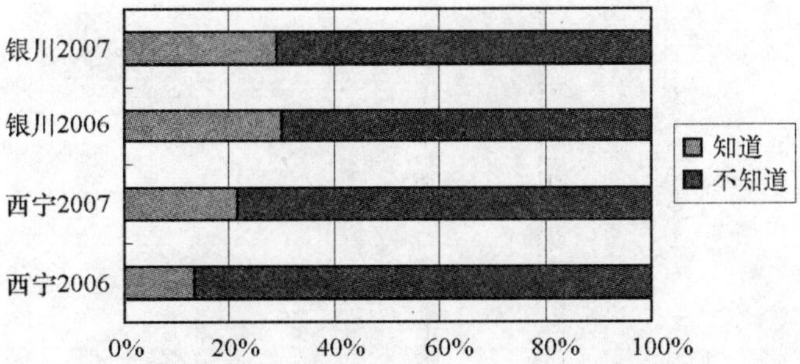

图 2　两项目市不同年份对住院救助额度的知晓情况

资料来源：山东大学．西宁和银川医疗救助评价报告，2007 年。

另外，2007 年项目组还在西宁和银川对 40 位普通居民对项目的知晓情况进行了随机调查，其中 36 位知道 UHPP 项目，17 位是通过到社区就诊或者医生到家随访时了解到的，16 位是社区居委会宣传时知道的，3 位是通过报纸、电视等媒体知道的。可见大部分普通居民知道 UHPP 项目在两市的开展，而且普遍认为“低保家庭的医疗问题确实需要得到救助，UHPP 项目是政府为人民做的一件大好事”，提高了政府在普通老百姓心目中的地位，尤其是街道和社区居委会的人员，说明 UHPP 项目已在当地产生一定的社会影响。

因此，通过宣传效果的评价说明利用救助对象所在辖区的街道或社区居委会进行项目宣传，不仅可以进一步加强其与救助对象的关系，而且借助救助对象对街道或社区居委会的信任，可以增强救助对象对项目的信任和依赖，体现整个社会对他们的关怀；通过社区卫生服务机构进行宣传，不仅可以使社区卫生服务机构人员更加了解项目的内容，更好地履行医疗救助服务提供机构的职责，而且通过救助对象在卫生服务利用过程中面对面的交流，以及社区人员通过家庭随访等与救助对象接触，不仅宣传项目而且宣传社区卫生服务机构，使社区卫生服务机构在整个辖区甚至整个社会扩大影响，从而实现多赢。

从而，我们得出结论：医疗救助政策要顺利贯彻实施，应该进行广泛地宣传和推广活动。除了国家层面上对政策的诠释外，各地应当充分利用当地资源，通过各种媒介和公共关系进行持续性宣传，使被救助对象了解救助政策、救助程序、救助内容、救助额度等，并利用医疗救助服务。通过宣传活动，还可以扩大医疗救助政策的社会影响，使更多的部门、单位、团体和个人等都来关注医疗救助并为之作出贡献。